内科救急
見逃し症例カンファレンス
M&Mでエラーを防ぐ

長谷川耕平
マサチューセッツ総合病院救急部
ハーバード大学医学部 Assistant Professor

岩田充永
藤田保健衛生大学救急総合内科・教授

医学書院

| 内科救急　見逃し症例カンファレンス |
| M&Mでエラーを防ぐ |

発　行　2012年5月15日　第1版第1刷©
　　　　2016年10月1日　第1版第5刷

著　者　長谷川耕平・岩田充永
　　　　（はせがわこうへい）（いわたみつなが）

発行者　株式会社　医学書院
　　　　代表取締役　金原　優
　　　　〒113-8719　東京都文京区本郷1-28-23
　　　　電話 03-3817-5600（社内案内）

印刷・製本　三美印刷

本書の複製権・翻訳権・上映権・譲渡権・公衆送信権（送信可能化権を含む）は㈱医学書院が保有します．

ISBN978-4-260-01517-2

本書を無断で複製する行為（複写，スキャン，デジタルデータ化など）は，「私的使用のための複製」など著作権法上の限られた例外を除き禁じられています．大学，病院，診療所，企業などにおいて，業務上使用する目的（診療，研究活動を含む）で上記の行為を行うことは，その使用範囲が内部的であっても，私的使用には該当せず，違法です．また私的使用に該当する場合であっても，代行業者等の第三者に依頼して上記の行為を行うことは違法となります．

JCOPY　〈出版者著作権管理機構　委託出版物〉
本書の無断複製は著作権法上での例外を除き禁じられています．複製される場合は，そのつど事前に，出版者著作権管理機構（電話 03-3513-6969，FAX 03-3513-6979，info@jcopy.or.jp）の許諾を得てください．

まえがき

「誰がやったんだ!?」
「どうして検査しておかなかった？」
　臨床現場でエラーが発生した際に，耳にすることが多い言葉です．
　何かエラーが発生すると，原因を分析することよりも先に，周囲から(時にはマスメディアからも)責任を追及する発言がなされることが多く，このような環境では当事者にも「これは仕方がなかったんだ．不幸な偶然が重なってしまっただけなのだ…」と防衛反応ばかりが働いてしまいます．
　エラーの原因を分析し，それを教訓として同じ過ちを繰り返さないように学ぶ貴重な機会が失われてしまうのは，とても残念なことです．

＊　＊　＊

　5年ほど前の秋，エラーを皆で共有し，エラーから学ぶためにはどうしたらよいのか，方法論を学びたいと考えていた折に，学会後の懇親の場で初めてお会いした長谷川先生から，遠慮がちに「日本にM&Mカンファレンスを紹介したいのですが，よい機会はないでしょうか…」と声をかけていただきました．
　M&M(morbidity & mortality)という言葉になじみがなかったのですが，彼の明快な説明で，エラーの原因を分析し，次の失敗を回避する方法を見つけ出すためのカンファレンスであることを理解した私も，彼の思いに共感し，どうしても責任追及の場になってしまいがちな日本のカンファレンスの現場にぜひ紹介し，そして自分もそのようなカンファレンスを実践できるような医師になりたいと思ったことを覚えています．
　その後，医学書院の協力で，内科医に広く読まれている『medicina』誌にて，長谷川先生によるM&Mカンファレンス症例の紹介に，日米の医療の実情の違いを考えて，日本のERで働いている立場から私がコメントさせていただくかたちで1年半の間連載したところ，幅広い世代の読者から反響をいただくことができました．
　そこで感じたのは，内科救急の現場で起こるエラーは時代や場所を選ばずに共通のパターンがあり，自施設の症例でなくてもエラーを振り返ることは，自分や，これから内科救急の現場に立ち向かう後輩たちが同じエラーを回避するための非常に効果的な学習機会になるということです．
　今回，書籍化にあたり，読者の皆さんの施設でもM&Mカンファレンス

まえがき

を実践する際の手掛かりとしてもらえるように，症例の紹介だけでなく，M&Mカンファレンスの実践法やエラーの分析法について加筆を行いました．

　本書が，日本の臨床研修病院で行われている数多くのカンファレンスに新しい風をもたらし，ひいては，内科救急でのエラーの回避，医療の質向上につながる一助となれば，われわれにとってこれ以上の喜びはありません．

　最後になりましたが，われわれの企画を取り上げてくださいました滝沢さん，連載時に素敵な文章に添削してくださった高島さん，書籍化にあたり出産直前まで労をとってくださった安部さん(元気なお子さんを産んでくださいね)，医学書院の皆様に深く御礼を申し上げます．

2012年4月

著者を代表して
岩田充永

内科救急 見逃し症例カンファレンス
M&Mでエラーを防ぐ

目次

まえがき　岩田充永 — iii

第I章　M&Mカンファレンスの方法論と実践　1

M&M カンファレンスの目的と歴史 — 2
医療におけるエラーの種類，その分析ツール — 7
ハーバード式 M&M カンファレンスの実践法 — 15
あなたの施設で M&M を行うために

第II章　見逃し・誤診症例に迫る！　19

● システムエラー
CASE 1　脚ブロックがあるので，心筋虚血は評価できないですよね！？ — 20
CASE 2　肺炎はごみ箱診断と心得よ！ — 26
CASE 3　エピネフリン筋注が効かなかったら，どうしよう？ — 32

● 認知エラー　情報収集のエラー
CASE 4　痙攣発作，まずは頭部 CT？ — 40
CASE 5　がん患者の呼吸困難，肺血栓塞栓だけではありません — 45
CASE 6　はぁはぁしてるから過換気でいいですね — 53

● 認知エラー　情報処理のエラー
CASE 7　たかが腰痛，されど腰痛 — 59
CASE 8　どうせいつもの片頭痛？ — 66
CASE 9　家族そろってかぜ？ちょっと待った！ — 73
CASE 10　脳卒中の予備軍に気をつけろ！ — 81

CASE 11	本当に尿路感染症でいいの？ 高齢者の意識障害	89
CASE 12	どうせいつもの認知症？	96
CASE 13	失神患者にはどのルールを使うんだっけ？	104
CASE 14	本当に痔でいいんですか？	110

● 認知エラー 情報検証のエラー

| CASE 15 | 胸痛＋他の臓器症状ときたら，アレ | 117 |
| CASE 16 | 「ぐるぐる」「ふらふら」に鑑別は，もう古い！？ | 124 |

● 認知エラー 間違った知識

| CASE 17 | 胃腸薬が効けば心臓じゃない？ | 132 |
| CASE 18 | 心筋梗塞と同様，これも時間との闘いだ | 139 |

● 無過失エラー

CASE 19	皮疹のないうちに見つけたい致死的疾患	150
CASE 20	知りませんではすまされない，アノ中毒の攻略法	157
CASE 21	年頃の女性の痙攣をみたら…	164

「あとがき」にかえて
【対談】日本でM&Mを成功させる秘訣　長谷川耕平・岩田充永 ── 171

第Ⅱ章 見逃し・誤診症例に迫る！ 診断名一覧 ── 179

索引 ── 181

ちょっと小話

1. 本書のM&Mカンファレンスの出身地 ── 13
2. HAEMRでの教育 ── 25
3. ジャーナルクラブ ── 39
4. 「80時間ルール」の起源 ── 52
5. 疫学者とは ── 65
6. リスク管理教育 ── 80
7. 麻酔科のABCDEは ── 109
8. 米国救急指導医の働き方 ── 116
9. 大動脈解離になったセレブたち ── 131
10. 右か左か ── 163

第1章

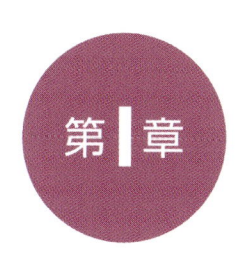

M&Mカンファレンスの方法論と実践

M&Mカンファレンスの
目的と歴史

　わが国においても医療過誤訴訟はこの30年で6倍に増加し，医療事故防止，リスクマネジメントへの関心が高まっています．しかし医療の質，患者の安全を担保する1つの方法としてのmorbidity and mortalityカンファレンス（以下，M&Mカンファレンス）はいまだ発展途上の段階にあります．一部の教育病院ではすでに導入されてはいるものの，医療におけるエラーを議論する場としてのモデルや方法論は確立されていません．つまり「誰がミスを犯したのか」という「魔女狩り」に終始しがちであり，いかにして認知のエラーを学び，さらにシステム，環境，組織を改善することによって今後のエラーを防ぐのかという点は無視されているようです．

　実際の症例に入る前に，米国におけるM&Mカンファレンスへ至る歴史について簡単に紹介します．

● 医療の歴史，失敗の歴史

　かつて妊産婦の感染は産褥熱と呼ばれていました．1847年，ウィーン総合病院産科助教授のゼンメルワイスは，医師の行う分娩では助産婦の分娩に比べ，産褥熱の発生率が10倍であることに着目し，その原因は解剖にあたった医師が手を消毒せずに分娩にあたるためと結論づけました[1]．今日での接触感染，院内感染の可能性を発見したのですが，「患者を殺したのは医師の手である」という医師には受け入れがたい結論のため，彼の主張は学会では受け入れられませんでした．

　医療において安全は自明のこととされています．しかし，医療の誕生より21世紀の現在に至るまで，医療が「安全」であった時代があったでしょうか．2400年前に医聖ヒポクラテスがギリシア・コス島のプラタナスの樹の下で語った「害をなすことなかれ（First do no harm）」という言葉はわれわれの肩にいまだ重くのしかかるのです．

　そう，医療には危険が伴い，リスクのない医療は存在しません．医療は常にそれに伴うリスクによって得ることのできるバランスの上に立っています．医療に内在するリスクをいかにコントロールするかは，重大な課題です．

●「人は誰でも間違える」

　米国，Institute of Medicineの「医療の質に関する委員会」は1999年に，「人は誰でも間違える（To err is human：building a safer health system）」と題する

委員会報告を発表しました[2]．それは年間少なくとも44,000人，おそらくは98,000人の患者が米国内で予防可能な医療事故のために死亡しており，その数は交通事故，乳癌，AIDSなどによる死亡よりも多いという厳しい告発でした．報告書は「医療における安全確保の取り組みは，他のハイリスク産業（航空産業など）と比べて10年以上遅れている」としています．

医療訴訟先進国米国におけるリスクマネジメントの発展

一方で医療におけるリスクマネジメントは，医療訴訟が激増した1980年代の米国において急激に発展しました．それは財務的，法務的な側面を内包しますが，「医療の質の向上」という医療の本道にもつながったのです．米国のジョイントコミッション（Joint Commission，米国における医療機能評価機構）が1991年に刊行した『An introduction to quality improvement in health care』（邦訳：『医療における質改善入門』[3]）は，個人の能力不足や不注意に帰せられがちな医療事故を，組織的な品質管理の対象としてとらえなおしています．

このジョイントコミッションは，医療施設の評価と認定を行う機関であり，3年に1回の審査の際には病院内が殺気立ちます．その認定がなければ医療機関は医療保険適用施設とみなされず，経営が立ち行かなくなるからです．このジョイントコミッションの無数にある評価項目の中に，M&Mカンファレンスの施行があげられています．では，この注目を受けるM&Mカンファレンスとは，どのような成り立ちをもつのでしょうか．

M&Mカンファレンスの歴史

その歴史は20世紀初頭までさかのぼります．患者アウトカムを標準的手法を使ってレビューするというプロセスは，近代の教育病院の進歩とともに産声を上げました．マサチューセッツ総合病院の外科医であったErnest A. Codmanがその先鋒であり，"end result system"というシステムを開発しました[4]．「患者が退院すればそれでケアは成功」であった1900年台初頭にあって，彼は1年間にわたって患者をフォローし，患者一人ひとりについてカードを作り，合併症の有無，それがあれば先行したエラーを分析，記録しました．さらに防ぐことができたであろう患者死亡について自費出版までしたのです．しかし同時代の同僚には彼の先進的な営為は嫌悪されることとなり，彼に患者を紹介する医師はいなくなり，ついにはマサチューセッツ州医師会は彼を追放することになりました．Codman医師は生まれるのが数十年は早かったようです．

Codmanの偉業は1935年に麻酔科医によって再発見されることとなります．フィラデルフィアにおいて，麻酔による死亡例をエラーの同定に絞ってレビューする委員会（Anesthesia Mortality Committee）が結成されました[5]．この委員会の目標とデザインこそが，現在のM&Mカンファレンスの原型となっています．これ以来，麻酔科はシステムエラー同定による患者安全の向上のリーダーを務め，さらには麻酔合併症による死亡は激減することとなりました[6]．

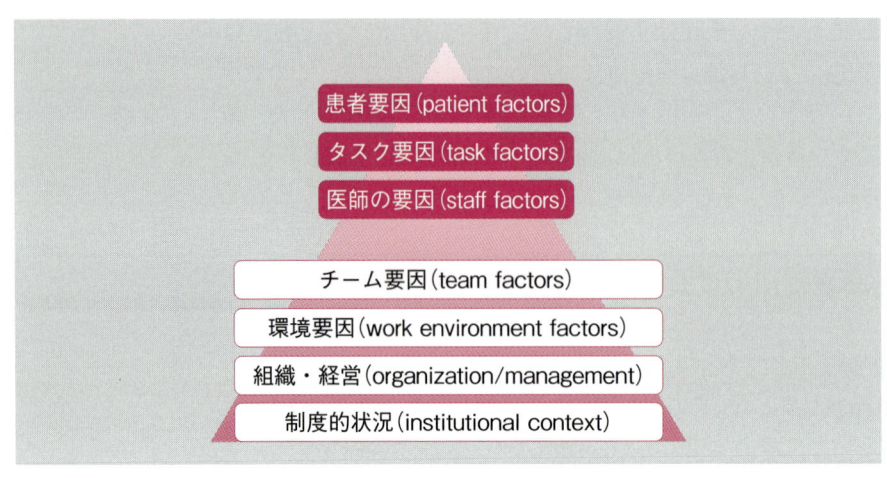

◎図1　エラーの分析　　　　　　　　　　　　　　　　　　　　（文献7を改変）

　米国の教育病院においてM&Mカンファレンスは，患者安全向上の方法としてではなく，研修教育の一翼を担っています．現に全米295の内科研修プログラムの調査では90％の施設でM&Mカンファレンスが行われているとしています．しかし，エラーを同定するという目的で症例を選定しているのは2/3にすぎなかったという結果でした．M&Mカンファレンスの本場でも，まだ発展途上にあるようですね．われわれは21世紀のM&Mカンファレンスを行いましょう．

● 21世紀のM&Mカンファレンス

　皆さんの施設ではM&Mカンファレンスを行っていますか．開業医であれば，スタッフと問題症例の振り返りを行っていることもあるでしょう．しかし，時に犯人を見つけて満足していませんか．

　伝統的なM&Mカンファレンスは，個人の責任を追及する「魔女狩り」にたとえることができます．それはエラーの分析（図1）におけるピラミッドの上3層にのみ言及するものであり，つまり患者要因（patient factors）「あの症例はどうしようもなかった」や，医師の要因（staff factors）「誰がそんなミスをしたんだ」を追及するもの．まさにつるし上げの構造です．「それこそがM&Mカンファレンスだ」という声も聞こえますが，しかし，人間は誰でも間違える（To err is human）のであり，「失敗から学ぶ」ことと「個人の責任追及」は同義ではありません．それではリスクマネジメントに必要な認知のエラー（cognitive error）とシステムの問題（system issue）の解明に至りません．21世紀のM&Mカンファレンスは，エラーの分析における下4層の要因を分析し，建設的に議論するものなのです．

● スイスチーズモデル

　次に英国人心理学者Reasonの事故要因におけるスイスチーズモデルに触れましょう[8]．このモデルは航空機事故から患者取り違えにまで適応できるのです．

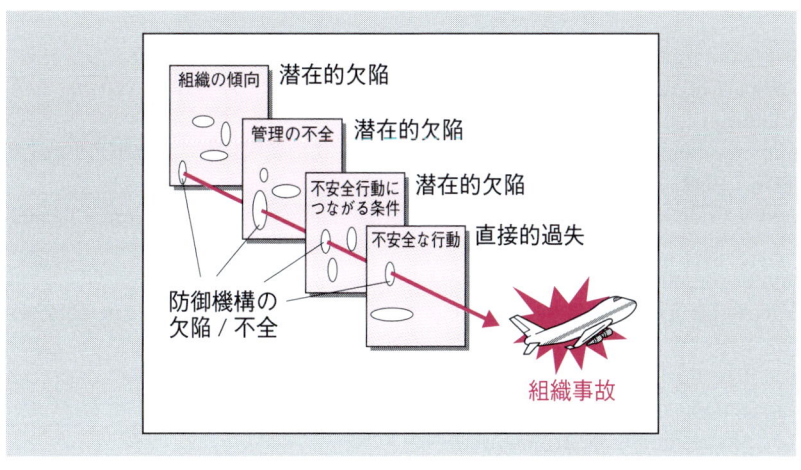

◎図2　スイスチーズモデル　　　　　　　　　　　　　　　（文献8を改変）

つまり多くの事故は1つの致命的なミスから発生するのではなく，システムの中で小さなミスが積み重なったときに発生するという概念です．図2はいくつものスイスチーズの穴がたまたま並んだときに，飛行機が通り抜け墜落するというたとえです．同じく，ニューポート退役軍人病院のGraberらは重大な医療事故は平均5.9個のエラーの積み重ねによって起こるとしています[9]．M&Mカンファレンスの役割は，体系的にこれらの「チーズの穴」を見つけ出し，「穴」を埋め，またはチーズを多層化することによって今後の事故を防ぐことにあるのです．

● M&Mカンファレンスのもう1つの目的

　以上にあげたシステムと認知のエラーの同定，そして患者安全の向上がM&Mカンファレンスの主目的となります．もう1つの目的は，医師とコメディカルによってアウトカムの悪かった患者（たとえば死亡例）を検討することです．ここではエラーの有無は問いません．実はこれがそもそもmorbidity and mortalityの語源なのですが，21世紀のM&Mカンファレンスでは二次的な目的となります．

　筆者の所属するマサチューセッツ総合病院，ブリガム&ウィメンズ病院救急部においてもM&Mカンファレンスが行われています．それぞれ1か月に1回行われるのですが，他科の医師，コメディカルも集まり，数あるカンファレンスのなかでも最も熱気あふれるものとなります．その熱気を再現し，皆さんと共有するのが本書の目的となります．

　第Ⅰ章では，まずは医療におけるエラーとM&Mカンファレンスの実践法を学びます．そして筆者の施設で使用するフォーマットを使用して，M&Mカンファレンスを再現しましょう．第Ⅱ章ではエラーのあった症例，予後の悪かった症例を取り上げ，最新のエビデンスにのっとった診療について説明します．一緒に勉強していきましょう．そして皆さんの施設でもM&Mカンファレンスを行いましょう．

●文献
1) J. トールワルド／大野和基（訳）：外科の夜明け—防腐法 絶対死からの解放．小学館，1995．
2) Institute of Medicine：Report of the committee on quality of health care in America. National Academics News, 1999 (via internet).
3) Joint Commission on Accreditation of Healthcare Organization（編）／山内豊明（訳）：JCAHO 医療における質改善入門．医学書院，1999．
4) Mallon WJ：Ernest Amory Codman：The end result of a life in medicine. WB Saunders, Philadelphia, 2000.
5) Ruth HS：Anesthesia study commissions. JAMA 127：514-517, 1945.
6) Pierce EC：The 34th rovenstine lecture：40 years behind the mask：safety revisited. Anesthesiology 84：965-975, 1996.
7) Vincent C, et al：How to investigate and analyse clinical incidents：clinical risk unit and association of litigation and risk management protocol. BMJ 320：777-781, 2000.
8) Reason J：Human error：models and management. BMJ 320：768-770, 2000.
9) Graber ML, et al：Diagnostic error in internal medicine. Arch Intern Med 165：1493-1499, 2005.

（長谷川耕平）

COMMENT

責任追及ばかりが先行する文化のなかでM&M カンファレンスは根づくか

　何か予想外の不幸な出来事が起こると，当事者（犯人）を捜し出し，責任追及（辞職）を要求するメディアの報道を見ない日はありません．いつの頃からか，日本では犯人捜しと辞職要求という"魔女狩り"文化が形成されつつあるのでしょう．この魔女狩り文化は医療界においても例外ではありません．

　臨床研修病院において何か問題が発生すると，一言目には「誰がやったんだ？」と犯人捜しの言葉が発せられ，二言目には「だから，夜中でもたくさん検査をしておけばよかったんだ」とか，「専門外の診療に関わるんじゃない」など責任回避的な言葉が聞かれるのが現状ではないでしょうか．

　日本の臨床研修制度がいかに改革されようとも，失敗事例に対して「なぜ，どこで間違ったか，反省するべき点はどこか，次に同じ間違いを繰り返さないためにはどうすればよいか」を建設的に検討し，「失敗を共有し，皆で失敗から学ぶ」という文化が形成されないかぎり，医師の臨床能力も，医療の質も向上しないのではないかと考えてしまいます．

　この国の臨床研修制度の成功は研修病院におけるM&M カンファレンスの成功にかかっているといっても過言ではないと思います．そうはいうものの，魔女狩り文化のなかで医師として育ってきた私を含む指導医世代のなかには，充実したM&M カンファレンスを開催するための方法論を持ち合わせておらず困っている方も多いのではないでしょうか．本書で充実したM&M カンファレンスを開催するための指導医としてのあり方（間違いの分析方法，研修医への接し方，「どうすれば次の失敗を回避できるのか」というpearlsの導き方）など学んでいきましょう．

（岩田充永）

医療におけるエラーの種類, その分析ツール

前項では, 21世紀のM&Mカンファレンスについて勉強しました. その目的は2つ, ①患者安全の向上：システムと認知のエラーを同定, ②アウトカムの悪い患者を検討, することでしたね. ここでは前者のエラーを同定するために, 医療の現場で起こるエラーについて勉強しましょう. その次に, 症例をシステムエラーについて分析する際のツールを紹介します.

● エラーとは

WHOの患者安全の国際分類によるエラーの定義は「意図した行動をしそこなうことや, 誤った計画を実施すること」としています[1]. つまり計画段階から実施段階まで含めて「実際に行ったこと」と「すべきこと/しようと思ったこと」のミスマッチということですね.

● エラーの分類

このままでは漠然としていて, 症例でエラーを同定しようとしても雲をつかむような話. わかりやすくする手段として, Graberによるエラーの3分類を紹介します[2]. それによるとエラーは, 以下の3つに大きく分かれます(表1).

第1の無過失エラーは, われわれ医療者ではどうすることもできないエラー. そのエラーは医師の過失によるものではなく, 患者またはその代理者による誤解を招く情報や, 情報の欠如によるエラーです. たとえば, 唾液を自ら静脈注射するような詐病患者, 診療を拒否する患者, および症状が非定型的な患者などが含まれます.

第2の認知エラーと, 第3のシステムエラーについて, 次に詳しく見ていきましょう.

◎表1　エラーの分類

① 無過失エラー(no-fault errors)
② 認知エラー(cognitive errors)
③ システムエラー(system errors)

◎表2　認知エラーとその例

分類	タイプ	例
間違った知識	知識の不足による思い込み	「白血球増加がないので虫垂炎はない」との思い込み
	スキルの不足	心電図所見の見落とし
情報収集のエラー	基本的な帰属の誤り(psych-out)	精神科患者に対して「どうせいつものパニック」として診察を怠る
情報処理のエラー	トリアージバイアス	トリアージナースによる診断名に影響される
	ラベリング	アルコール中毒と思い込むと一歩下がって考えられない
情報検証のエラー	アンカーリング	交通外傷後の腹痛を打撲と決めつけ，脾臓損傷の見落とし

● 認知エラー

　このエラーは医師の思考の欠陥に起因するものです．認知エラーは，基礎的な知識不足から患者に対する認知の傾向の問題に及び，その医師特有の意思決定スタイルに起因することもあります．
　認知エラーは，さらに4つに分類できます[2]．表2に例とともにまとめました．
　定義と分類だけでは，イメージが湧きませんね．症例を見てみましょう．

症例❶──認知エラーを探そう

　ホームレスの45歳の男性が意識障害のために救急車搬送になった．この患者にとっては今週で4回目，24時間以内に2回目の救急外来来院で，いずれもアルコール中毒と診断されていた．救急隊によると，患者はまたもやベンチの上でアルコールの臭いをさせながら寝ていたとのこと．患者はアルコール中毒とトリアージされ，廊下のストレッチャーに寝かされた．しかし，12時間後に患者が反応しないことがわかり，頭部CTスキャンでは硬膜外血腫と診断，緊急手術となった．

　こんな症例，経験したことがあるか，同僚が痛い目にあったことがあるはずですね．確かにこの患者は病歴を述べることができず(無過失エラーですね)，同様の病歴があるという難しいパターンです．しかし，診察医による数々の認知エラーがありますので，見ていきましょう．
　まずは「トリアージバイアス」．これはトリアージナースが，症状ではなくて診断名を入力すること(「意識障害」ではなく「アルコール中毒」と入力)で，結果としてそのレッテルが過度に医師チームに影響することです[3]．
　次に「ラベリング(diagnostic momentum)」と呼ばれる認知エラーが起こっています．これは，ひとたび患者にレッテルが貼られると，それが診療の終わりまで効果を残すこと．この症例でも，患者はアルコール中毒患者とレッテルを貼られ，そのレッテルが他の鑑別診断を考慮することを妨げるようになります．
　その結果発生したのは，他の原因を考慮しないで満足してしまう「アンカーリング」，もしくは「早期の閉鎖(premature closure)」という認知エラー．さらには，

「確証バイアス(confirmation bias)」もあった可能性があります．つまり，患者の状態を説明できる症状や検査結果があり，他の可能性を考えたくないときに，医師がその病因に満足してしまう認知エラーを指します．

おまけに「事後確率エラー(posterior probability error)」もあったかもしれないですね．このエラーは過去の病歴が現在の状況に影響を与えるときに発生するエラーです．この症例では，以前の救急来院時の診断（アルコール中毒）によって現在の意識障害の診断が影響されています．

最後に，この医師はさらに，「基本的な帰属の誤り(fundamental attribution error)」に陥っている可能性があります．つまり，患者を包括的に評価するのではなく，むしろ，患者の病気を非難してしまう傾向を指します（精神科疾患をもつ患者もこのエラーの対象になりやすいですね．特別にそれを psych-out エラーと呼びます）．

数々の認知エラーがありますが，これを完全に避けることはおそらくできません．なぜならば，医師は患者を診る際になんらかのバイアスをもって情報を処理するからです．たとえば救急医なら，まず念頭に置くのは common な疾患ではなく，致死的な疾患ですよね．これは救急では必須の思考パターンですが，一方で立派なバイアスであり，使い方を間違えれば認知エラーにつながる思考パターンです．大事なことは認知エラーを起こしうる自らの意思決定パターンに注意することですね．

●システムエラーと分析ツール

システムエラーとは，医療行為を取り巻くシステムに起因するエラーです．非常に広い概念ですが，簡単にいえば，より職場の状態と関連するもので，たとえば混雑や，検査の遅れといった状況を含みます．

とにかくエラーの分類と定義をいくら学んでも，それを現実の症例に使うことができなければ意味がありません．症例を体系的に分析するためのツールを用いて，例から学んでしまいましょう．そのツールには根本原因解析(root cause analysis)などの方法もありますが，ここではハーバード大学救急部で採用している方法を紹介します．中心静脈カテーテル関連感染症を激減させたことで有名なPronovost らが開発した方法です（表3）[4]．

それでは，練習代わりに架空の症例で実際にツールを使ってみましょう．このような症例，経験したことがあるはずですよ．

◎表3 システムエラー分析ツールとその例

要因	種類	例
患者要因	行動の問題	患者が診療を拒否
	言語の問題	外国人患者や小児
	疾患の重症度，複雑度	多臓器不全の高齢者
タスク要因	プロトコールの問題	脳卒中患者に対する迅速なtPA投与
	検査結果の迅速性	胸痛患者に対する心電図
	検査結果の正確性	CT検査の読影
スタッフ要因	スタッフの身体的疲労	連続夜勤，長時間労働
	プロフェッショナル性	退院後のフォローアップ計画を立てたか
	精神的疲労	悩みがあることによって口頭指示をミスする
チーム要因	申し送り時のコミュニケーション	シフト切り替え時の申し送りが明確かつ正確で，目的がはっきりしているか
	診療時のコミュニケーション	看護師がケアに異議や疑問を述べることができるか
	チーム組織の問題	指導医はチーム全体に明確な指示を与えたか
教育要因	知識，手技の問題	オーダーされた薬剤用量が間違っていることに看護師が気づかない
	プロトコールに従ったか	中心静脈カテーテル挿入のプロトコールに従ったか
	指導の問題	薬剤を混ぜるときに新人看護師が指導を受けたか
設備/IT要因	コンピュータプログラムがエラーを指摘するかコンピュータの故障	プログラムがアレルギーを指摘する
ローカルな環境要因	設備の問題	機能する人工呼吸器は余分にあるか
	管理運営の問題	有能な事務スタッフがいるか
	物理的環境の問題	すべてのベッドがナースステーションから見渡せるか
	人的資源の量の問題	患者と看護師の比率は十分か
	人的資源の質の問題	新人と経験豊富なスタッフの比率は適切か
病院環境要因	経済的資源の問題	救急部への予算サポートは十分か
	検査技師の問題	教育された検査技師が24時間いるか
	院内薬剤師の問題	有能な薬剤師が24時間いるか
	病院運営の問題	救急部と内科の間で患者入院時のルールはあるか

症例❷——システムエラーを探そう

　72歳男性，胃癌のため大東大学病院で2週間前に胃亜全摘術を受け，2日前に退院．しかし本日，連休中日になって発熱と腹痛を発症し，救急車を要請した．手術を行った大学病院は忙しいため受け入れを拒否，代わりに都民病院に搬送された．
　患者が都民病院救急外来に着いたのは，最も混雑する17時半．トリアージ後に長時間待たされた後の診察と検査により，腹痛と発熱は手術合併症である腹腔内膿瘍と診断された．搬送から約18時間後になって都民病院ICUに入院，しかし同日に死亡した．

症例の経過

17：30	都民病院の救急外来に来院
18：30	診察室に案内される
19：00	医学生と初期研修医によって診察を受ける．指導医にプレゼンテーション
20：00	救急科指導医による診察．腹部 CT の検査がオーダーされる
21：00	経口造影剤の到着が遅れ，やっとそれを飲み始める
23：00	救急医シフト交代．「患者は CT を待っている」という不十分な引き継ぎ．夜勤帯は 3 年目後期研修医と 1 年目初期研修医の 2 人体制
0：00	院内発生の脳梗塞患者のために，患者の CT 検査が遅れる
1：00	CT 撮影
1：30	救急医による読影により腹腔内膿瘍の診断，外科コンサルト
2：30	当直外科研修医が何回ものページの後でやっと電話に出る
3：30	外科研修医が患者診察後，外科指導医と議論．その結果について救急医との議論はなし
4：00	外科コンサルトと連絡が取れる．外科では入院させず，まずは放射線科により CT ガイド下ドレナージを勧める
4：05	連休時の放射線科のオンコール医がリストに載っていないことがわかる
4：10	電話オペレーターもオンコールのリストを持っていないことが判明．技師と放射線科部長をページしても，返答なし
4：30	再度，外科と議論．しかし外科は入院を拒み，大学病院への搬送を勧める
5：00	大学病院は満床で転送は拒否される
6：00	外科研修医と再度連絡．外科指導医との回診（7：30）で決めるとの返事
7：00	救急部シフト交代
9：00	外科指導医の回診が遅れる．さらに患者の入院を拒否
10：00	放射線科医が到着．患者の状況が悪すぎるため，ドレナージの適応でないと判断
12：00	内科と外科の患者の押し付け合いの後で，ICU にやっと入院となる．それまでに early goal-directed therapy プロトコールは利用されていなかった
23：00	敗血症性ショックのため死亡

●症例❷のシステムエラー分析

　このような症例に遭遇したことがないでしょうか．多かれ少なかれあるはずです．この症例には多くのシステムエラーが隠れ，その多くは防ぐことができます．すなわち，この患者は多くのスイスチーズの穴（→ p5）をくぐり抜けた結果，悪いアウトカムを迎えることになりました．では，上記のフォーマットに従って，エラーを洗い出しましょう．この経過に寄与した要因には，通常のタスクを処理するうえでのシステムの遅延，必要以上の医療者のストレス，チームワークの欠

如（救急部内および他科との間），知識の欠如，コミュニケーション手段とテクノロジーの欠陥，そして病院全体としての患者中心のケアを阻害する文化がありそうですね．さらに細かく見ていきましょう．

●患者要因

患者要因は予後に大きくは寄与していないようです．患者は高齢者であったとしても，疾患自体は複雑ではなく，言語的，社会的な問題はなかったですね．しかし，都民病院到着前にすでに手術を受けた大学病院を受診できないという根深い救急医療システムの問題が存在しています．

●タスク要因とローカルな環境要因

この患者死亡の背景に大きく関与したのは，適切な医療資源の欠如とスタッフの欠如です．院内薬剤師の不足による経口造影剤の投与の遅れ，夜間に利用可能なCTが1台しかないことによるCT撮影の遅延の両者が，迅速な診断を要求される敗血症診療に遅れを及ぼしたようです．

さらに夕方・夜間は病院にとって，そして患者にとって最もリスクの高い時間ととらえることが可能です．救急外来の来院は増えるのに対し，医療スタッフは減少し，画像検査などの資源も限定され，スタッフは疲労しています．夕方から夜間において救急外来の患者数は50〜80％に増えるのに対し，スタッフに占める指導医の割合は減少し，この症例のようにわが国の救急部は実際的には研修医によって運営されているところも多いでしょう．

●スタッフ要因

この症例では，オンコールの放射線科医と連絡が取れなかったことが，治療の遅れに結びつきました．さらにそのバックアップ手段である技師と放射線科部長との連絡というシステムも破綻しています．電話オペレーターも誰がオンコールであるか知らないだけでなく，リストが空欄であることをチェックしていませんでした．このような一つひとつの取るに足らないシステムの穴が一直線に揃ってしまったときに，患者予後に大きな影響を及ぼします．

●チーム要因

コミュニケーションの欠如は医療におけるエラーの中心選手といわれています．この症例もその例外ではなく，救急部内，他科との連携という多層でコミュニケーションの破綻が認められますね．まずは患者の受け渡し（サインアウト）．サインアウトは伝言ゲームと似る部分があり，伝達されるごとに情報量が減り，誤りの余地が増えます．とくに忙しい夜間での複雑な患者では，エラーの要因となることが多く，この患者でも「腹痛患者でCTを待っている」とのサインアウトのみでした．すべてのニュアンスをサインアウトで伝えるのは困難ですが，なされるべきことを明確にしたサインアウトが必要だったはずです（たとえば「迅速な外科コンサルトが必要」）．さらには外科コンサルトとのコミュニケーションにも問題がありましたね．コンサルトによるプランが救急医に迅速に伝わっていません．

●教育要因

そもそも研修医のみで夜間の救急外来が運営されているシステム自体が問題と考えられますが，その研修医に対する教育にも問題があったようです．この救急部には敗血症治療に対するプロトコールが存在せず，早期の early goal-directed therapy の教育もされていませんでした．

● **病院環境要因**

外科が患者の入院を拒否した際の院内および部間の取り決めが存在していませんでした．内科と外科の患者の押し付け合いで患者が利益を得ることはありません．この問題には各部署の運営層と病院間での同意形成，責任の所在，ガイドライン作りを必要とするでしょう．

*

いかがだったでしょうか．認知エラーとシステムエラーの分析によって，スイスチーズの穴が同定され，改善すべき問題点が見えてきたかと思います．必ずしもこのシステムエラー分析ツールを使用する必要はありませんが，M&Mカンファレンスを行う際の一助になるかと思います．

さあ，いよいよ次項でM&Mカンファレンスの実践法を学び，第Ⅱ章で症例を見ていきます．

● **文献**

1) WHO：Conceptual framework for the international classification for patient safety. 2009.
2) Graber ML, et al：Diagnostic error in internal medicine. Arch Intern Med 165：1493-1499, 2005.
3) Croskerry P：The importance of cognitive errors in diagnosis and strategies to minimize them. Acad Med 78：775-780, 2003.
4) Pronovost PJ, et al：A practical tool to learn from defects in patient care. Jt Comm J Qual Patient Saf 32：102-108, 2006.

（長谷川耕平）

ちょっと小話 1

本書のM&Mカンファレンスの出身地

米国北東部ニューイングランド地方にアメリカ建国の舞台となった古都，ボストンがあります．筆者の所属するプログラムはHarvard Affiliated Emergency Medicine Residency(HAEMR)，1996年に創立されました．救急医学レジデンシーとしては歴史の浅いほうですが，特徴的な点をいくつか有します．

HAEMRはマサチューセッツ総合病院(MGH)とブリガム＆ウィメンズ病院(BWH)救急部による共同プログラムです．MGHは1811年創立，現在907床を有するレベル1(日本の救命救急センターに相当する)の成人・小児外傷センター，熱傷センターです．2009年度入院数は約48,000人(1日約130人入院)．その約半数はわれわれ救急部からの入院となります．救急患者は年を経るごとに増加し，2010年は約9万人が救急部を受診しました．基礎研究，臨床研究ともにさかんであり，2010年の年間研究費用は6億ドル以上でした．Braunwald教授の率いる循環器科や，産婦人科で著名なBWHもほぼ同様な規模です．

救急外来は両病院ともに約50〜60床をもちます．規模が大きいですが，病棟入院ベッドではなく，あくまで外来での診察用ベッドを意味します．その内訳は重症患者や多発外傷のためのAcuteエリアのベッドが約10床，他の急性疾患に対応するUrgent Aエリアに約15床，軽症疾患のFast Trackエリアに約10床，小児救急に約5床，精神科救急に約5床，低リスク胸痛患者や蜂窩織炎患者のための24時間以内の経過観察エリア[注]（Observation Unit）が約15床となっています．経過観察エリアを除いて，各エリアで指導医が1名，レジデント2〜5名が常に診療にあたっています．夜間には指導医の数が減りますが，24時間，指導医が常に診療にあたる体制をとっています．北米型救急ですから，救急部と入院診療・ICUとの区別は明確です．すなわち，救急医は救急外来での初期診断・初期治療のスペシャリストであり，それのみに専念，つまり入院患者を診ることはありません．

注）経過観察エリアは主にナースプラクティショナーによって運営されています．

（長谷川耕平）

ハーバード式 M&M カンファレンスの実践法
あなたの施設で M&M を行うために

　ここまでで，M&M カンファレンスがどのようなものか想像できたかと思います．しかし，それを実際に行動に移すことが大事ですよね．本項では，M&M カンファレンスをどのように準備していくか，開催するか，という実践法を紹介します．さまざまなやり方があると思いますが，筆者の所属するマサチューセッツ総合病院とブリガム＆ウィメンズ病院救急部で実際に行っている方法を説明しましょう．つまり誰が，誰を対象に，どのようにカンファレンスを行うか，ということですね．順を追ってみます．

● M&M カンファレンスの準備　　責任者を決める

　M&M カンファレンスは救急部において，患者安全と質改善のための重要な手段の1つです．さらにそれを意味のあるものとするためには，その準備に労力がかかります．しっかりと責任者を決めましょう．われわれの救急部では最高学年のチーフレジデントが毎月1回の M&M カンファレンスの司会，準備を担当しています．これはレジデントにとってもレビュー，医療の質改善の学びの場となるため，研修カリキュラムの一環に組み込まれています．M&M カンファレンスを準備，開催すること自体に教育的効果があるということですね．その一方でレジデントは入れ替わりますし，M&M カンファレンスや患者安全には経験と知識が必要とされます．その質を担保するために，指導医クラス（できれば患者安全と質改善に興味のある医師）を M&M カンファレンスの責任者に任命し，レジデントを教育，監督するシステムをとっています．

●症例の選定

　まずはその月の担当レジデントが，主要な患者群のカルテをレビューすることになります．高リスクの患者をスクリーニングすることで能率が向上します（表4）．つまり，①来院時死亡，救急外来での死亡症例，②入院後24時間以内の死亡症例，③病棟入院後に ICU に転棟した患者，④救急外来から退院後72時間以内に来院した患者（とくにその後入院となった患者），⑤セーフティレポート（病院ごとにシステムがあることでしょう），の5グループの患者に注目しスクリーニングしています．さらに補足として，救急部専用の M&M 症例メールアドレス

◎表4 M&Mカンファレンスのスクリーニング対象症例

① 来院時死亡，救急外来での死亡症例
② 入院後24時間以内の死亡症例
③ 病棟入院後にICUに転棟した患者
④ 救急外来から退院後72時間以内に来院した患者（とくにその後入院となった患者）
⑤ セーフティレポートのあった患者
⑥ M&M症例メールボックスに投稿された患者

◎表5 症例レビューで注目する3つのポイント

① エラーが関わっていないか
② アウトカムが悪くなかったか
③ 標準的治療から外れていないか

を作成し，医師や看護師がレビューの必要があると感じたケースを投稿してもらっています．実はこのような報告症例にM&Mカンファレンスで取り上げる候補が潜んでいることが多いようです．

　症例をただ漫然と眺めていても，問題が見えてくることはありません．M&Mカンファレンスの目的をもう一度思い出しましょう．それは，ⅰ)認知エラーとシステムエラーを同定し患者安全と医療の質改善につなげること，ⅱ)アウトカムの悪かった患者について議論し繰り返される個人の誤りを避ける，ということでしたよね．その目的を念頭に置き，次の3点について，指導医と一つひとつの症例をスクリーニングしていきましょう（表5）．

① エラーが関わっていないか

　システムエラーや認知エラーのあった症例．必ずしもアウトカムが悪い必要はありません．いわゆる「ニアミス」症例にも多くのシステムエラーが潜んでいることがあります．

② アウトカムが悪くなかったか

　①のエラーがなくとも，死亡などの合併症があった症例をレビューします．たとえば，中心静脈カテーテルのガイドワイヤーを血管内に留置してしまった場合などです．

③ 標準的治療(standard of care)から外れていないか

　この「標準的治療」という言葉は法律用語．たとえるなら，アラスカの田舎診療所とボストンの大学病院では提供を期待される医療ケアの基準は違う，という相対的な概念です．

*

　繰り返しになりますが，M&MカンファレンスはCPCカンファレンスとは違います．病理的に興味深い症例を学ぶ場ではなく，あくまでエラーから学ぶ場であることを常に念頭に置いておきましょう．この3つのポイントに沿ってM&Mカンファレンスの対象症例を選定します．議論を深めるためには1時間のカンファレンスにつき2症例ほどが理想ですので，指導医とともに厳選していくことになります．

●さらなるレビュー，関係者の事情聴取

　症例を選定したら，さらなるレビューを行います．カルテや看護記録をすべてレビューするのはもちろんのこと，関係者すべて，つまり看護師や他科の医師にも，できるだけ口頭で事情を聞くことが必要となります．カンファレンスの司会者は，あたかも当事者であるかのように，すべての質問に答えられるようになることを目標とします．またM&Mカンファレンスの最終目的は医療の質改善であり，それは救急部医師だけで達成可能なものではありません．その診療に関わった看護師，他科医師には，できるかぎりカンファレンスに参加してもらうようにします．

●カンファレンスのフォーマット

　患者を同定できる情報を伏せるのはもちろんのこと，できれば医療当事者の匿名化も行います．関係者への事情聴取が十分に行われれば，彼らが名乗り出ることなく，個人批判のしようのないカンファレンスを開催することができますね．

　しかし，理想と現実は解離するもので，実際の臨床の雰囲気は当事者にしかわからないことが多々あります．筆者の施設でも当事者である指導医とレジデントの名前は公開され，指導医は必ずM&Mカンファレンスに出席し，ある程度の説明をすることが求められます．ただし，すでに述べたように，「魔女狩り」をすることが目的ではなく，症例から認知エラーやシステムエラーを同定し，医療の質を向上させることが目的です．司会者は症例に入る前にこのポイントを強調するとともに，「名指し」を避け，議論の方向をエラーの同定と改善に導くことが必要となります．できるかぎり「何を変えることができるか」に焦点を当て，プラクティカルなカンファレンスを目標とします．

●文献
1) Agency for Healthcare Research and Quality：Web M&M．(http://www.webmm.ahrq.gov/)〈英語ですが質の高いM&M症例が掲載されています〉

（長谷川耕平）

COMMENT

M&Mカンファレンスの立ち上げに向けて

　本文でも述べられているように，M&Mカンファレンスの究極の目標は「患者の安全」と「診療の質向上」です．この目標に対する異論は少ないでしょうが，いざカンファレンスを立ち上げようとなるとさまざまな困難が予想されます．確かにカンファレンスの成功のためには，病院全体で組織され，管理職も参加することが重要です．しかし，いきなり「M&Mカンファレンスを立ち上げるので，皆参加するように！」というトップダウンの号

令で始まった場合，かなり入念な準備をしないと，カンファレンスは間違いを犯した当事者を探し出し叱責する，あるいは各職種が自分の立場を主張し合うだけの「魔女狩りと口論」の場となってしまう危険があります．こうなってしまっては，カンファレンスの失敗だけでなく，かえって職場の雰囲気が悪くなり，「こんなことならカンファレンスなんてしなければよかった…」という大きな心的なトラウマを残してしまいますね．

　すべてのカンファレンス(会議もそうでしょうが)では，「参加して得るものがあった」と感想をもってもらうように配慮することが成功の秘訣です．ここでは，新たなカンファレンス立ち上げを試みる立場から，準備の際に留意することを考えてみたいと思います．「参加すると勉強になる」と思える気楽なカンファレンスから始め，それが継続し，やがて自然にM&Mカンファレンスに発展していくというのが究極の目標です．

どのような症例を選択するべきか

　取り扱うべき症例については本文で詳細に解説されています．注意点は，最初から問題が大きな症例を取り扱うと，先に述べた「魔女狩りと口論」の場となってしまう危険があることです．もちろん，重大な誤りがある症例は議論しなければならないのですが，最初は救急外来をローテートしている研修医や若手看護師に症例選択をしてもらうことが適切であると感じます．具体的には**どうしてよいか判断に迷った症例**(「鑑別診断が浮かばなかった」などの医学的知識の要素も，「誰に相談してよいか迷った」などのコミュニケーションの要素も両方を含みます)や，**あのときの対応は適切であったのだろうか，と疑問が残る症例**，あるいは**救急外来で勉強になった，他の人にも共有してほしいと感じた症例**が候補となります．日本の救急診療の現場を支えているのは若手医療従事者であり，彼らに症例選択の責任を与えることはカンファレンスの継続のためにも自立(自律)促進のためにもよい影響を与えます．

司会者の注意点

　せっかく立ち上げたカンファレンスを「魔女狩りと口論」の場としないために，司会者の任務は重大です．救急外来でのエラーは時代や場所を超えて同じようなことが繰り返される傾向があります．司会者は，議論の目的が提示された症例から「どのような点に留意したら，同じような症例に遭遇した場合にもっとうまくマネージできるか，あるいは失敗を回避できるか」なんらかの教訓を見つけ出す作業であることを参加者全員に理解してもらうことが大切です．若手医療従事者が選択した症例に対して，皆で真摯に議論し，そこから教訓を導き出す．その繰り返しで蓄積された教訓はその施設の，またそこで勤務する救急医療従事者の貴重な財産となるはずです．

〈岩田充永〉

第 II 章

見逃し・誤診症例に迫る！

さあ，M&M カンファレンスの準備は万端ですね．第 I 章の知識を駆使して，ハーバード式 M&M カンファレンスを体験しましょう．

初めの 3 例ではシステムエラーに注目します．次に，アウトカムの悪かった症例について，認知エラーに注目しながら，最新のエビデンスに基づく議論を見ていきましょう．

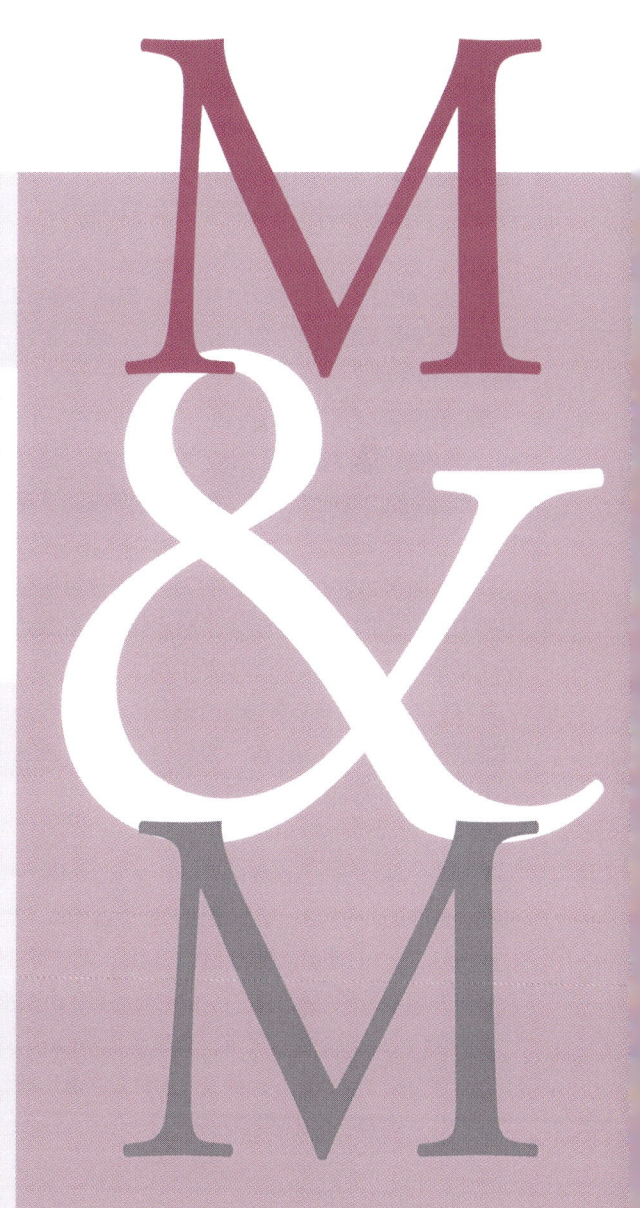

CASE 1
脚ブロックがあるので，心筋虚血は評価できないですよね！？

●研修医による症例提示

患者 66歳女性　　**主訴** 全身倦怠感

　66歳の女性が全身倦怠感の主訴，高カリウム血症の精査加療目的でクリニックから当院救急外来に紹介受診となり，軽症者用ベッドにトリアージされました．患者は心筋梗塞，慢性腎不全ステージ3の既往があり，5日間の全身倦怠感のため昨日近医を受診したようです．採血結果により高カリウム血症(5.9 mEq/L)，腎不全の悪化(Cr 3.06 mg/dL，ベースラインは1.8 mg/dL)が本日判明し，当院救急外来を受診するように言われ，来院しました．呼吸困難，胸痛はないとのことでした．内服薬はアテノロール，リシノプリル，アスピリンです．身体所見では脈拍80回/分，血圧96/52 mmHg，呼吸数18回/分，室内気酸素飽和度98％で，乾燥していましたが，肺野清，心音純で，四肢浮腫はありません．
　採血結果は，CK 63 mg/dL，CK-MB 7.4 mg/dL，トロポニンI 1.34 ng/mL，静脈血ガスではpH 7.22，胸部X線では軽度心拡大のみを認めました．
　心電図は図3のとおりで，他院の心電図は入手できず，比較はできませんでした．これって高カリウム血症のwide QRSですよね．
　僕のアセスメントは，66歳女性の慢性腎不全の急性増悪，心電図変化を伴う高カリウム血症の診断です．おそらく5日間の脱水，それによる腎前性の腎不全増悪ですね．トロポニンが上がっているのは腎不全だし，高齢者だから仕方がないです．胸痛もないし心電図は高カリウム血症の所見だけですから，急性冠症候群は否定しました．カリウム再検，総合内科に入院で腎臓内科コンサルトをつければ完璧でしょう！

＊

　その後，高カリウム血症に対してグルコン酸カルシウム2 g，インスリン10単位，50％ブドウ糖，重炭酸ナトリウム1 A，ケイキサレート30 g，生食2 Lを投与．しかし患者は呼吸困難を訴え，両肺野では下半分に雑音が出てしまったので，輸液過剰だと慌ててフロセミド80 mg静注しました．
　その後の心電図が図4です．僕はまたwide QRSと診断．STの変化には気づかなかったというより，脚ブロックではST変化を評価しませんよね？
　しかし，患者さんの収縮期血圧は80 mmHg台，pHも7.18まで低下．心

CASE 1 脚ブロックがあるので，心筋虚血は評価できないですよね！？

エコーでは全般性の左室壁運動低下を認め，内科ICUに入院になりました．ICU入院直後に心原性ショックによるPEA arrestとなり，同日中に亡くなってしまいました．

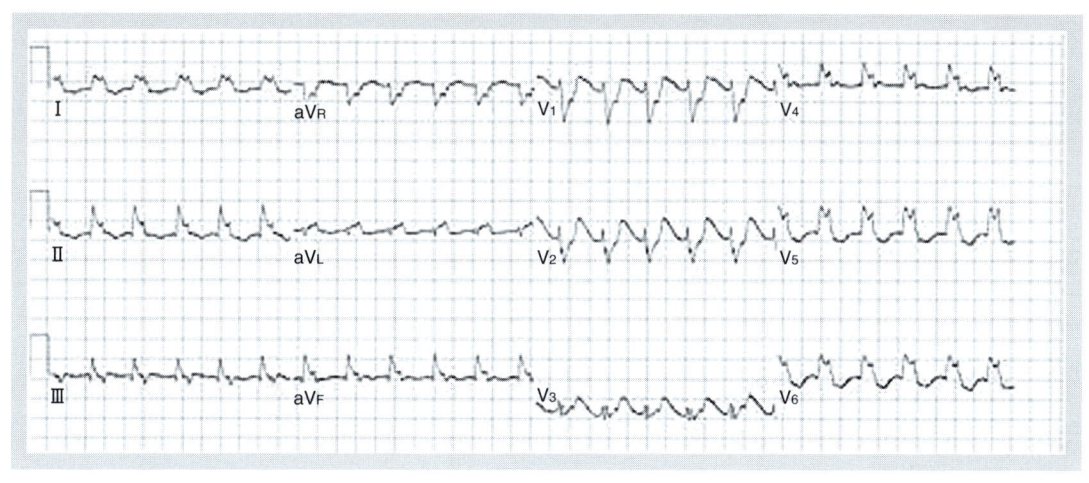

◎図3 受診時トリアージの心電図

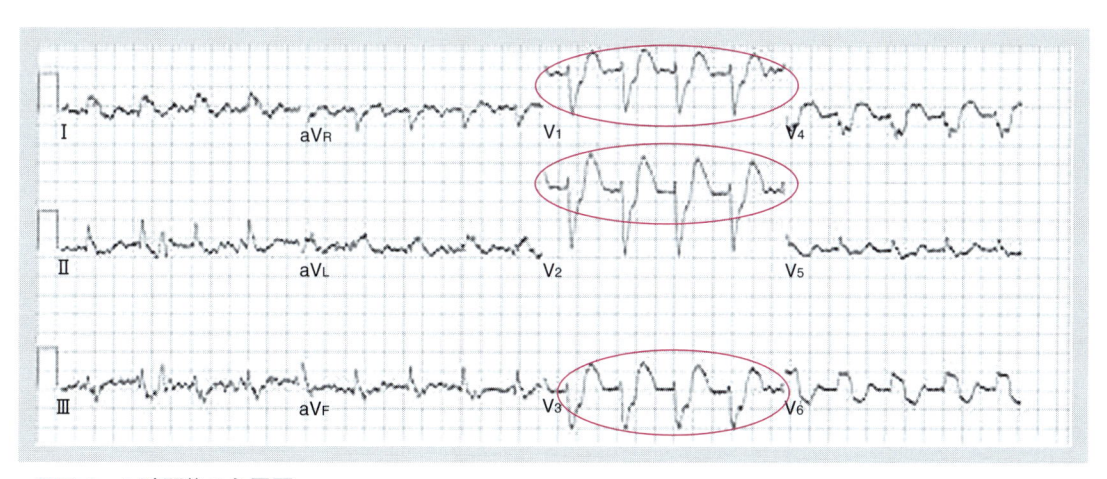

◎図4 1時間後の心電図

●指導医の分析

　どうしても君を責めたくなってしまうね．腎不全患者といっても，トロポニンはかなり高いし，心電図もおかしい．心筋梗塞の既往もある．けれども「なんで見逃したんだ」と言いたいのをこらえて，一緒に考えてみよう．

　君にも認知エラー（cognitive error）があるけれど，改善すべきシステムエラー（system error）もあるよね．ここで表6のフォーマットを使い，体系的に問題点を抽出してみようか．第Ⅰ章で紹介したシステムエラー分析ツール（→p9）を覚えているかな．8個の大枠でシステムエラーを拾い上げていこう．これはハーバード大学救急部のM&Mカンファレンスで実際に使っているものなんだ．赤字に

◎表6　システムエラーの原因分析

患者要因	タスク要因	スタッフ要因	チーム要因
・行動の問題 ・言語の問題 ・疾患の複雑性	・プロトコールの問題 ・検査結果の迅速性 ・検査結果の正確性	・身体的疲労 ・プロフェッショナル性 ・精神的疲労	・申し送り時のコミュニケーション ・診療時のコミュニケーション ・チーム組織の問題（専門医の未確保）
教育要因	設備・IT要因	ローカルな環境要因	病院環境要因
・知識，手技の問題 ・プロトコールに従ったか ・指導の問題	・コンピュータプログラムがエラーを指摘するか ・コンピュータの故障	・設備の問題（他院カルテ） ・管理運営の問題 ・物理的環境の問題 ・人的資源の量の問題 ・人的資源の質の問題	・経済的資源の問題 ・検査技師の問題 ・院内薬剤師の問題 ・病院運営の問題

なっているところが，この症例でのシステムエラーだよ．

システムエラー

まずは代表的なシステムエラーはどうだろう．

●患者要因

まずはここから始めよう．確かにこの患者は，腎不全に加えて高カリウム血症があるうえに，心筋梗塞と心不全をきたしており，複雑かつ重症だったね．患者の死亡に患者要因がある程度の貢献をしたのは確かだけど，そこで話を終わらせずに，他のシステムエラーと認知エラーも体系的に見ていこう．

●スタッフ要因

スタッフの問題も確かにあったはずだ．認知エラーの部分で詳しく議論するけど，鑑別診断の狭さ，脚ブロックにおける心筋虚血の評価に対する知識不足もあった．これは研修医教育が十分でないことを僕ら指導医に教えてくれる．カリキュラムを見直さないとね．

●専門医の未確保(expertise unavailable)

必要なスペシャリストを適時に確保できなかった．ここでは，米国では敷居の高い心エコーの実施が遅くなり，診断が遅れたんだよね．

●非効率なシステム(inefficient processes)

他院へのカルテ，心電図へのアクセスが困難だったよね．大きなプライマリケア・グループの電子カルテにアクセス可能にするなどの対策が必要だ．

システムエラーとその改善は各施設，部門の置かれた環境で大きく異なってくる部分だから，これこそさまざまな職種と話し合う必要があるのだね．

*

以上のようなシステムエラーと認知エラーが相互作用して，結果的に診断の問題（不十分な検査，不適切な判断），治療の問題（心筋虚血の未治療）につながっている．このように多くのチーズの穴を患者が通過して，最悪の転帰を迎えてしまったようだ．さあ，次に認知エラーに加えて，心筋虚血の医学的なポイントも復習しよう．

認知エラー

「こんな単純なミスをするなよ」と言った時点でわれわれの思考はストップしてしまう．だから君のなかでどんな認知エラーがあったのか，少し考えてみよう．

● 早まった結論(premature closure)/アンカーリング(anchoring)

これは，一度初期診断をつけてしまうと，さらなる鑑別を考えられなくなってしまうという概念だよ．君は他院による腎不全，高カリウム血症の診断に固執してしまい，一歩引いて心筋梗塞を鑑別に考えることができなかったんだね．腎不全がすべての原因ではなくて，心筋梗塞，心拍出量の低下による結果という鑑別を考えるべきだった．とくに救急の現場では常に最悪の可能性を想定し，除外しなければならない．急性冠症候群はその代表だよね．

● 確証バイアス(confirmation bias)

これは，新たな検査結果を初期診断を裏づけるデータとしてしか解釈できない傾向だよ．人間って自分の都合のいいように考えてしまう生き物なんだよね．トロポニン陽性は腎不全によるもの，心電図変化は高カリウム血症と考え，さらに初期診断に固執したんだね．

● トリアージバイアス(triage bias)

患者のトリアージされた場所によって，医師の判断に影響が出ることだよ．この患者も軽症ベッドに移されていたけれど，ここには心筋梗塞はいないはずという思い込みにつながったのではないかな．「他の医師，看護師を信用するな」っていうでしょ．

● 誤った経験則(failed heuristics)

ここでは胸痛がないために心筋梗塞を除外したんだね．しかし，胸痛のない心筋梗塞はいくらでもある．Briegerによると2万例の急性冠症候群のうち**8%が胸痛を認めず**，そのうちの1/4近くは見逃されたんだって．もちろんその結果として，入院中死亡率が「胸痛なし13%」vs.「胸痛あり4%」と3倍だ．こいつは恐ろしい．胸痛がない非典型的な発症では，主訴が呼吸困難(50%)，発汗(26%)，嘔気・嘔吐(24%)，前失神・失神(19%)と多彩なんだよね[1]．

ついでに恐ろしいデータをもう1つ．Bayerによる高齢者の心筋梗塞の主訴の研究で，**65歳以上では胸痛ありの患者が2/3のみ**．追い討ちをかけるように胸痛を認める確率は年齢とともに確実に下がるんだ．その確率は，70歳で75%，80歳で50%，85歳以上では38%という惨憺たるありさま[2]．これには勘弁していただきたい．こうなってくると急性冠症候群では**非典型的発症が典型的**と肝に銘じたほうがいいのかもしれないね．

脱線したけれど症例に戻ろう．ここでは心電図の読みも甘かったね．心電図(図3)の左脚ブロックが新しいものならば，ST上昇型急性心筋梗塞の可能性があるよね．さらに1時間後の心電図(図4)を見ると，QRS部と極性不一致(QRS部とST-T部の極性が違うこと)な5 mm以上のST上昇がV_1〜V_3にある．これは左脚ブロックにおける心筋梗塞の**Sgarbossaの診断基準**(感度31%，特異度92%)に当てはまるんだよ[3]．ほかにもQRS部と極性の一致する1 mm以上のST上昇，V_1〜V_3誘導での1 mm以上のST低下も虚血を意味する(表7)．これは2009年

表7　Sgarbossaの診断基準

心電図所見	感度・特異度
極性一致のST上昇≧1 mm	感度73%，特異度92%，30日後の死亡率も高い
V_1，V_2またはV_3でのST低下≧1 mm	感度25%のみ．でも特異度96%
極性不一致のST上昇≧5 mm	感度31%，特異度92%

左脚ブロックでも上記をみたら虚血を疑え！

のAHA/ACCF/HRSの診断基準にも書いてあるから，もう知らないではすまされない[4]．左脚ブロックがあってもSTの評価はできるんだよね．ただ感度は低いから，ST変化がないからといって除外はできない．ついでだけれど右脚ブロックでは，V_1〜V_3以外の誘導では通常どおりにST変化を読めばいいんだ．

▶ **テイクホームメッセージ**

① アンカーリングに気をつけよう．「診断ついたら思考ストップ」はダメ．一歩引いて最悪の鑑別疾患を否定しよう．
② 確証バイアスに流されない．検査結果を自分に都合よく考えるのではなく，これも一歩引いてみよう．
③ 胸痛のない急性冠症候群に気をつけよう！　とくに高齢者，女性，糖尿病．
④ 左脚ブロックでもSTの評価はできる！（Sgarbossaのcriteria）左脚ブロックで極性の一致するST上昇≧1 mm，不一致でもST上昇≧5 mmがあれば心筋梗塞の特異度高し．

● **文献**

1) Brieger D, et al：Acute coronary syndromes without chest pain, an underdiagnosed and undertreated high-risk group. insights from the Global Registry of Acute Coronary Events. Chest 126：461-469, 2004.
2) Bayer AJ, et al：Changing presentation of myocardial infarction with increasing old age. J Am Geriatr Soc 34：263-266, 1986.
3) Sgarbossa EB, et al：Electrocardiographic diagnosis of evolving acute myocardial infarction in the presence of left bundle-branch block. N Engl J Med 334：481-487, 1996.
4) Wagner GS, et al：AHA/ACCF/HRS recommendations for the standardization and interpretation of the electrocardiogram, Part Ⅵ. J Am Coll Cardiol 53：1003-1011, 2009.

（長谷川耕平）

CASE COMMENT

　自分の失敗経験を振り返ってみると，ERでの失敗の原因は次のような7つのパターンに分類できると思います．
　① まったく気がつかなかった
　② 1つの所見や検査結果に注目しすぎた
　③ 患者の話を十分に聞いていなかった
　④ 前医の診断を鵜呑みにした
　⑤ 状況を再評価しなかった
　⑥ 過去の同じような症例の影響を受けた
　⑦ 最悪のケースを想定しなかった（診察結果

や検査結果の都合のよいところだけをつなぎ合わせて解釈してしまった）

今回の症例も，前医の高カリウム血症という診断を鵜呑みにしてしまい，1つの検査結果に注目しすぎて，"高カリウム血症"という診断名が一人歩きしてしまい，その後軌道修正がなされることなく発生した失敗です．

前医（紹介元の医師や初診を担当した研修医）の診断は，自分とは別の医師のアセスメントとして有用な参考資料となりますが，影響を受けすぎない（鵜呑みにしない）ことが必要です．当院における過去の検討では，ER が紹介を受けた症例の 20～30％は紹介時の診断と最終診断が異なるものでした．

私もこの類のものとして，「喘鳴と呼吸困難の所見が喘息という病名に変わり，患者は"喘息の患者"と診断名で呼ばれており，まったく心不全の可能性が検討されることがなかった」，あるいは「心電図で ST 上昇が認められるため，急性心筋梗塞と診断．他の可能性はまったく検討されることなく緊急カテーテル治療になったが，患者の話を聞いてみると頭痛があり，結局，くも膜下出血であった」という失敗に遭遇した経験があります．

時間の流れが速い救急の現場では，ひとたび診断名がつけられると，それが一人歩きしてしまう危険があります．われわれは，常に「考えられる最悪のシナリオは何か」「他の疾患である可能性がないか」「治療は適切であるか」を自問し，病棟に上がるときや患者・家族に説明するときなど機会を見つけて，冷静に自分のアセスメントを振り返る必要があります．

（岩田充永）

ちょっと小話 2　HAEMR での教育

HAEMR（Harvard Affiliated Emergency Medicine Residency）では M&M カンファレンスに代表される週5時間の講義・カンファレンスも教育の柱ですが，より大事なのがベッドサイド教育です．なかでも，北米型救急教育で重視されるのは鑑別診断でしょう．個々の症例へのアプローチの過程で，鑑別診断にない診断をつけるのが困難であることは自明のことです．1, 2年目レジデントが患者を診察し，3, 4年目シニアレジデントと指導医にプレゼンテーション（時間に限りのある救急ですから30秒から1分という要点のみとなります），そして，鑑別診断とプランを含めた議論を行います．例外なくすべての患者に対して，この議論を行います．つまり，4年間で 10,000 例という患者を相手に臨床のプロフェッショナルとしてのアプローチを学ぶことになります．それを可能にするのは，40年間にわたって築かれた救急臨床教育の歴史の厚みであり，各病院 40～50名の救急指導医陣，充実したコメディカルを含めた人的資源でしょう．

（長谷川耕平）

第Ⅱ章 見逃し・誤診症例に迫る！

CASE 2
肺炎はごみ箱診断と心得よ！

●研修医による症例提示

患者 78歳男性　　**主訴** 肺炎疑い

　78歳の男性が肺炎の疑いでクリニックより当院救急外来に紹介受診となりました．2週間に及ぶ乾性咳嗽，咽頭痛，労作時呼吸困難感のためにかかりつけクリニックを受診したようです．37℃の微熱と，咳のしすぎで喉も痛いとのことです．胸痛，起坐呼吸，発作性夜間呼吸困難，下腿浮腫は否定しました．

　既往歴には，脳梗塞，発作性心房細動，高血圧があります．薬はサイアザイド，アムロジピン，ワルファリンを指定どおりに服用しているとのことです．

　身体所見では，体温37.8℃，脈拍102回/分（整），血圧129/89 mmHg，呼吸数24回/分，室内気酸素飽和度93％．少し頻呼吸気味でしたが，しっかり言葉を喋りますし，呼吸補助筋使用も認めませんでした．呼吸音は右肺底部でやや減弱してるようです．内頸静脈怒張，異常心音，肝腫大，下腿浮腫，四肢チアノーゼ，ばち指は認めませんでした．

　採血結果は，HCT 40.7％，BNP 124 pg/mL，INR 1.4です．心電図は洞性頻脈で，軸偏位やST変化はありません．

　胸部X線（PA）は図5のとおりです．あまりはっきりしませんが，右下肺野があやしいですね．

　僕のアセスメントは，78歳男性の右下肺野の肺炎です．クリニックの疑いどおりですね．心電図では$S_1T_3Q_3$もなく，リスクファクターもないし肺血栓塞栓症はなさそうです．市中肺炎のPORTスコア[1]では年齢と脳梗塞の既往で88点．少し頻呼吸で酸素飽和度も低めなので，オブザベーションユニット[注]に1泊入院してもらいました．高齢者の市中肺炎なので，まずは点滴でセフトリアキソンとマクロライドで完璧ですね！ 内服のセファロスポリンとアジスロマイシンでも処方して帰ってもらいましょう．

注）**オブザベーションユニット**：Decision making unitともいわれる．米国では一般的で，基本的に24時間以内に退院することが見込まれる患者を入院させる救急室ベッドの一部．リスクの低い胸痛，喘息発作，点滴静注の抗菌薬を必要とする蜂窩織炎の患者などが適応となる．

◎図5　来院時の胸部X線写真

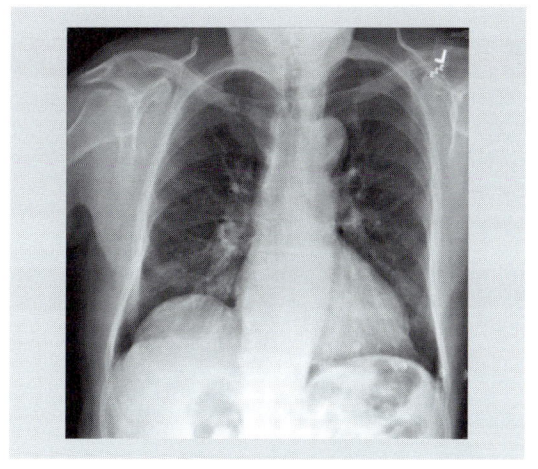

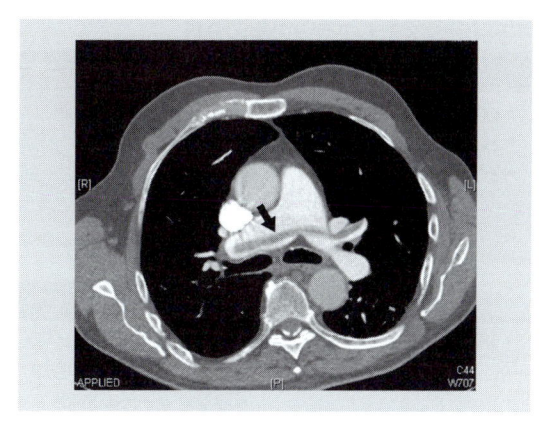

◎図6　追加で撮影した造影胸部CT

●オブザベーションユニットの指導医

　PORTスコアもAmerican Thoracic Societyの肺炎ガイドラインもよく勉強している[2]．これが肺炎なら完璧なプランだ．でも本当にこれ肺炎でいいの？　確かに右心不全症状はないし，胸部X線でも心拡大はない．BNPもたいしたことないから心不全ではなさそうだ．だけどX線に浸潤影が見えないね．トリアージナースのつけた「肺炎疑い」の主訴に引っ張られすぎなんじゃない？　この患者，輸液でも改善しない説明のつかない頻脈に頻呼吸もある．肺血栓塞栓症（pulmonary thromboembolism；PE）は鑑別にあげる必要があるね．Wellsスコアは頻脈で1.5点でしょ．Dダイマーを調べよう．

　そして案の定，Dダイマーは3,712 ng/mL．追加の造影胸部CT（図6）では，恐怖のsaddle（騎乗型）の肺血栓塞栓が写っていた．幸い血行動態は保たれていたので，ヘパリンを開始し，患者は内科ICUに入院となった．

●指導医の分析

　この患者はギリギリのところで助かったね．さあ，認知エラーとシステムエラーを考えてみよう．前回同様，表8のフォーマットを使い，体系的に問題点を抽出してみようか．赤字がこの症例で考えられる問題点だよ．

システムエラー

●トリアージナースによる主訴の記載の仕方

　よくあることだけど「肺炎疑い」とか「低血糖」を主訴とするのはまずい．診断バイアス（ascertainment bias：このような情報によって診断者の思考が影響されてしまう認知エラー）を招き，鑑別が狭くなってしまう．やはり主訴には，症状である「呼吸困難」とか「意識障害」などと看護師に書いてもらうシステムにしよう．

◎表8 システムエラーの原因分析

患者要因	タスク要因	スタッフ要因	チーム要因
・行動の問題 ・言語の問題 ・疾患の複雑性	・プロトコールの問題 ・検査結果の迅速性 ・検査結果の正確性	・身体的疲労 ・プロフェッショナル性 ・精神的疲労	・申し送り時のコミュニケーション ・診療時のコミュニケーション ・チーム組織の問題(トリアージ)
教育要因	設備・IT要因	ローカルな環境要因	病院環境要因
・知識,手技の問題 ・プロトコールに従ったか ・指導の問題	・コンピュータプログラムがエラーを指摘するか ・コンピュータの故障	・設備の問題 ・管理運営の問題(トリアージ) ・物理的環境の問題 ・人的資源の量の問題 ・人的資源の質の問題	・経済的資源の問題 ・検査技師の問題 ・院内薬剤師の問題 ・病院運営の問題

◎表9 肺炎と診断する前に,以下の6つを除外しよう

① 肺梗塞
② 敗血症性肺塞栓
③ ARDS
④ 肺胞出血
⑤ 腫瘍
⑥ 無気肺

認知エラー

「こんな単純なミスをするなよ」と言った時点でわれわれの思考はストップしてしまう.だから君のなかでどんな認知のエラーがあったのか,少し考えてみよう.

●早まった結論(premature closure)/アンカーリング(anchoring)

ひとたび初期診断をつけてしまうと,さらなる鑑別を考えられなくなってしまうという概念だよ.認知エラーの定番だ.主訴の「肺炎疑い」にまず引っ張られて,鑑別が考えられなくなったね.胸部X線にはっきりした浸潤影がないのだから,呼吸器症状と頻脈の鑑別を突き詰める必要があった.肺炎の診断には気をつけたほうがいい.その診断基準が呼吸器症状と胸部X線の浸潤影と非特異的だけに,アンカーリングを招きやすい.腕のよい臨床医になるためには,「肺炎」と診断する前に一歩とどまって,頭に浮かべよう(表9).救急外来における**急性胃腸炎は"ごみ箱診断"**として有名だけど,肺炎も気をつけたほうがいいね.

●基準確率の無視(base-rate neglect)

疾患の罹患率(=検査前確率)を無視した診断過程のこと.検査前確率を間違えると,ベイズの法則の結果,検査後確率も変わってしまう.今回,君はリスクファクターがなく,心電図で$S_1T_3Q_3$がないからといって肺血栓塞栓症を否定してしまっている.しかし,この疾患ではリスクなしの患者が15%を占めるし,心電図がまったく正常のことも10〜25%はあるんだ[3].$S_1T_3Q_3$は教科書的だけど12%にしか認めないんだよ.そもそもこの患者の洞性頻脈は最もよく見る所見の1つだ.高齢者の呼吸器症状,頻呼吸,輸液でも改善しない頻脈ならば,肺血栓塞栓

◎表10 2分化Wellsスコア

Variable	点数
深部静脈血栓症の症状，徴候	3
肺血栓塞栓症以外の診断が考えにくい	
頻脈＞100回/分	1.5
安静臥床（＞3日），または4週間以内の手術	
肺血栓塞栓症または深部静脈血栓症の既往	
血痰	1
悪性腫瘍（治療中または過去6カ月以内に治療）	

4点以下：低確率，4点以上：高確率． （文献4より）

◎表11 肺血栓塞栓症における検査前確率とCTアンジオグラフィの的中率（％）

Wellsスコア	＞6.0	2.0～6.0	＜2.0
CTA陽性的中率	96	92	58
CTA陰性的中率	60	89	96

（文献6を改変）

症の検査前確率はそこそこ高いはずだ．

　といっても肺動脈血栓塞栓症の診断は難しい．米国の剖検例では院内死亡症例の60％が肺血栓塞栓症を認め，そのうち60％が見逃されていたという報告があるくらいだ．その症状は，胸痛，呼吸器症状から非特異的なものまで幅広い．そのうち15％は失神を主訴とするんだ．胸部X線だって所見は非特異的だし，正常なものはこれまた26～40％と報告されている．呼吸器症状がある患者にはしっかり鑑別に入れておかないとね．とくにバイタルサインに異常のある患者や，リスクファクターをもっている場合に要注意．ただ，肺血栓塞栓症の15％はリスクファクターがないから，リスクなしでも安心はできない．

肺血栓塞栓症の診断

　肺血栓塞栓症の診断にはおなじみWellsスコアで検査前確率をスコアリングする[4]．4点で切る**2分化Wellsスコアが使いやすいね**[5]（表10）．4点以下（PE unlikely）であればまずはDダイマーをチェック．Dダイマーが正常値ならば，この低検査前確率群で99％以上の確率で肺血栓塞栓症を否定できる（Dダイマーの陰性的中率99％以上）．Dダイマー陽性の場合やスコア＞4点の場合には，CTで診断しよう．ただ気をつけてほしいのはCTも完璧ではないということ．PIOPED IIスタディでは，Wellsスコア＞6と検査前確率の高い場合でのCTアンジオグラフィの陰性的中率がたったの60％との結果が出ている[6]（表11）．肺血栓塞栓症が疑わしい場合には，再度のCT，VQスキャン，ドップラーエコー，肺動脈造影などで根気よく探していくしかないんだね．

◎表12　肺血栓塞栓症の除外は，BREATHSで覚えよう！

B	Blood in sputum（喀血，血痰）
R	Room air SaO₂＜95%
E	Estrogen or hormone（エストロゲンなどホルモン剤の使用）
A	Age＞50
T	Thrombosis in past（静脈血栓塞栓症の既往）
H	Heart rate＞100/min
S	Surgery in past 4 weeks（4週間以内に手術の既往）

どれもなければ感度97%．ただし検査前確率が低い患者群のみ．

PERCルールについて

　ところでDダイマーが出たての頃は，これこそ夢の検査で感度も特異度も高いと期待されていた．CTやVQスキャンも少なくなると考えられていたんだ．しかし結果は擬陽性の山．検査前確率が低い場合のDダイマーの陰性的中率は99%とすばらしく，除外には完璧．けれど特異度がなにせ25%以下と低い．CTの大量生産になってしまうんだ．そこでいかに無駄なDダイマーを減らせるかとノースカロライナ大学のKleinが考えたのがPE rule out criteria，いわゆる**PERCルール**[7]．その対象は，Dダイマーを調べて陰性になれば肺血栓塞栓症を除外できるような低リスク群．その群で年齢50歳以上，肺血栓塞栓症の既往，4週間以内の手術，エストロゲンなどホルモン剤の使用，喀血，頻脈，室内気での酸素飽和度95%未満，下腿の腫大の項目がなければ，Dダイマーなしでも肺血栓塞栓症は否定的というものだ（表12）．最近の約8,000人を対象にした多施設前向き検証でも，低リスク群では感度97%という優れものだった[8]．

テイクホームメッセージ

①「肺炎疑い」などの主訴には気をつけよう．主訴は患者の症状を用いて，鑑別は常に広く考え，致死的疾患は必ず除外．
②肺血栓塞栓症の診断は難しい．呼吸器症状，胸痛，失神をみたらまず疑う．Wellsスコアで検査前確率をスコアリングし，Dダイマーや画像検査にもっていこう．
③PERCルールを覚えよう．もしDダイマー陰性だったらPEを除外できるような低リスク群にはBREATHSの質問を．すべての項目がなければDダイマーを調べなくてもPEは否定的．感度97%！

●文献
1) Fine MJ, et al：A prediction rule to identify low-risk patients with community-acquired pneumonia. N Engl J Med 336：243-250, 1997.
2) Niederman MS, et al：Guidelines for the management of adults with community-acquired pneumonia. Diagnosis, assessment of severity, antimicrobial therapy, and prevention. Am J Respir Crit Care Med 163：1730-1754, 2001.

3) Stein PD, et al：Clinical, laboratory, roentgenographic, and electrocardiographic findings in patients with acute pulmonary embolism and no pre-existing cardiac or pulmonary disease. Chest 100：598-603, 1991.
4) Wells PS, et al：Excluding pulmonary embolism at the bedside without diagnostic imaging：management of patients with suspected pulmonary embolism presenting to the emergency department by using a simple clinical model and d-dimer. Ann Intern Med 135：98-107, 2001.
5) Van Belle A, et al：Effectiveness of managing suspected pulmonary embolism using an algorithm combining clinical probability, D-dimer testing, and computed tomography. JAMA 295：172-179, 2006.
6) Stein PD, et al：Multidetector computed tomography for acute pulmonary embolism. N Engl J Med 354：2317-2327, 2006.
7) Kline JA, et al：Clinical criteria to prevent unnecessary diagnostic testing in emergency department patients with suspected pulmonary embolism. J Thromb Haemost 2：1247-1255, 2004.
8) Kline JA, et al：Prospective multicenter evaluation of the pulmonary embolism rule-out criteria. J Thromb Haemost 6：772-780, 2008.

（長谷川耕平）

CASE COMMENT

　今回の症例は，相当な難問です．発熱，咳嗽，呼吸困難という主訴があり，胸部X線では明らかな肺炎像は認めない…，私も「急性気管支炎かな？」「肺炎だけど脱水などの要素が重なって胸部X線で肺炎像が顕著になっていないだけだろうか」というアセスメントをしてしまいそうです．これらの症状から肺塞栓を考えて造影CT検査をしていたら，冬などはCT室がパンクしてしまうかもしれません．

　しかし，本症例からは，「ERを受診する患者では想定される最悪のケースを考えておく習慣をつけること（最初にそれを考えなかったら，軌道修正が難しくなる）」および「診察と病歴聴取で最悪の可能性が否定できない場合は検査に対する閾値を下げることはやむをえない」という教訓が得られるのだと思います．診察と病歴で診断を絞り込み，不要な検査は避けたいという思いと，検査をしないで重篤な疾患を見落としたらどうしようという思いの狭間でわれわれは常に悩んでいます．しかし，現在の日本の医療を取り巻く状況を見るかぎり，検査ができる環境であるのに，それを実施しない場合は，実施しない理由を説明できる必要があると思います．このような現状では，「とりあえず検査しておけばいいや」症候群を生みやすく，身体診察や病歴聴取など必須の臨床能力がいつまで経っても磨かれず，「検査できないと診断できない」症候群に発展する危険もあります．検査全盛時代に臨床能力を磨くためには，指導医も研修医も，検査をする前にあらかじめ検査結果を予測し，検査結果は自分の予測と同じであったかを検証する態度が必要であると思います．

（岩田充永）

第II章 見逃し・誤診症例に迫る！

CASE 3
エピネフリン筋注が効かなかったら，どうしよう？

● 研修医による症例提示

患者 62歳男性　　**主訴** 呼吸困難

　高血圧と冠動脈疾患の既往をもつ62歳の男性が，ハチに刺された後の顔面腫脹，呼吸困難感で救急外来搬送となりました．

　趣味の庭いじり中にスズメバチに刺されたとのこと．以前にも「重症アレルギー」になったことがあり，すぐに救急車を要請．数分後には，唇と舌の腫脹，咽頭閉塞感，呼吸困難および瘙痒感を伴う全身の皮疹が出現したとのことでした．

　既往歴は高血圧，狭心症のみ．内服薬はアスピリン，サイアザイド系利尿薬に加えて「降圧薬をもう1つ」とのこと．体温37.3℃，脈拍88回/分で整，血圧100/72 mmHg，呼吸数26回/分，室内気酸素飽和度92%．起坐呼吸で単語のみ発声可能．口唇，咽頭部腫脹しており，肺全野で喘鳴を聴取．体幹部に瘙痒を伴う膨疹を認めました．

　診断は簡単，ハチ刺傷によるアナフィラキシーです．いつもどおりにエピネフリン（アドレナリン）0.3 mg筋注，ステロイドにH_1ブロッカーを静注しました．しかし患者さんはエピネフリン筋注に反応せず，血圧は80 mmHgまで低下．マニュアルには，筋注に反応しない場合はエピネフリンを静注と書いてあるので，1 mgを静注しました！

*

　しかしエピネフリン投与直後，患者さんは心室頻拍（VT）を起こしてしまった．

● 指導医の分析

　この症例，確かに典型的なアナフィラキシーショックだ．しかし，いくつかの落とし穴にはまってしまったね．まずは高血圧をもつ年齢で**エピネフリンに反応しないアナフィラキシー**をみたら，**グルカゴンを投与**という手があった．β遮断薬服用の患者にいくらエピネフリンを投与してもβ作用はブロックされてしまう．さらにエピネフリンの投与量にミスがあった．しかし同様の例は多く存在する[1]．ここでは君のミスを責めるのではなく，その繰り返されるミスからどうシステムを改善するかを僕らは考えなければならない．

32

CASE 3 エピネフリン筋注が効かなかったら，どうしよう？

◎表13　システムエラーの原因分析

患者要因	タスク要因	スタッフ要因	チーム要因
・行動の問題 ・言語の問題 ・疾患の複雑性	・プロトコールの問題 ・検査結果の迅速性 ・検査結果の正確性	・身体的疲労 ・プロフェッショナル性 ・精神的疲労	・申し送り時のコミュニケーション ・診療時のコミュニケーション ・チーム組織の問題（トリアージ）
教育要因	設備・IT要因	ローカルな環境要因	病院環境要因
・知識，手技の問題 ・プロトコールに従ったか ・指導の問題	・コンピュータプログラムがエラーを指摘するか ・コンピュータの故障	・設備の問題 ・管理運営の問題（トリアージ） ・物理的環境の問題 ・人的資源の量の問題 ・人的資源の質の問題	・経済的資源の問題 ・検査技師の問題 ・院内薬剤師の問題 ・病院運営の問題

いつものフォーマットを利用して，システムエラーをチェックしよう（表13）．

システムエラー

●**患者要因**

この患者はβ遮断薬服用のためにエピネフリン筋注が効かないという，一筋縄ではいかない問題があった．しかしまだまだシステムの破綻があるはずだ．

●**タスク要因，知識の問題**

患者の状態が目の前で悪化していくなかで，冷静にエピネフリン用量を計算できるはずがない．「人間は誰でも間違える」のだったよね．さらに危機的状況では成人の判断能力は10歳のそれに相当するともいわれている．自分の能力に頼るのではなく，エピネフリン静注のプロトコールや標準化したオーダーセットを前もって準備しておこう．

●**人的資源と病院環境要因**

原子力発電所と同様に，まれにしか起きない，しかし，危機的な状況に常に準備しておく必要があるのが医療現場．とくにERはいい例だ．そしてエピネフリン静注を必要とするアナフィラキシーや新生児の心肺停止は，そのまれな危機の1つ．プロトコールと同じく大事なのは，いざというときに救急外来に駆けつけてくれる院内薬剤師の存在だ．これは救急部と病院運営部を巻き込んで議論する必要があるね．

システムエラーとその改善法は，施設ごとの置かれた状況で大きく異なるが，エラーの同定法は同じだ．この表を利用するといい．

＊

さあ，疾患に戻ろう．診断は容易でも，治療の遅れ，間違いが死亡につながる内科救急の典型例，それがアナフィラキシーだ．診断基準がまとまっていないため，その頻度は明らかではない．しかし，Neugutらのメタアナリシスによると，アナフィラキシーのリスクをもつのは人口の1.2〜15%とされ，その死亡率は1%，全米で少なくとも年に500〜1,000例の死亡例があるとしている[2]．本症例では，

◎表14 アナフィラキシーの主な原因物質

食物	小児：卵，乳製品，豆乳 成人：ピーナッツ，ナッツ，魚介類
薬物	抗菌薬，麻酔薬，造影剤
蜂刺症	ミツバチ，スズメバチ，カリバチ
ワクチン	卵，ゼラチン，ネオマイシンなどとの交差反応
運動誘発性	半数以上は運動前の特有の食物摂取によると考えられている
特発性	原因不明

◎表15 アナフィラキシーの症候とその頻度

症状・症候		頻度（%）
皮膚	全般	90
	蕁麻疹，血管浮腫	85〜90
	紅潮	45〜55
	瘙痒感のみ	2〜5
呼吸器	全般	40〜60
	呼吸困難，喘鳴	45〜50
	上気道の血管浮腫	50〜60
循環器	低血圧，失神，めまい	30〜35
消化器	嘔気，嘔吐，下痢，腹痛	25〜30
その他	頭痛	5〜8
	胸痛	4〜6

（文献6を改変）

アナフィラキシーについてしっかり勉強しよう．

アナフィラキシーとは

定義はさまざまあるが，「死亡に至る可能性のある重篤なアレルギーによる全身反応」というのが最もシンプルだろう[3]．**死に至る可能性がある**ことを決して忘れてはならない．

●アナフィラキシーの原因

あらゆる外来蛋白質がアレルギーを起こしうる（表14）．なかでも救急外来におけるアナフィラキシーの最多原因は食物アレルギーだ[4]．ただし，死亡原因ではβラクタム系抗菌薬と蜂刺症が多く，院内では同じく静注抗菌薬と造影剤によるものが多い．

また特発性，つまり**原因不明のアナフィラキシーも頻度は約20%**と推定されているのもポイントだ[5]．

●アナフィラキシーの診断

アナフィラキシーの診断は完全に臨床診断だ．血清トリプターゼが診断を補助するというデータもあるが，救急の場ではそんな時間はない．表15はアナフィラキシー患者1,865人を対象としたスタディから，その症状・症候の頻度を見たもの[6]．代表的な標的臓器は皮膚，呼吸器，循環器，消化管の4つだが，**皮膚症状の頻度は90%止まり**なんだ．つまり皮膚所見がなければ，アナフィラキシーは否定的だが完全には除外してはならないということ．そして忘れてはならないのは，**気道閉塞と循環虚脱が患者を殺す**ということ．発症から10分以内には循環血漿量の35%が毛細管浸透性の亢進によって血管外に失われるというデータもある[7]．だから低血圧，そして脳灌流圧の低下によってめまい，失神，痙攣などが起こるんだ．

●アナフィラキシーの治療

救急疾患だけにABCが基本となる．まずはAirwayでしっかり気道確保．口咽頭が腫れ上がっていたら，早い時点でファイバー挿管を考慮するとともに麻酔科医・耳鼻科医を呼んだほうがいい．下手に挿管チューブでつついて，浮腫が悪化すれば気道確保は困難となる．

次は **Breathing** でとにかく酸素を投与．アナフィラキシーの本態は気道閉塞なだけに，酸素飽和度低下をみたら状態はかなり悪いと思ったほうがいい．

そして **Circulation**．血管はたるみきって循環血液量は低下している．太い末梢静脈路を2本確保してたっぷり1～2Lは輸液しよう．もちろん抗原となる抗菌薬を止めたり，ハチの針を除去したりするのも忘れずに．

次には **Drug** と覚えよう．ファーストラインはとにかくエピネフリン．セカンドラインにはヒスタミンブロッカーとステロイド．あくまでエピネフリンが第1選択ということは忘れずに．しかし，実はエピネフリン，ヒスタミンブロッカー，ステロイドのアナフィラキシーに対する治療戦略をサポートするエビデンスはあまりない．コンセンサスガイドラインという今ある手段でアナフィラキシーと闘うしかないわけだ[6]．

やっぱりエピネフリンが第1選択

ファーストチョイスはなんといってもエピネフリン．α_1受容体刺激作用でたるみきった血管を収縮，β_1受容体を介して心筋にムチを打ち（陽性変時作用，陽性変力作用），さらにはβ_2作用によって気管を拡張させる．アナフィラキシーには理想的な薬剤といえる．投与方法は **0.3～0.5 mgを大腿外側に筋注** するのが最もよいとされている．あくまで血中エピネフリン濃度の上昇をアウトカムとしているのだが，筋注のほうが皮下注よりも血中への吸収がよいようだ[8]．

エピネフリン筋注でもショックから離脱しない場合，**エピネフリンを静注** するしかない．ショックで末梢血流が虚脱している状態では，筋肉に注射しても血中にエピネフリンは吸収されないから，直接血管内に注入するしかないわけだ．ただし，エピネフリン静注の急速投与，用量の間違いで多くの重篤な副作用（致死的不整脈，心筋梗塞，脳出血）が報告されている[1]．さらに若手医師がどのようにアナフィラキシーに対処するかを調査したスタディでは，94%がエピネフリンを投与すると答えたが，正しい用量で投与したのは17%のみだった[9]．救急の現場であせっているときに，紛らわしいエピネフリンの計算は難しい．自分なりの計算方法を確立するか，自施設でのプロトコールを作るのがいいだろう．

通常量は0.1 mgを5～10分かけてゆっくり静注．お勧めなのは，蘇生カートに入っている0.1%エピネフリンアンプル（1 mg入り）から，ツベルクリン反応用注射器で0.1 mL（=0.1 mg）をとり，生食10 mLとミックスし，5～10分かけて静注するという方法だ．

冠動脈疾患があってもエピネフリン？

アナフィラキシーに対するエピネフリンに絶対的禁忌というものはない．確かに安全性を証明したスタディは存在しないが，その有効性と疾患の重篤度から，エピネフリンは常にファーストチョイスだ．冠動脈疾患のある高齢者にエピネフリン静注を躊躇する気持ちはよくわかる．エピネフリン投与による冠動脈収縮，心筋酸素消費量増加は確かに心配だが，静注を必要とする状態ではすでに冠動脈灌流は低下している．原因であるアナフィラキシーに対して，とにかく静注するしかない．

アナフィラキシーにグルカゴン？

多くの高血圧患者が服用しているβ遮断薬．アナフィラキシーと合併する例はよくある．そこではβ受容体の多くが遮断されており，エピネフリンが作用しない，なんて悲劇が起こりうる．心選択性の高いβ遮断薬でも，はたまた点眼β遮断薬でも起こりうるから油断ならない．この症例のように高血圧年齢で**エピネフリンが効かないアナフィラキシーにはグルカゴンを投与**しよう[10]．グルカゴンはβ受容体を介さずに細胞内 cAMP を合成，結果的にβ作用をもたらすのだったね．投与量は 1～5 mg 静注を 5 分おきだ．

ヒスタミン受容体拮抗薬はどれほど効くのか

アレルギーといえばH_1ブロッカーだが，その作用発現は 1～3 時間かかり，アナフィラキシーでは**皮膚症状にしか有効ではないらしい**[11]．2007 年のコクランレビューでも，H_1ブロッカーを推奨できるいいスタディは見つけられなかったとしている[12]．といっても安く安全な薬剤だから，使うことには問題はないというのがコンセンサスだ．またH_2ブロッカーをH_1ブロッカーと併用すると，アナフィラキシーの皮膚症状には有効であるというスタディがいくつかある[13]．とはいえ，ヒスタミンブロッカーはあくまでも補助的だということは忘れずにね．

やっぱりステロイド？

実はアナフィラキシーに対するステロイドの有効性を扱った介入スタディもないんだ．ただし，喘息発作や他のアレルギー疾患でその有効性は示唆されているから，これも使うのがよいだろうというのがコンセンサス．ヒスタミンブロッカーと同様，ステロイドの作用発現には 4～6 時間かかる．つまり後述する二相性反応への効果を期待しているんだ．

SAFE アプローチ

軽いアレルギー反応でコンプライアンスの高い患者なら家に帰せる．重症アナフィラキシーならば入院させればよい．問題になるのは，この狭間にいる大多数の患者だ．アナフィラキシーは二相性の経過をたどることがあり，初期治療に反応したと見せかけて，その**3～20％が 2 回目のアナフィラキシーを起こす**[14]．症状軽快後 3～4 時間後までに起こることが多いが，72 時間後にまで起こりうるから油断ならない．とくにβブロッカーを服用している患者は注意が必要．そして死亡例の 50％はこのリバウンドによるものなんだ．

経過観察の長さについて明らかなスタディはないが，4～8 時間は経過観察，その後は以下の条件つきで退院とする推奨，**SAFE アプローチ**がある[15]．

Seek support：必ず家族や友人など家で患者と付き添う人が必要．1 人で外出させてはならない．

Allergen の発見：困難なことも多いが，できるだけ原因アレルゲンを発見，再度の曝露を避ける．

Follow-up：最低かかりつけ医，できればアレルギー専門医のフォローアップ

を約束させる．

　Epinephrine：必ず自己注射できるエピネフリンを持って帰ってもらう．ただ**エピペン®**を渡すだけではなく，どうやって使うかを指導しよう．患者の約半数ほどしか常時，自己注射型エピネフリンを持ち歩かず，そのうち30〜40％しか正しい投与法を知らなかったというスタディもある[1]．さらに医師の2％のみがその正しい使用方法を知っていて，57％が持ち方を間違えており，16％が自分の指に注射してしまったなんて，シャレにならないデータもある．耳が痛いが僕らも勉強しておこう[16]．

> **テイクホームメッセージ**
>
> ① アナフィラキシーの治療はとにかくABCとエピネフリン．エピネフリン静注用量についてはプロトコールを作っておこう．
> ② エピネフリンの効かないアナフィラキシーはβブロッカー服用の可能性あり．グルカゴンを投与しよう．
> ③ アナフィラキシー患者を退院させるならSAFEアプローチ．エピペン®の使い方もしっかり教えよう．

●文献

1) McLean-Tooke APC, et al：Adrenaline in the treatment of anaphylaxis：what is the evidence? BMJ 327：1332-1335, 2003.
2) Neugut AI, et al：Anaphylaxis in the United States, an investigation into its epidemiology. Arch Intern Med 161：15-21, 2001.
3) Sampson H, et al：Second symposium on the definition and management of anaphylaxis：summary report—second National Institute of Allergy and Infectious Disease/Food Allergy and Anaphylaxis Network symposium. Ann Emerg Med 47：373-380, 2006.
4) Sampson HA, et al：Anaphylaxis and emergency treatment. Pediatrics 111：1601-1608, 2003.
5) Sampson HA, et al：Symposium on the definition and management of anaphylaxis：summary report. J Allergy Clin Immunol 115：584-591, 2005.
6) The diagnosis and management of anaphylaxis：an updated practice parameter. J Allergy Clin Immunol 115(3 Suppl)：S483-523, 2005.
7) Fisher MM, et al：Clinical observations on the pathophysiology and treatment of anaphylactic cardiovascular collapse. Anaesth Intensive Care 14：17-21, 1986.
8) Estelle F, et al：Epinephrine absorption in adults：Intramuscular versus subcutaneous injection. J Allergy Clin Immunol 108：871-873, 2001.
9) Jose R, et al：Survey of the use of epinephrine(adrenaline) for anaphylaxis by junior hospital doctors. Postgrad Med J 83：610-611, 2007.
10) Pollack CV, et al：Utility of glucagon in the emergency department. J Emerg Med 11：195-205, 1993.
11) Winbery SL, et al：Histamine and antihistamines in anaphylaxis. Clin Allergy Immunol 17：287-317, 2002.
12) Sheikh A, et al：H1-antihistamines for the treatment of anaphylaxis with and without shock. Cochrane Database Syst Rev (1)：CD006160, 2007.
13) Lin RY, et al：Improved outcomes in patients with acute allergic syndromes who are treated with combined H1 and H2 antagonists. Ann Emerge Med 36：462-468, 2000.
14) Lieberman P, et al：Biphasic anaphylactic reactions. Ann Allergy Asthma Immunol 95：217-226,

2005.
15) Lieberman P, et al：SAFE：a multidisciplinary approach to anaphylaxis education in the emergency department. Ann Allergy Asthma Immunol 98：519-523, 2007.
16) Mehr S, et al：Doctor—How do I use my EpiPen? Pediatr Allergy Immunol 18：448-452, 2007.

（長谷川耕平）

CASE COMMENT

　アナフィラキシーはあらゆる日常臨床の場面で発生するリスクが潜んでいるため，すべての医師に適切な初期対応が求められます．しかし，過去の医療訴訟の事例を調べてみると，「医療機関で薬剤投与後にアナフィラキシー，適切な初期対応がなされず患者が死亡（あるいは重篤な後遺症が残る）」といった事例が散見されます．これらの判例を見ると，アナフィラキシーの危険を予見できたか，アナフィラキシー発症後に適切な対応をとったか，という2点が司法の判断でも重要視されています．今回はこのような観点からアナフィラキシー治療の失敗について考えてみたいと思います．

　アナフィラキシー治療の失敗は以下の6つのポイントに集約されます．

アナフィラキシー発症の危険を予測しない

　すべての薬剤はアナフィラキシーを起こす危険があります．そのため患者に薬剤を使用するときには，**基本的にはすべての場合においてアナフィラキシー発症の危険性を想定しなければなりません**．基本的には初回の薬剤投与や造影剤使用は医師の監視下で行うことが理想的です．ERで発症する，あるいは診療所で発症して搬送されて来るアナフィラキシー患者の多くは，「抗菌薬点滴静注後に急変」「創傷処置で局所麻酔後に急変」「解熱鎮痛薬使用後に急変」というパターンです．これらの**日常の医療行為の背後にアナフィラキシーの危険あり**ということを認識すべきです．

アナフィラキシーの認識が遅れる

　アナフィラキシーは短時間で致死的な状態に進行する危険があるため，早期発見・早期対応が基本になります．「まさか，蕁麻疹程度で…」という軽い認識が大きな失敗につながる危険があるのです．臨床現場で大失敗しないためには，大胆に，**「蕁麻疹＋α」があればアナフィラキシーと認識してよい**と思います．「＋α」とは，喉頭の違和感（気道症状），喘鳴（呼吸症状），血圧低下（循環症状），下痢や強い腹痛（消化器症状）です．

ステロイド投与に固執する

　どういうわけか，日本では昔から「アナフィラキシーにはステロイド」という教育が浸透しており，現在でも第1選択に使用されてしまう場面に多く遭遇します．ステロイドは効果発現までに数時間を要するため，アナフィラキシー再発や悪化を防止する効果はあっても目の前で起こっている急変事態には効果は期待できないことを覚えておくべきです．

エピネフリン使用を躊躇する，投与法を誤る

　エピネフリンは心停止時に静注で用いられる薬剤のため，バイタルサインがある患者や心疾患患者，高齢者への使用を躊躇する気持ちが働きやすいのは事実です．しかし，**高齢者でも心疾患の既往がある患者でも，アナフィラキシーの第1選択はエピネフリンであること**は肝に銘ずるべきです．エピネフリン使用で

注意するべきは投与方法です．原則は 0.3 mg 筋肉注射を行います．教科書によっては 0.3 mg 皮下注射と記載しているものも見かけますが，筋肉注射ではエピネフリンの血中最高濃度に達するのが約 8 分であるのに対して，皮下注射では血中最高濃度に達するのに約 34 分もかかるため，皮下注射は避け，筋肉注射を第 1 選択とするべきです．経静脈投与は不整脈発生など副作用が多いため，最重症例に対して心拍，呼吸モニター監視下で慎重に行うべきです．

気管挿管に固執する

アナフィラキシーの治療においても気道（airway）の確保は大変重要です．しかし，アナフィラキシーで気道に異常をきたしている場合は，その時点で相当な挿管困難でありエピネフリン投与が有効な気道確保手段となります．対応するスタッフが十分でない場合や，挿管手技に自信がない場合は，エピネフリン投与を優先し，気管挿管に関しては熟練した医師への応援を要請するというスタイルも許容されると思います．

アナフィラキシー再発の危険を考慮しない

アナフィラキシーの再発（リバウンド）については，本文で詳しく解説されているため，詳述は割愛します．ただ，日本の救急外来でエピペン®の処方は難しいので，アナフィラキシーと判断してエピネフリンを使用した場合は，可能であれば 1 日の経過観察入院，少なくとも 6 時間は経過観察が賢明と思われます．

（岩田充永）

ちょっと小話 3　ジャーナルクラブ

皆さんの施設でも，抄読会とかジャーナルクラブを開催していますか．しかし，1 人だけが読んできて，それを日本語訳，紹介して終わりというパターンになることが多いかもしれません．筆者も昔はそうでした．自分で EBM 関連の本を読んでみる．そこでわかったつもりになっても，いざとなると，論文を読むポイントがわからない．長ったらしい英語を読むだけで眠くなる．あまり面白くありません．

米国の救急レジデンシーでは，そんなジャーナルクラブだからこそ楽しくやろう，という雰囲気があり，月に 1 回，街のバーに繰り出し，ジャーナルの批判的吟味をします．人生を楽しむ主義の多い救急レジデントならではかもしれません．

しかし，ジャーナルクラブや批判的吟味にも作法があるとやりやすいですよね．そこで筆者が開催する EM Alliance キャストで行っている，ポッドキャストを利用したジャーナルクラブが参考になるかもしれません（www.emalliance.org/wp/podcast-4）．試してみてはいかが．

（長谷川耕平）

第Ⅱ章　見逃し・誤診症例に迫る！

CASE 4
痙攣発作，まずは頭部 CT？

●研修医による症例提示

患者 25 歳女性　　**主訴** 痙攣

　25 歳の女性が初めての痙攣発作のために精神病院から搬送になりました．統合失調症の陽性症状が出て 2 日前に入院になったようですが，精神科医の問診中に突然ミオクローヌス様の痙攣発作を発症したとのことです．痙攣自体は 20 秒ほど継続し，痙攣後の錯乱も 5 分ほど続いたようでした．尿失禁はないとのこと．また患者さんは前兆症状を否定しました．
　既往歴は統合失調症のみで痙攣発作はなし．
　身体所見では体温 37.3℃，脈拍 72 回/分，血圧 112/64 mmHg．意識は清明で見当識障害は認めず，舌咬傷なく，神経学的にも異常は認めませんでした．
　初回の痙攣発作ということで頭部 CT を撮ろうと患者さんを送ると，CT 室から Code Blue が．モニターには恐怖の波形（図 7）が映っていました．

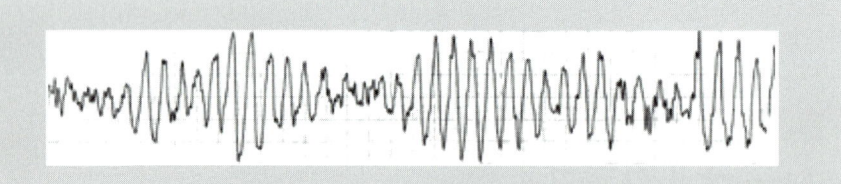

◎図 7　torsades de pointes

●指導医の分析

　この患者は，2 日前からハロペリドールが開始されていたんだ．それに起因する心原性の失神発作だったんだね．短いミオクローヌスは失神に合併することもあるし，この病歴からは典型的な痙攣発作とは考えにくい．痙攣の鑑別には必ず失神を入れる必要があるね．この失神はハロペリドールによる医原性の QT 延長症候群と，それに伴う torsades de pointes に起因したと考えられる．致死的な疾患だからしっかり勉強しなければならない．
　本症例では失神について議論しよう．大事な疾患だから，いつもと形式を変え

てとくにその診断(痙攣との鑑別)と，見逃してはならない原因疾患について勉強しよう．**失神は救急外来患者の主訴の1〜3%を占める** common な疾患．加えて病態生理学的には near-syncope(前失神)，syncope(失神)，sudden death(突然死)は1つのスペクトラムに収まる重要な症候群なんだ．

失神の定義

ところで失神の定義とは何だろう．飲み過ぎたあげく夜2時過ぎに「気を失って」朝10時に起きた，なんてのはもちろん失神ではないよ．その定義は「姿勢保持能力の欠如を伴う短い意識消失発作であり，治療なしで完全に元の状態に戻る」というもの．ポイントは，**短くて，何もしなくても完全に元の状態に戻る，意識消失**ということ．

失神の病態生理

その病態生理はどんなものだろう．人間が意識を消失するには，**両大脳半球または，脳幹部の網様体賦活系の神経細胞が働かなくなる必要がある**．それゆえに，一過性の意識消失の原因として全身の低酸素血症，低血糖は考えにくいよね．なぜなら，これらの原因では「治療なしに…」ということは考えにくいからだ．その場合，意識障害は遷延するはずだ．だから失神の患者に血糖チェックというのは実はあまり役に立たないんだ．結局，失神の原因は，両大脳半球と脳幹部網様体賦活系の神経細胞における一過性(8秒以上)の低灌流状態だといえる．この状態がより短ければ前失神だし，一過性でなくなると突然死となるわけだ．

少し脱線するけれど，TIA(transient ischemic attack，一過性脳虚血発作)は失神の原因としてはまれなんだ．解剖学的に考えればわかる．両大脳半球の血流を同時に阻害するTIAは考えにくいし，網様体賦活系の血流を阻害しうる椎骨脳底動脈系TIAには必ず複視，構語障害，めまいなどの脳神経症状が伴うはず．だからこれらの症状のない失神患者にルーチンの頭部CT，MRIなんかもってのほかだ．

失神の診断

ところで失神患者を診る際の一般内科医や救急医におけるゴールとは何だろう．それは，①原因となる致死的疾患を見逃さない，②そのリスクをもつ患者を精査にもっていく，ということにある．とくに心原性の失神は1年当たり20〜40%の患者が突然死するというデータもあるくらいだからね[1]．

見逃してはならない疾患は**表16**にまとめてある．失神患者の診断では，この鑑別疾患を頭に浮かべながら病歴聴取，身体所見を進めていけばいい．ほかにもAmerican College of Emergency Physicians のクリニカルポリシー[2]では，**ハイリスクの病歴**に高齢，労作時の失神，虚血性心疾患の症状，虚血性・器質性心疾患の既往，突然死の家族歴をあげている．ハイリスクな身体所見としては，心雑音，便潜血といったところだ．意外と大事なポイントは，くも膜下出血，動脈瘤解離，動脈瘤破裂，肺血栓塞栓症などが比較的まれな原因疾患ながらも，それらの15%は失神で発症するということ．これらの見逃し症例でも失神を主訴とした場合が

◎表16 見逃してはならない失神の鑑別疾患

- 虚血性心疾患：（もちろん！）
- 不整脈：WPW症候群，QT延長症候群，Brugada症候群，房室ブロック
- 器質性心疾患：うっ血性心不全，肥大型心筋症，動脈弁閉鎖症
- 出血：子宮外妊娠，消化管出血
- 神経疾患：くも膜下出血，脳出血
- 血管系：大動脈解離，動脈瘤破裂，肺血栓塞栓症

◎表17 失神と痙攣の鑑別ポイント

	失神	痙攣
年齢	45歳以上	45歳以下
前駆症状	吐気，嘔吐	前兆
痙攣	ミオクローヌス様，通常は1分以内	強直間代性
発作後の昏迷	5〜10分以内	10分以上
既往歴	心疾患	痙攣
身体所見	心雑音	舌咬傷，失禁

（文献3より）

多い．必ず失神前後での頭痛，胸痛，腹痛，背部痛の有無は聞いておこう．

失神と痙攣の鑑別

それから大事なのが，痙攣発作との鑑別．今回の症例がいい例だ．両者の鑑別は結構難しいけど，見分けるポイントもあるよ[3]（表17）．

といっても，鑑別がつかないことも多い．だからこそ，すべての痙攣患者に心電図はとっておこう．

起立性低血圧って？

ところで起立性低血圧の概念ってどこまで有用なのかな．オリジナルの文献[4]によると，仰臥位の患者を「起立」させて（座位ではない）3分，お湯を入れたカップラーメンのように待って，血圧，脈拍を測定しなければならない．そんな悠長なことをやってる暇はないよね．しかもこの文献では健康人ボランティアから無理矢理1L近く瀉血して，循環血液量を低下させている．この概念を救急で診るような患者群にどこまで応用できるかは疑問だ．厳しく解釈すると，起立性低血圧が有意な所見となる失神患者は，健康な20〜30歳代が十二指腸潰瘍や子宮外妊娠での大量出血を起こしている状態で，起立3分させた後，血圧が低下している患者ということ．これは，あまり使い道がない．一方で血圧を測らなくても立位で前失神，失神の症状が出るならば，かなり特異的なのだ．

失神での検査

そしてどんな検査が必要だろう．血算，電解質，心筋酵素，頭部CT？ 失神患者に検査の絨毯爆撃（米国では「ショットガンアプローチ」という）はいただけない．前述の**病歴と身体所見で80％は診断がつくはず**だ．**ルーチンで必要なのは心電図**くらいなんだよ．妊娠可能な女性であれば妊娠定性検査は追加したいが，ルーチンでの他の検査の有用性は低いんだよね．表18に追加できる検査とその適応疾患（症状）を載せておくよ．

CASE 4 痙攣発作，まずは頭部 CT ？

◎表18　失神で追加する検査とその適応

追加する検査	適応疾患（症状）
ヘモグロビン，ヘマトクリット	消化管出血，性器出血
電解質	腎疾患，糖尿病，利尿薬の使用，アルコール中毒，嘔吐，下痢，QT延長症候群
心筋酵素	虚血性疾患を疑う所見
頭部 CT	頭部外傷，ひどい頭痛，巣症状

◎表19　QT延長症候群の代表的な原因薬剤とその他の原因疾患

抗不整脈薬	Ⅰa 群：キニジン，プロカインアミド Ⅲ群：アミオダロン
抗精神病薬	ハロペリドール，フェノチアジン
抗菌薬	マクロライド系，キノロン系，ペンタミジン，クロロキン
制吐剤	オンダンセトロン，ドロペリドール
電解質異常	低カリウム血症，低カルシウム血症，低マグネシウム血症
先天性	Romano-Ward 症候群，Jervell and Lange-Nielsen 症候群

QT 延長症候群

　今回見逃されたのがこれだ．とくに **QTc 500 msec 以上のときは torsades de pointes**（図7）に移行する危険があるといわれているんだ．マグネシウム，カルシウムを含めた電解質と QT 間隔を延長する薬剤をチェックしよう．原因疾患は表19を参照してほしい（QT 延長症候群のサイトは www.torsades.org）．

テイクホームメッセージ

① 痙攣の鑑別には必ず失神を忘れずに．心電図もとっておこう．
② 失神の診断と鑑別には，病歴と身体所見がすべて．ルーチンに必要なのは心電図だけ！
③ QT 延長症候群と torsades de pointes に注意．原因となる薬剤は覚えておこう！

今回の認知エラー

アンパッキング（unpacking principle）
　鑑別診断を立てるのに必要な情報を集めきれない認知エラーを指す．不十分な情報だけに基づいて決断をしてはならないということだね．痙攣患者では，不整脈も鑑別に入れてハロペリドールなどの処方薬歴をしっかり聴取しよう．

●文献
1) Martin TP, et al：Risk stratification of patients with syncope. Ann Emerg Med 29：459-466, 1997.
2) Jagoda AS, et al：Clinical policy：critical issues in the evaluation and management of adult patients presenting to the emergency department with syncope. Ann Emerg Med 49：431-444, 2007.
3) Soteriades ES, et al：Incidence and prognosis of syncope. N Engl J Med 347：878-885, 2002.
4) Wallace J, et al：Blood changes following controlled haemorrhage in man. Lancet 241：393-395, 1941.

（長谷川耕平）

CASE COMMENT

　本症例から学ぶべき,「失神の評価」「失神と痙攣の鑑別」「QT延長症候群をきたす薬剤」については本文で詳しく解説されていますので,ここでは,日本の救急外来で陥りやすい失敗について自分の反省をふまえて考えたいと思います.

痙攣の背後に不整脈あり

　日本でも,日頃救急診療に慣れていない医師が,たまたま救急当直で今回のような症例に遭遇すると,救急マニュアルを慌てて読み,「そうか,受診時に痙攣が続いていればジアゼパムを静注して,それでも治まらなければ○○を使って,痙攣が落ち着けば頭部CTを撮って…」という思考回路で戦略を練るのではないでしょうか.

　てんかんや頭部疾患(外傷)による痙攣であればそれで間違いはないのですが,痙攣に対応する知識の前に,今回の症例のように「重篤な不整脈でも短時間の痙攣をきたすことがある」という救急診療の大原則を理解しておく必要があります(日本の研修医が使用するマニュアルの多くには,残念ながらこの原則が記載されていません).この原則を理解しないで,「痙攣を薬剤で止める,頭部の疾患を探す」という方向に救急外来でのマネジメントが進んでしまうと,心電図モニターすら装着されない危険性があります.

精神科バイアスの恐ろしさ

　もう1点,本症例から精神科バイアスの恐ろしさを思い出しました.今回の症例も救急に少し慣れてきた研修医になると「統合失調症患者の痙攣? どうせ水中毒でしょ!」と間違った方向に進んでしまう危険もあります.このような精神科疾患をもった患者の場合ほど,本人や周囲の人間から「いつから,どのような体調変化をきたしたのか」を詳細に情報収集する必要があります.

　私は過去に,精神科で医療保護入院した患者が,翌日から熱があると救急外来に紹介され,「精神科の先生が医療保護入院させるくらいだから,やっぱり精神科疾患だろう」と先入観をもって診療にあたり,危うく脳炎を見逃しそうになったことがあります.本人を診ていたときは,あまり気にならなかったのが,親御さんがさめざめと泣きながら「先月までは本当にいい子だったんです」と言い,「え? これはちょっと精神科疾患とは違うんじゃないの?」というところで間違いを回避できた恐い経験です(精神科医より,「至極暴れている状態であれば,とりあえずせざるをえない処置があるので医療保護入院をさせることがあるため,精神科医が医療保護入院をさせたからといって精神科疾患で確定とはかぎらない」というコメントをいただきました).

　精神科患者は重篤な疾患に罹患しても症状が出にくいという患者側の因子と,「どうせ精神科疾患に起因する症状でしょ!」という医療者側のバイアスという2つの地雷を併せ持っている大変なハイリスク症例であることを認識しておく必要があります.

(岩田充永)

CASE 5
がん患者の呼吸困難，肺血栓塞栓だけではありません

●研修医による症例提示

患者 56歳女性　　**主訴** 呼吸困難

　乳癌の既往をもつ56歳の女性が呼吸困難のため，救急外来に救急車搬送となりました．

　この1週間，徐々に増悪する呼吸困難，起坐呼吸があり，今日になって横になると呼吸ができないほどになったとのこと．発熱，咳，喀痰，胸痛，四肢の浮腫や痛みはなし．既往歴は乳癌と高血圧のみ．2週間前に外来の化学療法を受けたほか，服薬はアムロジピンのみで，喫煙歴はなし．

　身体所見では体温37.3℃，脈拍126回/分，血圧86/30 mmHg，呼吸数28回/分，酸素飽和度は97％（酸素15 L/分）．心音純，肺野清．下肢に浮腫や圧痛は認めないものの，皮膚は冷たく湿潤している．

　これは担癌患者の呼吸困難ですね．脈拍と呼吸数からSIRS（systemic inflammatory response syndrome）の基準も満たします．鑑別診断はやはり肺動脈血栓塞栓症か肺炎，好中球減少症，そして敗血症で決まりですね．胸部CTと血液検査をオーダーしておきました．

＊

　しかしこの患者さん，CT台の上で心肺停止を起こしてしまった．直前に撮られた胸部CTには，肺動脈血栓塞栓症も肺炎像もなかったが，大量の心嚢液がばっちり映っていた．

●指導医の分析

　これはおそらく悪性腫瘍の心臓または心外膜浸潤による心タンポナーデの症例だね．たしかに担癌患者の呼吸困難というと肺動脈血栓塞栓症や肺炎，悪性腫瘍のない患者であれば急性冠症候群や心不全を考えてしまうが，決して心タンポナーデを鑑別診断から外してはならない．生命に重大な危機を及ぼす大事な**内科救急疾患（medical emergency）**だ．

　心嚢液貯留と心タンポナーデを起こす原因は，感染症，放射線治療，甲状腺機能低下症，腎不全，自己免疫疾患など多彩だが，悪性腫瘍も忘れてはならない．

担癌患者の呼吸困難や低血圧といった心不全様症状をみたら，必ず疑って心エコーを行おう．すべての心囊貯留を救急の現場で診断する必要はないが，心タンポナーデだけは見逃してはならない．なんといっても診断と早期治療が患者の命を救えるのだ．繰り返すが，エコーによる診断自体は簡単なのだから，鑑別診断から外さないことが大事ということを強調しておきたい．難しい症例だったけど，これを機に，悪性腫瘍の救急の1つである心タンポナーデの診断と治療について復習しよう．

悪性腫瘍による心囊液貯留は意外と common

　実は悪性腫瘍による心囊液貯留は珍しい疾患ではない．DeLoach らによる担癌患者137例の剖検をまとめたスタディでは，これらの患者の15〜20%に心臓または心外膜への転移を発見している[1]．さらにこれらの患者のほとんどが転移の病歴がなかったというから恐ろしい．転移がないといわれている患者でも，しっかり心タンポナーデは疑わなければならないということだ．さらに Thurber らによると，心囊液貯留を認めた患者189例のうち29%は悪性腫瘍の心外膜への転移によるものだったという研究もある[2]．意外と common なんだね．ただし，担癌患者であっても悪性腫瘍以外の原因で心囊液貯留を起こす可能性があることは覚えておこう．実際に悪性腫瘍によるものと考えられた心囊液貯留のうち20〜40%では細胞診は陰性であった[3]．ゆえに外傷，感染症，自己免疫疾患，腎不全，心筋梗塞後などはしっかり鑑別に入れておき，心囊液を採取したら，蛋白質，LDH，ヘマトクリット，細胞数，培養などを漏らさず検査に送ろう．

　また，悪性腫瘍による心囊液貯留のある患者の予後は悪く，平均生存期間は2か月，2年以上生存したのは25%にすぎなかったというスタディもある[4]．

　さて，どんな悪性腫瘍が心外膜に転移しやすいのだろう．基本的にはいかなる悪性腫瘍も心臓または心外膜に転移しうるとされている．なかでも横隔膜より上の疾患，とくに肺癌と乳癌が最も多いんだ．さらにリンパ腫，白血病，悪性黒色腫も合わせて25%を占めることは覚えておいたほうがよいだろう[3]．

心タンポナーデの病態生理は？

　生理的に心外膜の中には50 mL の液体が含まれていて，拍動する心臓と周りの臓器との間の潤滑油の役割を果たしているのはご存知のとおり．ここに大量の心囊液が貯留するには，**悪性腫瘍による3つの条件**が必要となる．すなわち，①縦隔または肺門リンパ節への悪性腫瘍の浸潤，②リンパ液還流の阻害，③心外膜自体への腫瘍の播種，だ[5]．①の条件を満たすゆえに肺癌と乳癌が原因として多いのだろうと想像できるね．

　ただし，すべての心囊液貯留が症状を起こすわけではない．**症状の発現は心囊液貯留の量と速度による**と考えられている．たとえば，外傷のように急速に貯留すればわずか200 mL の心囊液でも心タンポナーデを起こしうる．逆に，悪性腫瘍によるものであれば比較的緩徐に進行するため，大量の心囊液貯留によってはじめて症状が発現することもある．実に数 L の心囊液貯留があっても，心タンポナーデの症状はなかったという症例報告もあるくらいなんだ[5]．

◎表20 心囊液貯留と心タンポナーデの主な症状とその頻度

心嚢液貯留の症状と頻度(%)		心タンポナーデの症状と頻度(%)	
呼吸困難	(91)	呼吸困難	(95)
咳	(65)	起坐呼吸	(59)
胸痛	(47)	咳	(47)
起坐呼吸	(38)	胸痛	(42)
		四肢浮腫	(36)

(文献2, 7より)

◎表21 心タンポナーデの身体所見と感度

身体所見	感度(%)
奇脈	82
頻脈	77
低血圧	26
頻呼吸	80
心音低下	28
頸静脈怒張	78

(文献10より)

心タンポナーデは,心嚢液が心拡張期の血液充満を阻害するほど貯留すると起こる.それによって前負荷が減少→心拍出量が減少→血圧が低下→代償作用として頻脈が起こる,というのが病態生理だ.このような段階をゆっくりと進んでくれると,救急医としては助かるのだけれども,last-drop phenomenon という現象があるのはご存知だろうか[6].無症状だった心嚢液貯留が,ある閾値を超えた途端に,心拍出量を保つだけの前負荷蓄積を阻害,臨床的に一気に悪化するというもの.この患者もCT台の上で一気に心肺停止まで至ってしまった.心タンポナーデはこのような転帰を歩むことがあるから,救急外来を守る医師は要注意だ.

心タンポナーデの症状

心嚢液貯留と心タンポナーデの主な症状は呼吸困難,咳,胸痛,起坐呼吸だ[2,7](表20).症状は非特異的なことに注意したい.また症状からだけでは両者の鑑別は困難だということも理解できる.両者の違いは身体所見と心エコー所見から鑑別するほかない.

心タンポナーデの身体所見

心タンポナーデの症候として1935年に発表されたBeckの三徴候.低血圧,頸静脈怒張,心音低下の3つだが,このような**古典的な三徴候がすべて揃うのは20%もない**ということがわかっている.さらにGubermanによる56例の心タンポナーデのスタディでは実に2/3の患者で収縮期血圧は100 mmHg以上であり,病歴を聴取することができるほど安定していたという[8].やはり診断は簡単ではない.

もう1つ有名な所見に奇脈(pulsus paradoxus)がある.これは心タンポナーデの診断の鍵となるから,所見の取り方をしっかり復習しよう.その方法は,①呼気時にコルサコフ音を聴取する収縮期血圧を記録,②吸気と呼気ともにコルサコフ音を聴取する収縮期血圧を記録,上記の①から②を引いた差が10 mmHg以上あれば奇脈と呼ばれる.実際にCurtissのスタディでは心タンポナーデにおける奇脈の感度は98%,特異度は70%であった[9].Royらによるメタ解析でもその感度は82%であったとしている[10].ただし,喘息,肺動脈血栓塞栓症,肥満,僧帽弁狭窄症などでも奇脈をみることもあるので注意は必要だ.

その他の主な身体所見とその感度を表21にまとめた.やはりここでも心音低下や低血圧といった教科書的な症候は1/4程度にしか認めていない.

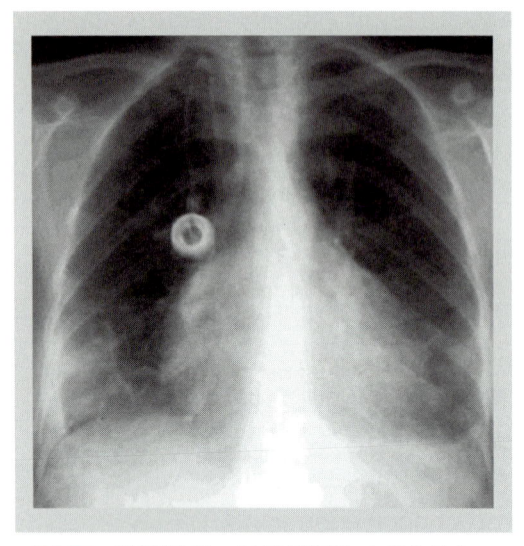

◎図8　胸部X線：心嚢液貯留による心拡大 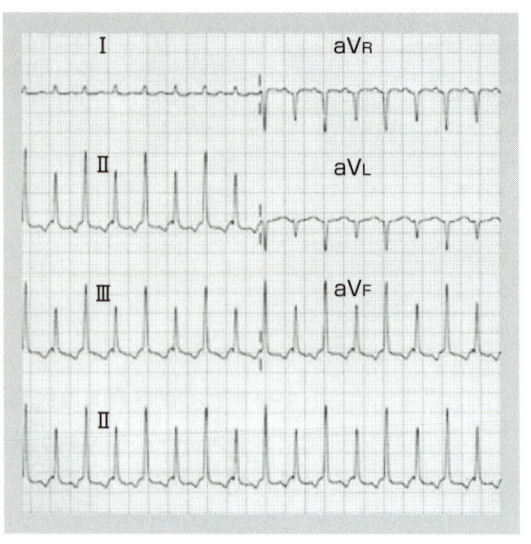　　　◎図9　心電図：洞性頻脈とelectrical alternans

心タンポナーデの胸部X線

　心嚢液貯留患者において，しばしば胸部X線は異常所見を示す．250 mLの心嚢液貯留により，胸部X線において心拡大（図8）を示すともいわれており，その感度は71〜95％とされているんだ[11]．他の胸部X線所見としては，globular（房状）の心陰影，不整形/結節上の心室房陰影，縦隔拡大，肺門部リンパ節腫大などがあがる．ただし，これらの所見も感度は高くないし，非常に非特異的なんだ．

心タンポナーデの心電図

　悪性腫瘍による心嚢液貯留，心タンポナーデの患者で心電図異常をよく認めるのはご存知のとおり．その感度は，T波異常（93％），低電位（88％），洞性頻脈（56％）とされている[2]が，これも非特異的であるのは間違いない．それから，有名なelectrical alternans（電気的交互脈）（図9）．これは，大量の心嚢液の中で心臓が拍動とともに大きく揺れ動き，心電図波形の軸と電位が変化するというものだ．教科書的には有名な所見だが，これも感度は5〜10％ほどしかないうえに肥大性心筋症でも認めることがあるから，心タンポナーデを完全に示唆する所見とは言いがたい[12]．もちろん覚えておいて損はないよ．

　このように症状，所見，X線所見，心電図所見いずれにおいても，1つの所見だけで心タンポナーデを決定的に診断できるわけではないから，まずは担癌患者で鑑別診断に入れること，そしてこれらの所見を複合し，かつ心エコーを利用して心タンポナーデを追いつめていくしかない．

心タンポナーデ診断のゴールドスタンダード　心エコー

　上記の所見で心嚢液貯留，心タンポナーデを疑ったら，必ずベッドサイドで心エコーを行おう（図10）．American College of CardiologyもClass Iで心エコーを推奨している[13]．ただし，心嚢液貯留＝心タンポナーデではないのは知っての

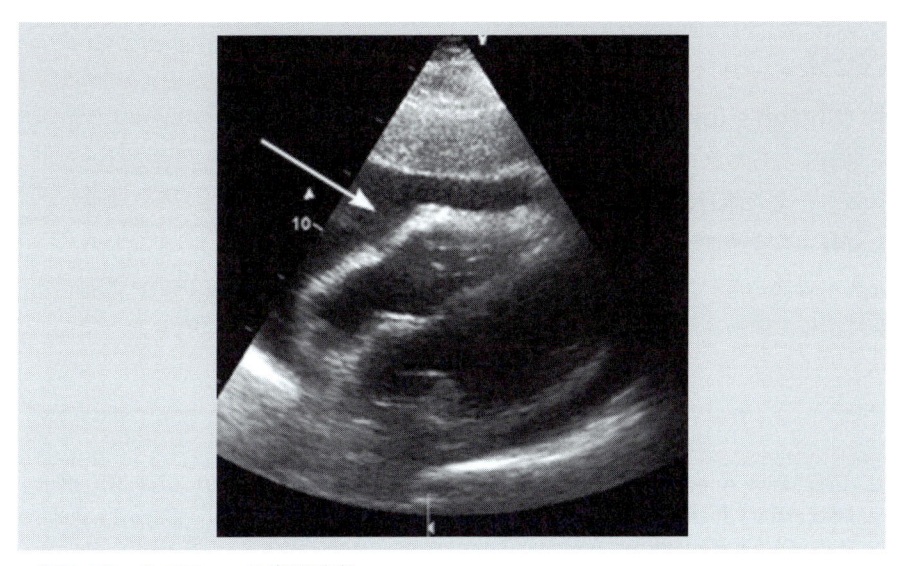

◎図10　心エコー：心嚢液貯留

とおり．心タンポナーデの診断に必要なのは，心嚢液に加えて拡張期における右心室または右心房の虚脱といった所見だった．まさに病態生理どおりの所見を心エコーで得るわけだ．

心タンポナーデの治療

　心タンポナーデの第1の治療といえば，循環器医を呼んで心嚢穿刺？　それではちょっとフライングだ．まずは病態生理を考えてみよう．心拍出量の低下の原因は大量の心嚢液貯留による右心系の虚脱，つまり前負荷の不足だった．ゆえに治療の第1として，大量の輸液によって十分な前負荷を与える必要がある．ニトログリセリンのような前負荷を軽減する薬剤は決して投与してはならない．

　容量負荷によっても血行動態が改善しない場合は心嚢穿刺の適応となる．その詳細は成書に譲るが，心エコーガイドによる穿刺は安全であるとされており[14]，上記のガイドラインもClass Ⅱaで推奨している．心停止を除く症例ではエコーガイド下で行うのがよいだろう．

　注意したいのは，心嚢液穿刺によって血行動態が改善しても，24～48時間以内には56%の症例で心嚢液が再貯留するということ．このような患者は必ず循環器内科や胸部外科と相談し，入院してもらう必要がある．

> **テイクホームメッセージ**
>
> ① 担癌患者の心不全様症状をみたら，必ず心タンポナーデを否定しよう．
> ② 心タンポナーデで教科書的なBeckの三徴を認めるのは20%以下．非特異的な所見からしっかり疑って心エコーを行おう．
> ③ 胸部X線で心拡大を認めるのも71～95%のみ．心拡大がないからといって心嚢液貯留の否定はできない．

> **今回の認知エラー**
>
> **サットンの法則（Sutton's law）**
>
> 　目の前にある事象にとらわれて，他の可能性が考えられなくなる認知エラー．語源のサットンさんはニューヨークの銀行強盗．裁判でなぜ強盗したかを尋ねられると，「そこに金があるからさ」と答えたそうだ．この症例でも「癌患者に呼吸困難あるから」，すなわち肺動脈血栓塞栓症か肺炎，という思い込みがあったと思う．その結果，心タンポナーデの鑑別が頭に浮かばずに，簡易なベッドサイド心エコーというスクリーニングができなかったんだね．

●文献

1) DeLoach J, et al：Secondary tumors of heart and pericardium. Arch Intern Med 91：224-249, 1953.
2) Thunder D, et al：Secondary malignant tumors of the pericardium. Circulation 26：228-241, 1962.
3) Buzaid A, et al：Managing malignant pericardial effusion. West J med 150：174-179, 1989.
4) Laham R, et al：Pericardial effusion in patients with cancer：outcome with contemporary management strategies. Heart 75：67-71, 1996.
5) Missri J, et al：When pericardial effusion complicates cancer. Hosp Pract(off Ed)23：227-281, 284-286, 1988.
6) Spodlick D：Acute cardiac tamponade. N Engl J Med 349：684-690, 2003.
7) Bishniotis TS, et al：Malignant cardiac tamponade in women with breast cancer treated by pericardiocentesis and intrapericardial administration of triethylenethiophosphoramide. Am J Cardiol 86：362-364, 2000.
8) Guberman BA, et al：Cardiac tamponade in medical patients. Circulation 64：633-640, 1981.
9) Merce J, et al：Correlation between clinical and Doppler echocardiographic findings in patients with moderate and large pericardial effusion. Am Heart J 138：759-764, 1999.
10) Roy CL, et al：Does this patient with pericardial effusion have cardiac tamponade？ JAMA 297：1810-1818, 2007.
11) Eisenberg MJ, et al：Diagnostic value of chest radiography for pericardial effusion. J Am Coll Cardiol 22：588-593, 1993.
12) Gilbert J, et al：Adenocarcinoma of the lung presenting with pericardial tamponade：report of a case and review of the literature. Heart Lung 14：83-87, 1985.
13) Cheitlin MD, et al：ACC/AHA/ASE 2003 guideline update for the clinical application of echocardiography. 2003. American College of Cardiology web site.（Available at；www.acc.org/clinical/guidelines/echo/index. pdf.）
14) Callahan J, et al：Pericardiocentesis guided by two dimensional echocardiography. Echocardiography 14：497-504, 1997.

（長谷川耕平）

CASE COMMENT

パターン認識で考える
oncologic emergency の基礎

担癌患者が○○で受診したら…

　今回の症例は，担癌患者の心タンポナーデという，救急で遭遇する頻度が高い oncologic emergency の1例でした（表22）．oncologic

◎表22　救急で遭遇する頻度が高い oncologic emergency の病態

| ① 心タンポナーデ，悪性心嚢液貯留 |
| ② 脊髄圧迫症候群 |
| ③ 高カルシウム血症 |

emergencyへの対応は，がん診療に熟練している内科医（消化器科医，呼吸器内科医，血液内科医など）のほうが診断・対応に苦労することがなく，むしろ，救急医や循環器科医など急性疾患に対応することが多い科の医師にはなじみの薄い概念かもしれません．ここでは心タンポナーデを中心に「慣れない医師のためのoncologic emergencyのパターン認識」について考えてみます．

担癌患者が呼吸困難で受診したらエコーで心嚢水をチェックする

心タンポナーデ，悪性心嚢液貯留

注意するべきことは，悪性腫瘍による心タンポナーデは大動脈解離や外傷による心タンポナーデとは臨床像が異なるという点です．外傷や大動脈解離による心嚢液貯留では短時間で循環不全に陥るため，これらが原因でERを受診する場合は，受診当初から"心停止が近いという切迫感のあるショック状態"という印象をもつことが多いのです．

一方，悪性腫瘍による心嚢液貯留・心タンポナーデでは症状の進展がゆっくりであるため，切迫感のあるショック状態よりもむしろ呼吸困難や咳嗽といった「心不全？」と思わせるような症状で受診することが多い印象があります．しかし，症状が軽いからといって「今日は酸素投与だけして，明日まで待っても大丈夫でしょう」と軽く考えてはなりません．症状の進行がゆっくりでも，ある閾値を境にガクッとショック状態に陥る危険があります．このlast-drop phenomenonはいつ起こるのか予測不可能で，回避するためには，症状が心嚢液によるものと判断し次第，早期に手を打つという姿勢が重要となります．

身体診察で心嚢液貯留や心タンポナーデを診断するのには熟練した技術を要します．しかし，エコーが発達しているので，鑑別診断にあげることさえできれば診断にはそれほど苦慮しません．そのためにも，「担癌患者が呼吸困難で受診したらエコーで心嚢水をチェックする」というパターン認識でいきましょう．悪性腫瘍の種類としては，横隔膜上の悪性腫瘍（肺癌・乳癌）や悪性リンパ腫，白血病が多いとされています．

担癌患者が両下肢の脱力（しびれ）で受診したら脊髄圧迫を疑う

脊髄圧迫症候群は悪性腫瘍の骨や硬膜への転移や直接浸潤で生じます．多くの場合は背部痛を呈します．約7割の症例は胸髄レベルで発症し，「急に両下肢に力が入らなくなった」あるいは「両下肢がしびれた」という症状で受診します．転倒など比較的軽い外傷が誘因となる場合もあります．MRIなどで診断を確定し，治療はステロイドと放射線治療あるいは外科的治療の併用で行いますが，両下肢の完全麻痺のような進行した状態では治療への反応が悪く，症状が軽微な早期のうちに治療を開始することがとても重要になってきます．早期の病態を見逃さないためには「担癌患者が両下肢の脱力（しびれ）で受診したら脊髄圧迫を疑う」というパターン認識が大切です．

担癌患者が意識障害・全身倦怠感で受診したら高カルシウム血症を疑う

担癌患者では骨融解（骨転移や多発性骨髄腫），PTH関連ホルモン産生腫瘍，悪性リンパ腫に関連した活性化ビタミンD分泌の促進，異所性PTH産生腫瘍などのメカニズムで高カルシウム血症をきたすことがあります．高カルシウム血症の症状は非特異的であるため，「担癌患者が意識障害・全身倦怠感で受診したら高カルシウム血症を疑う」というパターン認識が大切になってきます．担癌患者では低アルブミン血症をきたしている場合が多くありますが，この場合，カルシウム（Ca）濃度は，血清アルブミン（Alb）値で補正した濃度で評価する（補正血清Ca濃度mg/dL＝[実測血清Ca濃度mg/dL]－[血清Alb濃度g/dL]＋4）こと

を認識しておく必要があります．十分な輸液を行いながら治療を開始するのですが，緩和ケアの対象となっている患者の場合は，あえて高カルシウム血症を治療しない場合もあるので（意識障害によって苦痛を感じなくなるので，高カルシウム血症は患者への「神様からの最後の贈り物」という考え方もあるそうです），病態によっては治療の適応を主治医と相談する必要があります．

このほかにも oncologic emergency には，腫瘍崩壊症候群，上大静脈症候群，化学療法中の発熱性好中球減少症などの病態があります．がん診療連携拠点病院などに勤務し，悪性腫瘍の患者を救急外来で診察することが多い内科医はこれらの病態についてもガイドライン，教科書を通じて初期治療に精通しておくことを勧めます．

（岩田充永）

ちょっと小話 4　「80 時間ルール」の起源

　Libby Zion という女子学生を知っているかな．不運にもセロトニン症候群の犠牲者として有名になってしまった 18 歳なんだ[1]．1984 年，彼女はニューヨークのコーネル大学の教育病院の救急外来を受診．当直の研修医によりウイルス感染症とヒステリーと診断され，フェネルジン（MAO 阻害薬の一種）を服用しているのにもかかわらず，メペリジンが投与され，来院 8 時間で彼女は心肺停止となったんだ．現在，その死因はこれら薬剤の相互作用によるセロトニン症候群と考えられている．

　この事件は，娘の死に不審を抱いた父親（当時『Daily News』のコラムニスト）が提訴し，研修医の過重労働や夜間に指導医のスーパービジョンがないことが問題となった．全米で研修医の労働時間は週に 80 時間と制限した，いわゆる「80 時間ルール」の起源となったんだ．

1) Asch DA, et al：The Libby Zion case. One step forward or two steps back ward? N Engl J Med 318：771-775, 1988.

（長谷川耕平）

CASE 6
はぁはぁしてるから過換気でいいですね

●研修医による症例提示

患者 22歳女性　　**主訴** 過換気

　うつ病の既往をもつ22歳の女子大学生が，急性発症の動悸，呼吸困難感で救急車搬送となりました．就職活動の会社訪問中に，急に息ができない感覚，規則的で速い動悸，全身の震えと四肢末端のしびれ感を発症したとのこと．2か月ほど前にも同様の発作があったようですが，そのときは自然寛解したそうです．発熱，胸痛，嘔吐，下痢，性器出血もなく，静脈血栓塞栓症のリスクとなるような病歴はないようです．救急隊によると脈拍は130〜150回/分，呼吸数30〜40回/分だったようです．

　既往歴はうつ病のみ．内服薬はパロキセチンのみで，違法薬物や処方外薬物の使用は否定しました．

　身体所見では体温37.3℃，脈拍132回/分で整，血圧156/72 mmHg，呼吸数36回/分，室内気酸素飽和度100％．瞳孔径両側5 mm，口腔粘膜は湿潤，心音純，肺野清．四肢に振戦を認めました．心電図は洞性頻脈，ベッドサイドでの血糖値は155 mg/dLでした．

　脱水や肺動脈血栓塞栓症はなさそうですし，うつ病の既往のある若年女性で不安感，頻呼吸，四肢のしびれが揃っています．この患者さんは典型的なパニック発作，それに続く過換気症候群ですよね．就職活動ってストレスみたいですね．この季節，過換気症候群の患者さんは多い気がします．1時間経過をみてもぶるぶる震えていますし頻脈も続いていますが，帰ってもらいました．

＊

　しかし1時間後，この患者さんはせん妄状態で救急外来に再搬送．身体所見上，クローヌスと深部腱反射の亢進を認めるほか，体温は41℃，鎮静，筋弛緩，呼吸器管理となりICU入院となった．患者さんのかかりつけ医に電話をすると，昨夜からパロキセチンを倍量にしたとのことだった．

◎表23　セロトニン症候群の原因薬剤

- SSRI：パロキセチン，セルトラリン，フルボキサミン
- 他の抗うつ薬：トラゾドン，クロミプラミン
- MAO阻害薬：フェネルジン
- 鎮痛薬：ペチジン，フェンタニル，トラマドール
- 制吐薬：オンダンセトロン，メトクロプラミド
- 風邪薬：デキストロメトルファン
- その他：抗菌薬(リネゾリド)，片頭痛(スマトリプタン)

●指導医の分析

　この症例はセロトニン症候群だね．見落としも多く非常に難しい疾患だ．確かにこの患者はいかにもパニック発作，過換気症候群を疑ってしまう病歴だった．**しかし寛解しない頻脈のまま退院させてはならないし**，選択的セロトニン再取り込み阻害薬(SSRI)の服用という病歴，瞳孔径5 mm，そして筋緊張の亢進という所見から，もう1歩とどまりたかったね．クローヌスや深部腱反射の亢進なども身体所見を怠らずにチェックしたかった．セロトニン症候群は死に至ることもある緊急疾患だ．この失敗から学んでいこう．

　セロトニン症候群は，薬剤による中枢神経・末梢神経シナプス間隙におけるセロトニンの増加，それによって多彩な臨床症状を起こす症候群だったよね．その**三徴は，意識障害，交感神経系亢進，神経筋系の異常**だけれど，すべてが揃うことはそんなにないんだ[1]．セロトニン過剰による徴候は，振戦や下痢といった軽症から，筋硬直，痙攣やショックといった致死的なものまで幅広い．このため診断は難しく，とくに軽症例は見逃されてしまうんだ．

増えているセロトニン症候群

　セロトニン症候群の罹患率はSSRIの使用増加に併って増加しているといわれている[2]．2004年の北米からの報告では，SSRIによる副作用が1年に48,000件近く発生し，103例が死亡したという[3]．副作用の件数は2002年の倍以上だったという．その一方で，85％以上の医師はセロトニン症候群は身体所見と問診による臨床所見でしか診断できないことを知らなかったなんてデータもあるくらいだから，もっと**多くの見逃し例**があるのだろう[4]．こうなってくると，commonな症候群といってもいいかもしれない．勉強しよう．

セロトニン症候群の原因薬剤

　原因薬剤は意外と多彩(表23)．シナプス間隙でセロトニン濃度を上昇させる**SSRIはもちろん，MAO阻害薬，三環系抗うつ薬，オピオイド，抗菌薬から薬局で売っている風邪薬まで**さまざまだ[5]．セロトニン症候群は，これら薬剤の多量服用でもちろん起こりうる．一方，治療量であっても他薬剤との相互作用によって惹起される可能性があるから，詳細な薬剤歴はしっかり聞いておこう．

◎表24 セロトニン症候群の症候

	軽症	中等症	重症
意識障害	軽度興奮	興奮	せん妄，昏睡
自律神経系症候	頻脈，悪寒，発汗，アカシジア	高血圧，高体温	高体温，バイタルサインの変動
神経筋系症候	振戦，ミオクローヌス	深部腱反射亢進，クローヌス	筋緊張亢進，痙攣

セロトニン症候群を疑う病歴と症候

再度強調しよう．**セロトニン症候群の診断は臨床診断**なんだ．検査で診断はできないし，血清セロトニン濃度は臨床症状と関連しないことがわかっている．つまり，詳細な病歴聴取，身体所見，とくにしっかり神経学的所見をとることが大事だ．

その**臨床症状と症候は幅広い**が，これはセロトニンの作用を反映しているため．意識状態においては不安から始まり，興奮，見当識障害，せん妄，昏睡といった異常をきたす．自律神経系の症候としては，発汗，頻脈，発熱，高血圧，嘔吐，下痢．神経筋系では振戦，筋硬直，ミオクローヌス，深部腱反射亢進などだ．

病歴聴取ではとくに**薬剤歴をとることが大事**．処方薬だけではなく，相互作用を起こしうる処方外薬剤，嗜好性薬物，さらには薬物の用量の変更などにも注意しよう．セロトニン症候群の約60％は，薬剤開始または変更の数分後から6時間以内に起こるというデータもあるくらいだ[6]．

この症候群はセロトニン作用の増加に応じて幅広い症候を含むんだ．**軽症例**であれば，交感神経系の亢進によって頻脈，悪寒，発汗，瞳孔径の拡大が起こる．その神経学的所見としては振戦，ミオクローヌス，深部腱反射亢進をきたす．

中等症となると，頻脈，高血圧に加えて高体温を発症する．興味深いことに上肢より下肢中心の深部腱反射亢進とクローヌスがあり，眼球も水平クローヌスをきたす．意識状態では興奮状態となる．

重症例ともなると，重度の頻脈，高血圧を認めるとともに，これらバイタルサインの大きな変動を認め，ショックとなることもある．筋緊張は大きく亢進，これによって深部体温は41℃以上になることもある．この時点の血液検査では代謝性アシドーシス，横紋筋融解，腎不全，DIC（播種性血管内凝固）の所見を認めることがあるから，検査がまるで役に立たないということではないんだ．

これら症候はオーバーラップすることが多く，どうやって軽症・中等症・重症に区分するかは難しい．表24は目安になるかもしれないから参考にしてほしい．

どう診断するか

頻脈，高血圧，振戦といった非特異的な症候が多くて困ってしまうよね．これでは臨床医が見逃すのも仕方がないのかもしれない．何か診断の手がかりはあるのだろうか．

2,200例の症例を集めたスタディによると，セロトニン症候群にとくに関連がある所見は主に神経筋系だったんだ．そのなかでも，**深部腱反射亢進，ミオクローヌス，クローヌス，筋緊張亢進**などが統計学的に有意に，そして強く関連した[7]．

セロトニン症候群にもディシジョンルールがある．数あるうちでお勧めなのは

◎表25　Hunterのクライテリア

① セロトニン作用をもつ薬剤を服用している
② 以下の症候のうちの1つを認める
 ・誘発なしでも起こるクローヌス
 ・誘発されるクローヌスに加え，興奮状態または発汗
 ・眼球クローヌスに加え，興奮状態または発汗
 ・振戦かつ深部腱反射亢進
 ・筋緊張亢進
 ・体温38℃以上に加え，眼球クローヌスまたは誘発されるクローヌス

①かつ②を認めればセロトニン症候群．

Hunterのクライテリア（表25）．シンプルだし感度85％，特異度97％と結構よい[7]．

セロトニン症候群の治療

多くの薬物中毒と同様にセロトニン症候群の治療は**支持療法**（supportive care）**が基本**となる．支持療法を含めて以下の**4要素が治療戦略の中心**となる．

① 原因薬剤の中止
② バイタルサインを改善させる支持治療
③ ベンゾジアゼピン系薬剤による鎮静
④ セロトニン拮抗薬の投与

軽症例では薬剤中止，支持療法，鎮静で多くは改善する．支持療法はセロトニン症候群の治療の基本．酸素投与，輸液，継続的循環モニタリングなどだよね．興奮，高血圧，頻脈がある際には**ベンゾジアゼピン系薬剤**を投与しよう．

自律神経系が不安定な場合の治療は難しい．重症例では血行動態が急速に変化することがある．このため，頻脈や高血圧には短時間作用型のβ遮断薬がよいとされている[6]．

それから，中等症から重症例では致死的な高体温をきたすのだったよね．高体温の治療は痙攣，アシドーシス，DICといったさらなる合併症を減少させるうえでも非常に重要だ．とくに体温41℃以上ともなる重症例では鎮静，筋弛緩，人工呼吸器管理が必要となる．こんなときは高カリウム血症を起こしうるサクシニルコリンは使わないようにしよう．アセトアミノフェンのような解熱薬はここでは役に立たない．なぜなら，セロトニン症候群の高体温は視床下部における体温のセットポイントの問題ではなく，筋緊張亢進によるものだからね．

最後に，中等症・重症例では**セロトニン拮抗薬（シプロヘプタジン）**を考慮することもある．残念ながら，この薬剤の有効性を示すしっかりとしたスタディはないのだけど，有効であったとするいくつかの論文があるよ[8]．

▶ **テイクホームメッセージ**

① セロトニン症候群の罹患率は着実に増加している．病歴から疑い，薬剤歴をしっかり聴取しよう．
② セロトニン症候群は臨床診断．Hunterのクライテリアを知っておこう．
③ セロトニン症候群の治療は主に支持療法．ただし，高体温には積極的に介入していこう．

> **今回の認知エラー**
>
> **サイコ・アウト(psycho-out)**
> 　精神疾患患者のために「どうせいつもの過換気」というバイアスがかかってしまったようだ．身に覚えはないだろうか．精神疾患患者であっても同じように内科・外科疾患をもつはずだが，その可能性を過少に見積もることを「サイコ・アウト」と呼ぶんだ．このような精神疾患患者は認知エラーの対象になりやすいことを肝に銘じよう．

● 文献
1) Martin T：Serotonin syndrome. Ann Emerg Med 28：520-526, 1996.
2) Graudins A, et al：Treatment of the serotonin syndrome with cyproheptadine. J Emerg Med 16：615-619, 1998.
3) Watson WA, et al：2002 Annual report of the American Association of Poison Control Centers Toxic Exposure Surveillance System. Am J Emerg Med 21：353-421, 2003.
4) Mackay FJ, et al：Antidepressants and the serotonin syndrome in general practice. Br J Gen Pract 49：871-874, 1999.
5) Sternbach H：The serotonin syndrome. Am J Psychiatry 148：705-713, 1991.
6) Boyer EW, et al：The serotonin syndrome. N Engl J Med 352：1112-1120, 2005.
7) Dunkley EJ, et al：The Hunter Serotonin Toxicity Criteria：simple and accurate diagnostic decision rules for serotonin toxicity. QJM 96：635-642, 2003.
8) Lappin RI, et al：Treatment of the serotonin syndrome with cyproheptadine. N Engl J Med 331：1021-1022, 1994.

（長谷川耕平）

CASE COMMENT

　今回の症例は，セロトニン症候群という，鑑別診断として考慮しなければ診断に難渋する疾患です．今回の症例を機会に，この疾患について理解しておくことはもちろん重要ですが，ここではこの疾患を知らない場合でも救急外来で大きな失敗をしないためのアプローチについて考えてみたいと思います．

はぁはぁしているのは過換気症候群？

　過換気症候群は，不安やストレスが誘因となって酸素が足りているにもかかわらず呼吸が刺激されてしまう病態で，確かに救急外来で頻繁に遭遇する病態です．しかし，われわれは救急外来での大失敗を回避するためには，過換気症候群と安易に診断する前に，「呼吸数増加の原因は何か」を考えることが非常に重要です．

　表26に示すように，重篤な急性疾患が生じてその結果として呼吸数が増加しているような病態が多くあります．

　これらを見逃さないためには，バイタルサイン（血圧，脈拍，体温）とパルスオキシメータによるSpO_2の値を確認することが大切です．低血圧と頻脈をきたしている場合はショック状態の症状としての頻呼吸が考えられますし，高血圧・頻脈・体温上昇が認められる場合は交感神経亢進症状としての頻呼吸の可能性が考えられます．また，SpO_2が99％以上でない場合は過換気症候群ではなく，低酸素の代償としての頻呼吸の可能性があります．

　ほかにも代謝性アシドーシスの代償としての呼吸数の増加の可能性もあるため，可能で

◎表26　過換気症候群に間違われやすい重篤な病態

呼吸数が増加するメカニズム	疾患名
疼痛, 発熱や交感神経亢進による呼吸数増加	大動脈解離, 急性心筋梗塞, 急性腹症, 感染症, 骨折, 甲状腺機能亢進症, 薬物中毒(アンフェタミン中毒など), 熱中症, セロトニン症候群など
呼吸中枢障害による呼吸数増加	脳血管疾患(脳出血, 脳梗塞, くも膜下出血)
低酸素に対する代償で呼吸数増加	急性呼吸不全(気管支喘息, 肺炎など), 急性心不全, 肺塞栓症など
代謝アシドーシスに対する代償性過換気	糖尿病ケトアシドーシス, 敗血症など
呼吸筋麻痺による換気量低下に対する代償で呼吸数増加	ギラン・バレー症候群, ALS, 重症筋無力症など

◎表27　発汗＋頻脈＋体温上昇をきたす病態

- セロトニン症候群
- 敗血症
- 熱中症
- 薬物中毒(アンフェタミン中毒など交感神経亢進症状をきたす中毒)
- 甲状腺クリーゼ
- 悪性症候群

あれば血液(静脈血でよい)のpHの確認が必要な場合もあります.

　また, 患者の年齢も考慮することが大切です. 過換気症候群を発症するのはほとんどが若年者なので, 高齢者で「過換気症候群かな？」と考えた場合は, まず他の原因を検索しましょう.

発汗＋頻脈＋体温上昇の鑑別に強くなる

　本症例で紹介しているセロトニン症候群の診断基準を見ても, 高体温, 中枢神経の異常(不穏・せん妄・傾眠・痙攣・昏睡など)など非特異的な症状が多いことに気がつくと思います. これらの症状は表27に示すような救急外来で遭遇することが多い疾患でも呈するものです.

　救急外来では, このように発汗＋頻脈＋体温上昇をきたす病態の鑑別診断に強くなっておく必要があります. 表27に列記した疾患を考えた場合には, セロトニン症候群も鑑別に考えて薬剤内服歴を確認することも重要であるということを本症例から学習することができます.

　セロトニン症候群を含め, これらの疾患の超急性期の治療の主体は支持療法(循環・呼吸状態が落ち着くように適切な酸素投与・呼吸補助・輸液・血圧維持, 痙攣などがひどい場合はベンゾジアゼピンの使用, 高体温に対してのクーリングなど)なので, これらの治療をしながら鑑別診断を一つひとつ検討していくというように時間を稼ぐことができる点は, われわれ救急外来で働く者にとって大きな救いであるといえます.

（岩田充永）

CASE 7
たかが腰痛，されど腰痛

●研修医による症例提示

患者 62歳男性　　**主訴** 腰痛，前失神

　高血圧の既往をもつ62歳の男性が腰痛と前失神のため救急外来に救急車搬送となりました．来院1時間前，通勤中に階段を登る際，急に左下部腰痛を発症．その後，冷や汗，眼前暗黒感を感じて座り込んだとのこと．失神はせず，座位によってこれらの症状は軽快したとのことですが，周りの人が救急車要請し，当院搬送となりました．とくに下肢脱力，しびれなどはなかったようです．

　既往歴は高血圧と脂質異常症．過去に腰痛の既往はなかったようです．服薬はアテノロールとシンバスタチンで，喫煙歴は1箱/日×40年とのことでした．

　身体所見では体温37.3℃，脈拍86回/分，血圧96/76 mmHg，呼吸数16回/分，室内気酸素飽和度97%．心音純，肺野清．背部では左下背部から側腹部にかけて圧痛がありましたが，下肢の神経学的所見は異常ありませんでした．

　メタボな男性の急激発症な背部痛，側腹部痛でしたし，圧痛もあったので尿路結石を考え，尿潜血も陽性だったので尿路結石と診断しました．前失神や低血圧は痛みによる迷走神経反射と考えました．NSAIDsを使って痛みもよくなったというので帰ってもらいました．

*

　しかしこの患者さん，ボルタレン®を処方され帰宅したのだが，その数時間後に腹痛を訴えて失神．その後 PEA (pulseless electrical activity) arrest となって研修医の前に再搬送されてきたのだった．

●指導医の分析

　この症例は腰痛で発症した腹部大動脈瘤破裂だね．腰痛を主訴とする救急疾患の1つだ．非典型的な症例だけど，いくつものピットフォールにはまってしまったようだね．これらの失敗から僕らは学んでいかなければならない．

　まずは何より頻脈，低血圧といったバイタルサインの異常があれば基本的に救急外来から帰してはならないし，粘り強く原因を探る必要があったよね．この患者は血圧96/76 mmHgと低いし，脈圧も高い．頻脈がないけれどβ遮断薬を内

服していたらあてにはならない．低血圧＋腰痛ときたら，まずは腹部大動脈瘤破裂を考えよう．

またCASE 4で学んだけれど，**前失神は失神と同じスペクトラム**でしっかりリスク分類しなければならないんだったね．とくに高齢者，バイタルサインの異常，頭痛，胸痛，呼吸困難，動悸，腹痛・背部痛などは危険な失神に分類される．そこにはくも膜下出血，急性冠症候群，不整脈，大動脈瘤破裂などの致死的疾患が隠れているんだ．

腹部大動脈瘤破裂の三徴といえば低血圧，腹痛，拍動性腫瘤だけど，その三者そろい踏みなんて50％もないんだ．この疾患で尿路結石と誤診してしまうのはけっこうあることだ．大動脈瘤破裂でも血尿が出ることがある．何はともあれ，**高齢者の初発腰痛**はこの疾患を示唆する **red flag** だ．気をつけなければならない．

腰痛といってもその原因疾患は多く，致死的疾患や神経学的予後の悪い疾患が隠れている．今回はそれらの危険な疾患を見逃さないためのポイントを勉強していこう．

腰痛の 10%には罠がある

腰痛という主訴はとっても common で，成人の70％が生涯に1回は経験するというスタディもあるくらいなんだ[1]．しかも多くの患者がプライマリ・ケア医を訪れるし，米国のスタディでは上気道の問題に続いて多い主訴なんだよね[2]．

急性腰痛症，いわゆる「ぎっくり腰」などになったらわかると思うけど，腰痛って本当に痛くて寝返りさえうてなくなる．しかし，その90〜95％は良性な疾患だし，そのうちほとんどは4〜6週間のうちによくなってしまう．だからといって，「どうせ腰痛でしょ！」と，たかをくくってはならない．残りの5〜10％の患者には，大動脈瘤破裂のように致死的疾患や，馬尾症候群のように神経学的予後の悪い疾患が，しっかり隠れている．これらを見逃さないのが，われわれ救急医やプライマリ・ケア医の大事な仕事だ．

危険な腰痛のリスク分類

診断のついた腰痛の管理の仕方について述べている論文は多い．しかし，診断のついていない腰痛をいかにリスク分類していくかについては勉強不足かもしれない．それを今回はしっかり復習していこう．

ポイントは，まず以下の5つの鑑別疾患を暗記すること．とにかく腰痛患者を診たら，これらを示唆する病歴と身体所見(表28)をとって，次の5疾患(これだけは暗記すること！)を除外していこう[3]．

①大血管疾患(大動脈解離，腹部大動脈瘤破裂)，②胸腰椎骨折，③悪性腫瘍，④脊髄圧迫症候群，⑤脊椎感染症(硬膜外膿瘍，脊椎骨髄炎)．

●大血管疾患

まずは**大動脈解離**や**大動脈瘤破裂**などの大血管疾患．体中どこであっても，血管系はあっという間に患者を殺す．これらを真っ先に除外する癖をつけよう．大動脈解離の死亡率は無治療だと1時間あたり1〜3％ずつ上昇していくし，大動脈瘤破裂だって病院にたどり着けた患者でも，その致死率は50％を超えるんだ．

◎表28　腰痛のred flag

	病歴	身体所見
大血管疾患 （解離，破裂）	高齢者の初発腰痛，失神，動脈硬化症の危険因子	低血圧，高血圧，拍動性腹部腫瘤
胸腰椎骨折	外傷の既往，高齢者，ステロイド使用	脊椎叩打痛
悪性腫瘍	50歳以上，悪性腫瘍の既往，安静時/夜間時痛，体重減少，6週間以上継続	下肢の巣症状，脊椎叩打痛
脊髄圧迫症候群	下肢の巣症状，排尿・排便障害	下肢の巣症状，肛門括約筋の緊張低下，サドル状感覚消失（saddle anesthesia）
脊椎感染症 （硬膜外膿瘍，脊椎骨髄炎）	発熱，糖尿病，静注麻薬使用者，免疫不全，菌血症を起こす手技の既往	下肢の巣症状，脊椎叩打痛

（文献3を改変）

　大動脈瘤はけっこうcommonな疾患だ．日本と人種の違いはあるけれど，米国では65歳以上の高齢者の4～8％が大動脈瘤をもっているし，しかもその有病率は10歳ごとに2～4％ずつ上昇していくんだ[4]．基本的には高齢者の疾患だけど，動脈硬化のリスクがあれば，そのぶん若年でも発症することがある．つまり喫煙歴，高血圧，脂質異常症，糖尿病，男性などもリスクファクターだよね．

　前述したように，教科書的には大動脈瘤破裂の三徴は低血圧，腹痛，拍動性腫瘤だけど，その**3つが揃うのは50％もないんだ**[5]．左下腹部痛，腰痛，失神，下肢の知覚異常（paresthesia）など非典型的な発症をすることも多い．動脈瘤が大腿神経や閉鎖神経を圧迫して脱力や知覚異常を起こしてしまうこともある．そのせいで見逃しも多く，初診患者の12％は憩室炎，10％が尿結石と誤診されているんだよ[6]．

　とにかく**高齢者の急性腰痛症は除外診断**だ．高齢者や動脈硬化症のリスクをもつ患者，失神と腰痛の組み合わせ，頻脈や低血圧といったred flagをみたら，CTやエコーでまず大血管系疾患を除外しよう．

● **胸腰椎骨折**

　プライマリ・ケアの領域でも腰痛患者の4％が圧迫骨折というデータがあるから油断はできない[7]．さらに破裂骨折では脊髄を圧迫することもある．外傷の既往，高齢者や骨粗鬆症の**リスクファクター**（ステロイド使用）などはしっかりおさえよう．ちなみにステロイド使用の病歴の陽性尤度比は12と，かなり高い[3]．身体所見ではしっかり脊椎の打診をしているかな．急性腰痛症では陰性だけど，骨折，脊椎の感染症，悪性腫瘍では叩打痛が出るからしっかり診察しよう．

　骨折のピットフォールだけど，**脊椎骨折の10％に他部位の脊椎に骨折を認める**んだ．ということは1か所骨折を見つけたら，上から下まで脊椎を打診しなければならないということ．

　もう1つおまけだけど，外傷のデータでは脊椎骨折の30％に腹部臓器損傷を合併するんだったね．骨折を起こす外力は腹部臓器にも損傷を与えるわけだ．たとえば横突起骨折なんて，体重のかかる部位でもないし，脊髄を圧迫することもないので大したことなさそうだけど，21％に腹部臓器損傷を，29％に骨盤骨折を合併する．救急に携わるなら覚えておこう．

● 悪性腫瘍

プライマリ・ケア医を訪れる腰痛患者の0.7%が脊椎に転移した悪性腫瘍をもっている[2]. がん患者を多く診ている施設ならば，その有病率はそれだけ上がるだろうね．

多発性骨髄腫のような原発性のものよりも，転移性腫瘍がずっと多い．脊椎に転移する腫瘍の覚え方は，Pb KETTLE（鉛のやかん）．つまりprostate（前立腺），breast（乳），kidney（腎臓），thyroid（甲状腺），lung（肺），lymphoma（リンパ腫）の6つ．これらの60%は胸椎に，30%が腰椎に転移するんだよ．

悪性腫瘍を示唆する病歴は，悪性腫瘍の既往，年齢50歳以上，説明のつかない体重減少，夜間痛・安静時痛，通常の治療でも6週間以上よくならない腰痛などだ．そのなかでも悪性腫瘍の既往歴は陽性尤度比25.5とダントツだ[3]. この既往があったら，まずは脊椎転移と疑ってかかるのが常道だね．脊椎転移すれば根症状から脊髄圧迫まで何でも起こる．悪性腫瘍をもつ患者のうち5%が脊髄圧迫を起こすのだから，少なくはない．しっかり神経学的所見をとろう．

とはいうものの，その診断はやっかいなんだ．単純X線では脊椎体や椎弓根に骨溶解性や骨硬化性の変化を認める．しかし，単純X線でとらえるには脊椎体の50%以上に浸潤している必要があるため，**その感度は60%しかない**[8]. 40%も見逃してしまうのでは，とてもじゃないけど除外には使えないよね．

悪性腫瘍による脊椎転移診断の**ゴールドスタンダードはMRI**．感度は83～100%といわれている[8]. しかし，脊椎転移を疑うすべての患者に緊急MRIをしていたら，救急のベッドはそれだけで埋まってしまう．そこで，どんな患者に緊急MRIが必要かを考える場合に，参考になるスタディがある．Byrneらは，悪性腫瘍を既往にもち，かつ根症状のある腰痛患者をすべて単純X線とMRIで調べている．単純X線で新たな脊椎転移が見つかった症例はMRIで87%に脊髄圧迫を認めたのに対し，X線で転移を認めない症例でもMRIで25%に脊髄圧迫があったんだ[9]. X線陰性でも1/4の患者で脊髄が圧迫されていたというのは衝撃的だ．つまり悪性腫瘍の既往があり根症状のある患者はMRIを撮ったほうがいい．もちろん，他の下肢の巣症状があれば，これも撮ったほうがいいと考えられるよね．

● 脊髄圧迫症候群

これは**神経救急疾患**．心してかかろう．症候群だから，脊髄を圧迫するものなら原因は何でもありだね．このうち馬尾が圧迫されれば馬尾症候群だ．その90%は硬膜外からの圧迫で，そのうち85%とほとんどが悪性腫瘍．それに続いて膿瘍，血腫（ワルファリン内服患者がほとんど），中央部の椎間板ヘルニアとなる．

診断は難しくて，腰痛発症から平均2～3か月してから診断されるといわれている．しかし，Time is nerve！ 馬尾症候群を治療しうる**golden hourは48時間**といわれているので，ゆっくり診断して除圧するというわけにはいかない[10].

臨床的には重度の腰痛，両側下肢の神経学的症状・徴候（中心部を圧迫するため両側に現れることが多い）．上位運動神経である脊髄を圧迫すれば腱反射は亢進するし，神経根である馬尾の圧迫なら腱反射低下となるんだったよね．またサドル状感覚消失（saddle anesthesia），**排尿・排便障害，肛門括約筋の緊張低下はred flag**としておさえたい．とくに尿貯留（排尿後残尿量>100 mL）は感度90%

となかなかのもの，肛門括約筋の緊張低下（感度60〜80％）より感度がいい．

診断はもちろんMRI．以上のred flagがあったら，脊椎外科医にコンサルトして緊急MRIを撮ろう．脊髄圧迫症候群の治療は原因疾患で違ってくる．救急外来で行うとしたらステロイド投与くらいかな．高用量ステロイドの神経学的有効性が証明されているのは悪性腫瘍による脊髄圧迫症候群だけで[11]，それ以外の原因疾患には議論があるんだったね．

◉脊椎感染症

最後は感染症でしめよう．ここには**脊椎骨髄炎と硬膜外膿瘍**があるね．腰痛の0.01％しかないまれな疾患だけれども，脊椎外科の発展や血管内留置カテーテルの増加で頻度は20年で2倍に増えているんだ[12]．さらに見逃せば神経学的予後も悪く，死亡率は23％にもなるから，放っておけないね．

硬膜外膿瘍の三徴といえば，発熱，腰痛，巣症状なんだけど，**すべてがそろうのはたったの20％しかない**[12]．発熱だって約50〜67％の患者に認めるだけなんだ．発熱がないからといって脊椎感染症の除外はできないということだ．

頻度が低いうえに発熱なしで発症するんだから，頭の痛いところ．そのため診断の遅れる頻度が75％とかなり高い[13]．それを防ぐには発熱がなくても，とにかくred flagである糖尿病などの免疫不全状態，静注麻薬使用者，高齢者，血管内カテーテル留置，最近の細菌感染症の既往といった**リスクファクター**をしっかり拾って，脊椎棘突起を打診すること．そのうえで感染症を疑ったら，スクリーニングとして赤沈を行うといい．そのカットオフ値を20 mm/時とすると，硬膜外膿瘍の感度は98％とけっこういい．赤沈20 mm/時以下であれば，ほぼ除外できるんだ．ただHIVなどのリスクファクターをもつ患者では，赤沈はもともと高いだろうから特異度はいまひとつ．とにかく予後の悪い疾患だから，緊急MRIによる診断の閾値は低くするしかないね．

▶ **テイクホームメッセージ**

① 腰痛患者の10％は救急疾患．
② 次の5つの腰痛救急疾患は暗記！
　大血管疾患，胸腰椎骨折，悪性腫瘍，脊髄圧迫症候群，脊椎感染症
③ 悪性腫瘍の既往＋腰痛をみたら，まず脊椎転移を考える．

▶ **今回の認知エラー**

確証バイアス（confirmation bias）

所見や検査結果を自分のよい方向に解釈してしまう認知の傾向のこと．この症例でも，側腹部圧痛，尿潜血陽性，迷走神経反射をすべて尿路結石に結びつけて安心してしまっている．人間は自分の都合のいいように考えてしまうってことだね．これもよくある認知エラーだから覚えておこう．

●文献

1) Kelsey JL, et al：Epidemiology and impact of low-back pain. Spine 5：133-142, 1980.
2) Mazanec D：Back pain：medical evaluation and therapy. Cleve Clin J Med 62：163-168, 1995.
3) Winters ME, et al：Back pain emergencies. Med Clin N Am 90：505-523, 2006.
4) Rogers RL, et al：Aortic disasters. Emerg Med Clin North Am 22：887-908, 2004.
5) Dalsing MC, et al：Aortic surgery：a short synopsis. Indiana Med 79：225-232, 1986.
6) Marston WA, et al：Misdiagnosis of ruptured abdominal aortic aneurysms. J Vasc Surg 16：17-22, 1992.
7) Deyo RA, et al：What can the history and physical examination tell us about low back pain? JAMA 268：760-765, 1992.
8) Jarvik JG, et al：Diagnostic evaluation of low back pain with emphasis on imaging. Ann Intern Med 137：586-597, 2002.
9) Byrne TN, et al：Spinal cord compression from epidural metastases. N Engl J Med 327：614-619, 1992.
10) Ahn UM, et al：Cauda equina syndrome secondary to lumbar disc herniation：a meta-analysis of surgical outcomes. Spine 25：1515-1522, 2000.
11) Sorenson S, et al：Effect of high-dose dexamethasone in carcinomatous metastatic spinal cord compression treated with radiotherapy：a randomized trial. Spine 30A：22-27, 1994.
12) Darouiche RO, et al：Spinal epidural abscess. N Engl J Med 355：2012-2020, 2006.
13) Davis DP, et al：The clinical presentation and impact of diagnostic delays on emergency department patients with spinal epidural abscess. J Emerg Med 26：285-291, 2004.

（長谷川耕平）

CASE COMMENT

今回は症例を通して，危険な腰痛について非常にコンパクトにレビューされています．

日本では，通常診療時間内には，患者が「腰痛」と感じた場合は整形外科を受診しますし，時間外救急では，受付で事務員が「胸痛」と聞けば内科系当直医，「腰痛」と聞けば外科系当直医が呼ばれるというように，受付の段階で内科系・外科系の振り分けがなされている病院が多いと思います．ですから内科医が「腰痛」という訴えに遭遇することは少ないのではないでしょうか．

今回の症例からは「腰痛が主訴でも整形外科疾患以外の致死的重症疾患がある」ということがわかります．多忙な内科外来で「先生，腰が痛いのですが…」という声を聞くと条件反射のように「じゃ，整形外科にも紹介状を書いておきますから」とすませてしまいがちですが，その前に以下の点だけでも確認しておくと後々に冷や汗をかく危険が少なくなると思います．

安静時にも痛がることはないか（ものすごく痛がることはないか）

整形外科疾患による腰痛の多くは体動時に起こります．安静時に激痛があれば大血管疾患（大動脈瘤や大動脈解離）を必ず疑いましょう．日本では米国に比べて超音波検査が格段に普及しているので，腹部大動脈瘤は容易に確認することができます．

発熱はないか

あれば化膿性脊椎炎や腸腰筋膿瘍など感染性疾患の可能性があります．これらは感染性心内膜炎や尿路感染症から敗血症に至った場合など内因性疾患に起因することが多くあります．

夜間の腰痛，体重減少はないか

　体重減少を伴う腰痛，就寝中の長期臥床に起こる腰痛は悪性腫瘍の骨転移に伴う腰痛を示唆すると考えられます．頻度が高い胃癌，大腸癌のほかにも，男性では前立腺癌，女性では乳癌からの骨転移を考慮する必要があります．

貧血はないか

　貧血＋腰痛というキーワードがそろった場合は多発性骨髄腫を考慮する必要があります（とくに高齢者では）．血清総蛋白や血清カルシウムも確認が必要です．

（岩田充永）

ちょっと小話 5　疫学者とは

　「えきがく」とワープロソフトに入力すると「易学」が真っ先に出てしまいませんか．疫学にはさまざまな定義がありますが，一般的には「疾患の原因と頻度を研究する学問体系」というものでしょう．筆者のライフワークである臨床研究でも非常に重要な位置を占めます．臨床研究＝統計学という誤解も多いですが，実は疫学的アプローチはより大事だと思っています．そんなマイナーで不可思議な疫学．それを生業にする疫学者にはこんなジョークがあります．

＊

　ある無人島に，物理学者，生化学者，疫学者が遭難し漂着しました．食べ物は１つの缶詰のみ．缶切りはもちろんない．どうやって中身を取り出すかを議論する３人．それぞれの意見は？
物理学者「この缶詰の接線方向に対して，35°の角度で10 Jの力で石をぶつければ缶は開くだろう」
生化学者「それでは中身がはじけ飛ぶ．缶詰を海水につけておけば，pHの関係で20年後には化学反応で缶詰は開くはずだ」
疫学者「そんなに待っていられない．僕は開け方を知っている．さあ，缶切りがあると仮定しよう…」

＊

　これを面白く感じる人は疫学に苦しんだ経験者でしょう．

（長谷川耕平）

CASE 8
どうせいつもの片頭痛？

● 研修医による症例提示

患者 42歳女性　　**主訴** 頭痛

　片頭痛の既往のある42歳の女性が頭痛のために救急外来受診となりました．いつもの片頭痛のように前兆はなく，右の側頭部がズキズキと痛むと訴えていましたが，吐気，嘔吐，羞明はないとのこと．ただいつもより痛みは強く，発症時に最も痛くて，だんだんよくなってきているとのことでした．

　既往歴は片頭痛とうつ病のみで，内服薬はイブプロフェンとパロキセチンで対応しているとのこと．アスピリンや抗凝固薬はなし．身体所見ではバイタルサインに異常はなく，頭部外傷なし，頸部硬直認めず，眼部所見，神経学的所見に異常はありません．

　患者さんが「どうせ片頭痛だから，いつもの痛み止めを投与してくれ」と言うので，メトクロプラミド静注とボルタレン坐薬を投与．1時間で頭痛は軽快しましたし，神経学的にも異常所見がなかったので，くも膜下出血はないと考えました．最近うつ気味で調子が悪いというので，それも影響しているのかと思いました．結局，頭部CTは撮らずに退院してもらいました．最近，何でもかんでもCT撮ると怒られますね．

＊

　しかしこの患者さん，迎えを待っている間に待合室で再度頭痛を訴え昏倒．緊急で撮った頭部CTには恐怖の白い影が写っていました（図11）．

● 指導医の分析

　難しい症例だったと思うけれど，くも膜下出血は決して見逃してはならない疾患だよね．見落としてはならないピットフォールがいくつもある症例だから，そこから学んでいこう．

　頭痛の患者にはこちらも頭が痛くなるよね．とくにくも膜下出血は**典型的な病歴で受診する患者が20〜50%しかなく，32%が誤診されていた**というデータがある[1]．見逃すとさらに予後が悪くて，25%が24時間以内に死亡，3か月死亡率は50%にもなるからまったくもって油断がならない．おそらくこの患者はsen-

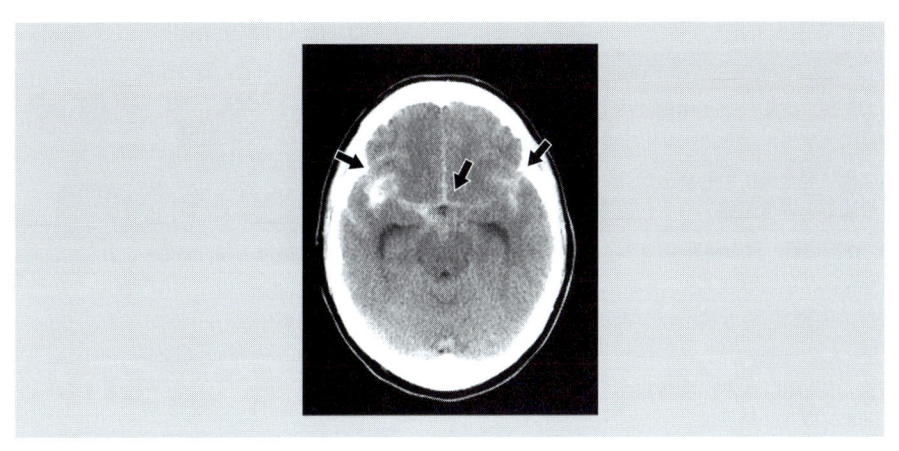

◎図11 本症例の頭部CT

tinel bleed(warning headache ともいい，脳動脈瘤が破裂前に少しだけ出血している)で初めて来院したのだろう．10〜43%くらいのくも膜下出血にあるといわれていて，しかもその予後は悪いというデータもある[2]．そんな場合だと人生最悪の頭痛とはかぎらない．それより **「いつもと違う」とか「発症時に最大強度」の頭痛というのがくも膜下出血の red flag** だ．

また頭痛の薬剤への反応で疾患を鑑別することはできない．この患者も精神科疾患をもっていたけれど，それが君の診断プロセスに影響したのではないかな．精神科疾患をもつ患者の診断は時に難しいんだけど，「うつ病だから（統合失調症だから），どうせ何もないだろう」という認識はバイアスとなって僕たちを縛るんだよね．結果，誤って検査前確率を低く設定してしまい，十分な評価がなされない．これも1つの認知エラーで，サイコ・アウト(psycho-out error)とか基本的帰属エラー(fundamental attribution error)といわれているんだ．

今回は頭痛について勉強しよう．これまたcommonで大事な疾患だ．致死的な疾患も多く隠れている．とくにCTの適応，見逃してはならない致死的疾患，くも膜下出血のピットフォールを中心に復習しようか．頭痛は救急外来の主訴の1〜2%，外来患者の4%を占めるcommonな疾患．そのうち重大な疾患は2%ほどといわれているけれど，生命予後，神経学的機能予後に関わるものが多いから見逃してはならない．

Not missing BADNESS!

頭痛患者を診たら，表29の鑑別診断をルールアウトしよう．数も多くないし，一度覚えてしまえばすべての患者に応用がきくから，ぜひ頭に入れておこう．いくつか表29の補足をしておくよ．

髄膜炎を疑うとき，どんな場合に頭部CTをオーダーする？ 腰椎穿刺前に全例頭部CTをオーダーしてしまうと余計な放射線被曝を増やし，救急外来の混雑を招くことになる．脳占拠性病変を除外し，脳ヘルニアを防ぐべく **腰椎穿刺前に頭部CTが適応となる** のは，60歳以上，意識障害，巣症状（乳頭浮腫を含む），初発痙攣，中枢神経疾患の既往，免疫不全だ．これらがなければ陰性的中率97%でCTに異常所見はなく，残りの3%でも脳ヘルニアは発生しなかったというデー

表29　頭痛を主訴とするBADNESS

原因	所見, リスクファクター	検査
外傷（硬膜外/硬膜下血腫）	虐待の所見, アルコール中毒, 抗凝固療法	CT
くも膜下出血	突然発症, 発症時に最も痛みが強い, 今までと違う頭痛	CT, 腰椎穿刺
髄膜炎	発熱, 頸部硬直, 耳鼻科感染（中耳炎, 副鼻腔炎）, 免疫不全	腰椎穿刺
側頭動脈炎	側頭部の硬結/圧痛, 顎跛行, 視覚症状	側頭動脈生検
脳占拠性病変	進行性, 50歳以上の初回頭痛, 悪性腫瘍の既往, 巣症状	CT
一酸化炭素中毒	家族内に同症状	CO-Hb
急性緑内障	眼痛, 視力障害	眼圧
頸動脈解離	くも膜下出血様の疼痛, 頭部CT・腰椎穿刺は陰性	血管造影
脳静脈血栓症	妊婦, 副鼻腔炎, 凝固亢進状態, 頭痛に続く巣症状（典型的な動脈の血行分布による症状とは違う）	CT/CTV, MR/MRV
妊娠中毒症	妊婦, 分娩後, 血圧, 尿蛋白	尿定性, 血算, 生化学, 凝固

表30　成人頭痛患者の頭部CTの適応

病歴	・今までと違う頭痛 ・急激発症, または発症時に最大強度の頭痛 ・最悪の頭痛 ・50歳以上の初めての頭痛 ・免疫不全 ・最近の鈍的外傷
身体所見	・意識障害 ・巣症状 ・頭蓋内圧亢進症状

（文献4を改変）

タがあるんだよ[3]．

　側頭動脈炎は50歳以上で初発もしくはいつもと異なる頭痛を訴える患者で疑う必要があり，**検査前確率が低い場合には赤沈やCRPでスクリーニングできる**．ただし，顎跛行や側頭動脈に沿った圧痛などがある場合は検査前確率が高く，赤沈やCRPで除外はできない．しっかりステロイドを開始して動脈の生検をしてもらおう．

　妊娠中毒症は意外と盲点だよね．妊婦を診たら鑑別に浮かぶんだけど，分娩後だとすっかり忘れてしまう．しかし**分娩後4週間までは妊娠中毒症を起こしうる**し，子癇はその33％が分娩後に発症するんだ．治療法も違うし，DIC，痙攣，脳梗塞も起こしうる．女性の頭痛を診たら，家に小さな赤ちゃんがいるか聞いておこう．

頭痛患者のCTの適応

　頭痛は怖い．といっても危険な疾患はそのうち2％しかない．というわけで，全例CTを撮っていたら腕のよい臨床医にはなれないね．頭部CTの適応の目安を表30にあげておくよ．

くも膜下出血のピットフォール

　急性冠症候群はどんなに頑張っても2～3％は見逃されると数々のスタディが示している．しかし，くも膜下出血は絶対に見逃してはならない．なぜなら病歴，身体所見，頭部CT，腰椎穿刺という低侵襲できわめて感度が高い武器があるからだ．といってはみたものの，その診断はしばしば難しい．皆が陥りやすい**ピットフォールをここで復習**しよう．

◉ 人生最悪の頭痛？

　くも膜下出血＝人生最大の頭痛というのが医学生の教科書的なもの．だけどsentinel bleedではここまで痛くないこともある．さらには「こんなに救急で待たせやがって！ 最悪の頭痛に決まってるだろ！」とおっしゃる患者はとくに米国には多い．そんなときには，もう一度本当に「人生最悪」かは念を押そう．ただし，法廷では「最悪」の頭痛はくも膜下出血と扱われることがあるから，結局はCTの閾値を下げざるをえないね．そして「人生最悪」の痛みだけではなくて，**急激発症，いつもと違う，発症時に最大強度**，などをくも膜下出血を疑うキーワードとしよう．

◉ 神経学的には異常ありませんから大丈夫ですね！

　なんてことはくも膜下出血にはない．脳ヘルニアを起こすか，脳血管動脈瘤で神経を圧迫するかしないかぎりは巣症状は出ないんだよ．

◉ NSAIDsでよくなったから出血はないですね！

　これも違う．**痛み治療への反応では脳内出血を除外できないんだ**[5]．NSAIDsやドパミンアンタゴニストに致死的な頭痛の痛みが反応するというスタディは山ほどあるんだよ．

◉ 頭部CTは白くないので出血はないですね！

　これもダメ．頭部CTのくも膜下出血検出の感度は発症12時間以内で98%，24時間以内は93%，7日経つと50%といわれている[6]．つまり時間とともにヘモグロビンが変性して感度も落ちるんだ．出血が少量だったり，Ht 30%以下の貧血だったりすると，その感度はさらに下がる．見逃した場合の予後を考えるとCTだけでくも膜下出血が除外できると思ってはならないということだ．ただ2011年のPerryらの研究[7]では，発症6時間以内のくも膜下出血は第三世代CTならば感度100%で診断できたとしている．ところが読影は放射線科医がしているから，当直の内科医や救急医が読んでいたら感度がどうなるかは未知数だ．さらに，いまだスタディは集積されているとはいえないし，American Heart Associationのガイドラインでも腰椎穿刺はclass Iの推奨だから[8]，腰椎穿刺をするのが標準的診療といっていいだろう．

◉ 腰椎穿刺の赤血球数がチューブ4で減ってるからtraumatic tapですね！

　これまた不正解．腰椎穿刺してもその読みは難しいことがある．赤血球数が2桁までならいいけれど，そうはいかない．traumatic tapは13%に起こるというデータがあり，本物の出血との鑑別は頭が痛い．その鑑別はどう教わってる？「チューブ1～4で赤血球が25%減少していればtraumatic tap」というのは嘘．だって，くも膜下出血とtraumatic tapは同じ13%で合併しうるからね[9]．「チューブ4で赤血球数1,000/μL以下ならくも膜下出血は除外できる」というのも嘘．実はこれ以下であれば除外できるというガイドラインがないんだ．ほとんどのくも膜下出血では髄液中の赤血球は1,000/μL以上なんだけど，数百しかなかったという報告もある．赤血球が少ないほど，くも膜下出血の確率は低いのだが，結局は病歴からの検査前確率とベイズの定理で考える必要があるんだね．キサントクロミアはあれば診断できるが，ヘモグロビンが変性するため，出現に12時間くらいはかかる．というわけで早期の感度が低いんだ[10]．traumatic tapを

疑うときやはっきりしない場合は，他の椎間でもう一度穿刺するか，CTA（CT 血管造影法）やMRA（MR 血管造影法）を考慮しなければならないね．

*

　これでは腰椎穿刺も嫌になってしまうかもしれない．確かに特異度は高くはない．とはいっても感度はきわめて高くて安全な手技だ．それにくも膜下出血はオーバートリアージすべき疾患だから仕方がない．過去 5 つのスタディでは[11]，CT 陰性かつ腰椎穿刺陰性の患者をフォローアップしたところ，くも膜下出血は 1 例もなかったんだよ．

　結局，検査前確率，施設の CT と読影力を総合して診断していくしかない．病歴から疑わしい（検査前確率が高い）のに CT で白くない場合には，しっかり腰椎穿刺をしておくのがスタンダードだけど，施設によっては CT 陰性後の対応を CTA や MRA でしていくのか脳外科医としっかり話しておくのがいいのだろう．

テイクホームメッセージ

① 頭痛を主訴とする BADNESS はすべての頭痛患者で除外しよう．
② NSAIDs で頭痛がよくなった？　だからといって重大疾患は否定できない．
③ 頭部 CT だけではくも膜下出血を除外できない．疑わしければ腰椎穿刺で除外．

今回の認知エラー

後ろ向き確率エラー（posterior probability error）

　診断確率の推測が，その患者の以前の診断にバイアスを受けること．この症例でも片頭痛という病歴に引っ張られ，悪性の頭痛の確率を低く見積もってしまっている．「いつものアレでしょ」と言いそうになったら，1 歩引いて考えるようにしよう．

●文献

1) Edlow JA, et al：Avoiding pitfalls in the diagnosis of subarachnoid hemorrhage. N Engl J Med 342：29-36, 2000.
2) Polmear A, et al：Sentinel headaches in aneurysmal subarachnoid hemorrhage：what is the true incidence? A systematic review. Cephalalgia 23：935-941, 2003.
3) Hasbun R, et al：Computed tomography of the head before lumbar puncture in adults with suspected meningitis. N Engl J Med 345：1727-1733, 2001.
4) Edlow JA, et al：Clinical policy：critical issues in the evaluation and management of adult patients presenting to the emergency department with acute headache. Ann Emerg Med 52：407-436, 2008.
5) Seymour JJ, et al：Response of headaches to nonnarcotic analgesics resulting in missed intracranial hemorrhage. Am J Emerg Med 13：43-45, 1995.
6) Al-Shahi, et al：Subarachnoid hemorrage. BMJ 333：235-240, 2006.
7) Perry JJ, et al：Sensitivity of computed tomography performed within six hours of onset of headache for diagnosis of subarachnoid haemorrhage：prospective cohort study. BMJ 343：d4277, 2011.
8) Bederson JB, et al：Guidelines for the management of aneurysmal subarachnoid hemorrhage. Stroke 40：994-1025, 2009.

9) Heaseley DC, et al：Clearing of red blood cells in lumbar puncture does not rule out ruptured aneurysm in patients with suspected subarachnoid hemorrhage but negative head CT findings. Am J Neuroradiol 26：820-824, 2005.
10) Graves P, et al：Xanthochromia is not pathognomonic for subarachnoid hemorrhage. Acad Emerg Med 11：131-135, 2004.
11) Wijdicks EF, et al：Long-term follow-up of 71 patients with thunderclap headache mimicking subarachnoid hemorrhage. Lancet 2：68-70, 1988.

（長谷川耕平）

CASE COMMENT

　今回のテーマは「危険な頭痛」ですが，頭痛はERで働く医師にとっても"頭の痛い"症状です．

　危険な頭痛の筆頭格はくも膜下出血なのですが，本当に難しい疾患です．初診時にくも膜下出血を正しく診断されなかったために医療訴訟となる事態が日本中の救急外来で毎年発生しています．

　日本の救急外来で働く医師は，くも膜下出血については勉強しておくことが必要です．本文でも紹介している『The New England Journal of Medicine』[1]の総説は必ず読んでほしいと思います（10年以上前の論文ですが，くも膜下出血の誤診について実によくまとめられています）．

　くも膜下出血の診断には，①くも膜下出血を疑って頭部CTを撮影しようと考えることができるか，②頭部CTで異常を指摘できなかった場合の対応法を理解しているか，の2つのステップがあると考えます．それぞれの段階について，詳細は本文で解説されているので，少しだけ補足意見を述べます．

くも膜下出血を疑って頭部CTを撮影しようと考えることができるか

　日本では頭部CTへのアクセスは米国とは比べ物にならないくらいよい環境にあるので，頭部CT撮影に躊躇することは少ないかもしれません．しかし，なかには感冒とか片頭痛などという診断で頭部CTを考慮されなかった失敗事例も存在します．「上気道症状の伴わない感冒は何かおかしい」「片頭痛の診断には同じ症状が複数回（前兆があるタイプでは2回以上，前兆がないタイプでは5回以上）ないと診断基準を満たさない」ということをよく理解しておく必要があります．また，鎮痛薬を内服して頭痛がよくなったと聞くとつい安心してしまいがちですが，鎮痛薬で頭痛が改善したからといってまったく安心できる情報ではありません[2]．

　千葉大学総合診療部の馬杉らは，頭痛では「突発，増悪，最悪」という3つの性状を質問し，どれも「いいえ」であれば，危険な頭痛である可能性は低くなるというすばらしい報告をしています[3]が，これらの性状は本当に重要であると感じます．詳細な問診を行って，「こんな痛いのは初めて（最悪を示唆）」とか「起こったときが一番痛かった，今は薬を飲んでもうよいのだけれど…（突発を示唆）」とか「頭痛がだんだんひどくなってきたので受診した（増悪を示唆）」という情報が得られた場合は，われわれは油断することなく頭部CTを考慮するべきです．繰り返しになりますが，われわれは他国に比べて圧倒的にCTへのアクセスがよい環境で診療しています．頭部CTの適応は医学的な適応と患者の希望の双方を勘案して判断するべきです．「物が二重に見える…」など急速な動眼神経麻痺も，脳動脈瘤が急速に大きくなっている所見を見落とさないことが大切です．

頭部CTで異常を指摘できなかった場合の対応法を理解しているか

頭部CTのくも膜下出血に対する感度については本文でも紹介されていますが，発症直後では非常に高いものになっています．最近のCTでは感度は100％であるという報告もありますが，これらの報告は神経内科医，脳外科医，放射線科医などの専門医が読影したものであることを忘れてはなりません（CTを撮影すれば必ず放射線科医が読影する米国と，日本では状況が大きく異なります）．日本でのくも膜下出血の誤診例は，頭部CTを撮影しなかったことによる失敗よりも，頭部CTを正しく読影できなかったことが原因であるほうが多いかもしれません．

くも膜下出血を強く疑ったが，頭部CTで所見を認めない場合の対応の仕方は施設によってさまざまであるのが現状です．まず，自分では異常を指摘できなくても，専門医が読影すれば出血を指摘できる場合があるので，上級医，専門医に画像を見てもらえる環境であれば，画像を供覧するのも1つの方法です．僻地の診療所で夜中に撮影した頭部CT写真をデジタルカメラで撮り，脳外科医にメールで送って助けを求めた内科医を知っていますが，多くの医師が「CTをオーダーするのは簡単．しかし読影は苦手，夜中に専門医を呼び出すのは辛い…」という葛藤のなかで診療している日本ではよいアイデアかもしれません（ちなみに私は医師となって3年目のときに，明け方4時に循環器内科の先生の自宅に心電図をFAXして助けを求めたことがあります）．

そのような相談もできない環境では，髄液検査を行うか，CTAやMRIを行うかという選択肢になるのですが，どれを優先するのか，どこまで自分で実施してどこから専門医に依頼するのかは施設によって異なるのが現状であるため，自分の勤務する施設の脳外科医と日頃から話し合っておくことが重要です．腰椎穿刺を行う場合は，痛みの刺激で動脈瘤が再破裂…などということがないように，細心の注意を払ってください．

● 文献

1) Edlow JA, et al：Avoiding pitfalls in the diagnosis of subarachnoid hemorrhage. N Eng J Med 342：29-36, 2000.
2) Pope JV, et al：Favorable response to analgesics does not predict a benign etiology of headache. Headache 48：944-950, 2008.
3) Basugi A, et al：Usefulness of three simple questions to detect red flag headaches in outpatient settings. 日本頭痛学会誌 33：30-33, 2006.

（岩田充永）

CASE 9
家族そろってかぜ？ ちょっと待った！

●研修医による症例提示

患者 32歳女性　　**主訴** 胸痛，失神

　生来健康な32歳の女性が胸痛と失神のため救急外来に搬送となりました．午後いっぱい嘔気，頭痛，めまいがあったようですが，台所で夕食の準備中に胸痛を発症，その後気を失ってしまったとのこと．隣室でテレビを見ていた夫が音を聞いて駆けつけると，妻が床に倒れていたようです．意識は30秒ほどで正常状態に戻り，痙攣様の発作はなかったと話しています．

　既往歴はとくになし．過去に痙攣発作や失神，心臓関連の疾患の既往はないようです．服薬はビタミン剤のみで，喫煙も飲酒もしないとのことです．

　身体所見では体温36.3℃，脈拍106回/分，血圧106/70 mmHg，呼吸数16回/分，室内気酸素飽和度97%．頭部外傷痕なく，頸椎圧痛なし．心音純，肺野清，腹部に圧痛なし．神経学的所見は異常ありませんでした．

　若年女性の失神ですね．痙攣や発作後意識障害もないですから，痙攣発作ではない．午後いっぱい立ち仕事をしていたようですから，いつもの迷走神経反射か脱水による失神ですね．一応，心電図と妊娠反応を検査して，輸液もしておきます．あれ，なんで心電図に虚血性変化があるんですかね．30代女性で虚血性心疾患ってことはないはずですよね．

＊

　研修医が悩んでいると，付き添いの男性も頭痛，嘔気・嘔吐，めまいがあるとこぼし始めた．指導医に言われて緊急で送った血液ガスでは，妻と夫の一酸化炭素ヘモグロビン（CO-Hb）濃度はそれぞれ28%，25%だった．さらに病歴聴取をすると，古い石油ストーブを物置から出して使い始めたばかりだったようだ．

●指導医の分析

　夫婦ともに発症した**一酸化炭素中毒**の症例だ．妻にいたっては，胸痛，失神，虚血性心電図変化という，中枢神経と心臓の臓器障害を起こしており重症中毒だ．高濃度酸素投与はもちろんのこと，高圧酸素療法も考慮しなければならない．確

かに，軽症〜中等症の一酸化炭素中毒の症状はこの患者のように頭痛，嘔気・嘔吐，めまい，筋肉痛と非特異的で見逃されやすい．火災などの明らかな曝露歴がないとなおさらだ[1]．しかし今回のように，1つの場所から複数人が同症状を訴えるというのは一酸化炭素中毒のred flagだから，しっかり疑って病歴を丁寧にとるしかない．

救急外来を訪れることの多いこの疾患は鑑別にあがらないかぎり見逃してしまうし，後遺症もあり死亡率が高い内科救急だ．その死亡率は30％にもなるというスタディがあるから，まったく油断ならない[2]．救急外来を守る医師なら，急性期の病態に対する治療とともに神経学的後遺症を防ぐエキスパートにならなければならない．この症例を通じて，一酸化炭素中毒についてもう1回勉強しよう．

一酸化炭素中毒はcommon

一般的に一酸化炭素中毒は救急外来の疾患と考えられている[3]．米国のデータでは，年に50,000例が一酸化炭素中毒で救急外来を訪れるとされており，事故による中毒では**死亡原因の1位**となっている[4]．やはり暖房を使うことの多い寒い季節によくみられる疾患だが，もちろん自殺企図など意図的な中毒は季節を問わず僕らの前に現れる[5]．

一酸化炭素中毒の病態生理

ご存知のとおり，一酸化炭素は主に炭化水素の不完全燃焼によって形成される．臭いも味も色もない非刺激性の気体なので，部屋に漂っていても僕らにはわからない[6]．

一酸化炭素は体内に入ると，肺毛細血管壁を速やかに拡散し，酸素の200倍の親和性をもってヘモグロビンと結合，CO-Hbを形成する．CO-Hbは酸素ヘモグロビン解離曲線を左側にシフトさせ，**組織への酸素運搬**を阻害することになるわけだ．さらには活性酸素産生を通じて細胞アポトーシスを起こすだけでなく，シトクロムオキシダーゼ系を阻害し**細胞呼吸を抑制**，細胞は窒息してしまうんだ[7]．結果，細胞の集まりである組織，臓器は機能障害を起こす．これが一酸化炭素中毒の非特異的かつ多彩な症状を引き起こすこととなる．

一酸化炭素中毒の**死亡原因となるのは心血管系の障害**であることが多い[8]．上記の病態生理に加えて，一酸化炭素は心筋ミオグロビンにも結合，結果として不整脈，急性冠症候群，肺浮腫，心原性ショックを起こすからだ．

一酸化炭素中毒による中枢神経系の臓器障害として特徴的なのが，**遅発性精神神経障害**(delayed neuropsychological sequelae；DNS)だ．曝露から3〜40日後に起こるのだが，その頻度は46％にも及ぶとされ，一過性から永続性にさまざまな神経学的症状(見当識障害，認知障害，パーキンソニズム，パーソナリティ障害など)を起こす予後の悪い後遺症だ[9]．これをいかに予防するかが，一酸化炭素中毒の研究の1つの焦点となっている．

一酸化炭素中毒の症状

全身の細胞において低酸素状態を起こす一酸化炭素中毒は，あらゆる臓器の機

◎表31　一酸化炭素中毒の症状と頻度

症状	頻度（%）
頭痛	85
めまい	69
全身倦怠感	67
嘔気・嘔吐	52
意識消失	35
呼吸困難	7
胸痛	2

（文献10より）

能障害を起こしうる．それゆえに，一酸化炭素中毒，とくに**軽症～中等症**においては，その症状は多彩かつ非特異的なものとなる．表31のように頭痛，めまい，嘔気・嘔吐といった症状が並び，曝露歴がないと簡単に上気道炎や胃腸炎といった診断をつけてしまいそうだ．実際に，冬季に感冒様症状で救急外来を受診した55人の患者を調査したところ，約1/4においてCO-Hbレベルが10％以上であったというスタディがあるくらいだ．このスタディでは，初めて診療した医師は1人も一酸化炭素中毒と診断しなかったとしている[11]．実際の現場でこんなに一酸化炭素中毒が多いとはちょっと考えにくいけど，警鐘をならすスタディであるといえる．本症例のように，1か所，1つの家庭または1つのイベントから複数の患者が同様の症状を訴えた場合には，一酸化炭素中毒を鑑別に入れよう．そうしないかぎりは見逃してしまう．

重症中毒になると，中枢神経系，心血管系といった重要臓器の機能障害を起こすこととなる．ゆえに症状も中枢神経なら痙攣発作，失神，意識障害，昏睡．心血管系なら胸痛，呼吸困難となる．とくに意識消失は重症度のマーカーとしてよく知られているから，しっかり病歴聴取をしよう[12]．

一酸化炭素中毒の診断

● CO-Hbテスト

一酸化炭素中毒を疑うすべての患者において，CO-Hbをチェックしよう．しかし，**CO-Hbレベルと中毒の重症度や予後とは相関しない**ということは覚えていてほしい[13]．救急外来でのCO-Hbレベルは，一酸化炭素の曝露濃度・時間，救急までの搬送時間，それまでの酸素投与によって大きく変化するからね．あくまで初期スクリーニングの手段であり，重症度の判定には使えないということ．

さて**CO-Hbは動脈血と静脈血どちらから測定する**のがいいのだろうか．基本的には動脈血から採取するのが理想的とされているが，現在までのスタディでは動脈血でも静脈血でもCO-Hbに大きな差はないとしている[14]．静脈採血のほうが患者も痛くないし採血も簡単だから，火災などで多くの曝露患者がいる場合には静脈ですませてしまってもいいだろう．しかし，臨床的にアシドーシスなどを疑う場合にはしっかり動脈採血をしよう．

CO-Hbは非喫煙者であれば3％以上，喫煙者であれば10％以上の場合，異常であるとされている．しかし，CO-Hbが正常値であっても上記の理由から中毒を否定しきれない．症状がある場合には酸素投与を開始し，さらなる精査をして

● 心電図と心筋酵素

一酸化炭素中毒では細胞窒息により心筋虚血や不整脈といった心血管系の合併症が多いのは上述のとおり．必ず心電図と循環モニタリングを行おう．

心筋酵素はすべての患者で検査する必要はない．コンセンサスでは，虚血症状，虚血性心電図変化，冠動脈疾患の既往，65歳以上の場合に調べることを推奨している[6]．

● 妊娠反応

妊娠可能年齢の女性では，必ず妊娠反応をチェックしよう．動物実験であるが，胎児ヘモグロビンから一酸化炭素を引き離すには3倍の時間がかかるとされており，さらに胎児の合併症のリスクが高いとされている．妊娠反応は必ずチェックだ．

● 乳酸

とくに火災の被災者の場合で有用なのが血中の乳酸濃度だ．火災では一酸化炭素だけではなくシアン化物ガスの被曝を受けることがある．これもまた細胞内窒息を起こして非特異的な症状を呈するうえ，迅速に血液検査でわかるものではないので，一酸化炭素中毒よりたちが悪い．しかし，乳酸値が高値を示す場合にはシアン化物による細胞内窒息を示唆するとされている．この場合にはエンピリックにヒドロキソコバラミンなどの拮抗薬を投与しよう．

一酸化炭素中毒の治療

一酸化炭素中毒の治療は何といっても酸素．これが拮抗薬だ．常圧であっても高圧であっても，酸素はCO-Hbの一酸化炭素と拮抗し，ヘモグロビンから一酸化炭素を引きはがし，肺循環から体外へと排出させる．実際に体内での一酸化炭素の半減期は，室内気で300分，非再呼吸マスクで90分，高圧酸素下なら30分とされている．とにかく非再呼吸マスクでたっぷり酸素を吸ってもらうことが第1選択だ．間違っても鼻カニュラでタラタラ流してはならない．

● 高圧酸素療法っていつ使う？

さて，いつも議論の分かれるのが高圧酸素療法の有用性と適応だ．理論的には，血中に溶解する酸素を増加，一酸化炭素の体外への排出を促進するだけでなく，シトクロムオキシダーゼから一酸化炭素を引きはがすから，その中毒には有効ということになる．

現在まで遅発性脳症の予防効果を評価する数多くのランダム化比較試験（RCT）が行われている．しかしながら，その研究の質，結果ともに一致していないんだ．6つのRCTをまとめたコクランレビューでは，高圧酸素療法が遅発性精神神経障害を予防するという十分な根拠はない，としている[15]．また2008年の米国救急医学会のポリシーステートメントでは，「高圧酸素療法は1つの治療オプションであるが，絶対的に必要なものではない．また，どの患者が高圧酸素療法による利益・不利益を得るかということは不明である」としている[16]．しかし，いくつかのRCTで高圧酸素療法の有効性が示唆されていること，重症中毒における予後の悪さから，まだまだこの治療法は利用されている．

さてその適応はどうか．残念ながら一酸化炭素中毒の重症度は，CO-Hb濃度と相関しないし，それを測るスコアリングシステムも存在しない．一般的にはそ

◎表 32　教科書的な高圧酸素療法の適応

- 中枢神経系異常：意識消失，失神，昏睡，痙攣発作
- 心血管系異常：心電図虚血性変化，心筋酵素の逸脱
- 妊婦：胎児仮死徴候

(文献 6 を改変)

の適応は，意識消失，失神，昏睡，痙攣発作，アシドーシス（pH＜7.1），神経精神異常，心筋虚血，胎児仮死とされている[6]（表 32）．

妊婦には要注意？

　妊婦を前にするということは，2 人の患者を相手にすることと同じであり，その生理も特殊であることから注意が必要だ．われわれのもつヘモグロビン A と比較して，胎児ヘモグロビンは一酸化炭素とより親和性が高いとされており，急性の重症一酸化炭素中毒は**妊婦および胎児の高い死亡率と関係**があることが知られている[17]．

　治療では，常圧酸素を通常より長く使用することが推奨されている一方，高圧酸素療法ではこれまた議論がある．高圧酸素療法の RCT では妊婦は除外されているのだが，動物実験では高圧酸素により流産が減少したとされている[18]．上述の Goldfrank や Haddad といった教科書のコンセンサスではあるが，妊婦における**高圧酸素療法の適応**は，胎児仮死徴候，それがなければ妊婦以外の場合と同様，としている．しかし妊婦の一酸化炭素中毒をみたら，産婦人科および高圧酸素療法をもつ施設とよく話し合う必要があるだろう．

＊

　一酸化炭素中毒は死亡率も高く，予後も悪い内科救急疾患だ．しかしその症状は非特異的であり，感冒などとごみ箱診断されやすいのは説明したとおり．

　救急外来を守る医師の心得であるが，感冒や胃腸炎とアンカーリングする前に 1 歩引いて，致死的な鑑別診断をもう一度考えること．これが患者とあなたを守ることになる．

テイクホームメッセージ

① 一酸化炭素中毒の症状はとにかく非特異的．1 か所から複数人が同じ症状を訴えたら red flag だ．
② 救急外来での CO-Hb 濃度と中毒の重症度は一致しない．カギとなる中枢神経，心血管系の症状について病歴聴取と検査をしよう．
③ 一酸化炭素中毒の拮抗薬は酸素．まずは常圧でたっぷりの酸素．重症中毒に関しては，高圧酸素療法のできる施設と議論しよう．

> **今回の認知エラー**
>
> **確証バイアス(confirmation bias)，ステレオタイプ(stereo type)**
> 以前に勉強した認知エラーがやはりここでも起きている．「立ち仕事をしていた」から（所見を自らの診断に都合よく解釈する確証バイアス），「若い女性」だから迷走神経反射（ステレオタイプ）と決めつけてしまったね．

●**文献**

1) Ernst A, et al：Carbon monoxide poisoning. N Engl J Med 339：1603-1608, 1998.
2) Hardy KR, et al：Pathophysiology and treatment of carbon monoxide poisoning. J Toxicol Clin Toxicol 32：613-629, 1994.
3) Tibbles PM, et al：Treatmetn of carbon monoxide poisoning. Ann Emerg Med 24：269-276, 1994.
4) Hampson NB, et al：Carbon monoxide poisoning：a new incidence for an old disease. Undersea Hyperb Med 34：163-168, 2007.
5) Centers for Disease Control and Prevention. Unintentional non-fire-related carbon monoxide exposures—United States, 2001-2003. MMWR 54：36-39, 2005.
6) Tomaszewski C：Carbon monoxide. *In*：Goldfrank LR, et al：Goldfrank's Toxicologic Emergencies. pp1689-1704, McGraw-Hill, New York, 2006.
7) Weaver LK：Carbon monoxide poisoning. Crit Care Clin 15：297-317, 1999.
8) Satran D, et al：Cardiovascular manifestations of moderate to severe carbon monoxide poisoning. J Am Coll Cardiol 45：1513-1516, 2005.
9) Thom SR, et al：Delayed neuropsychologic sequelae after carbon monoxide poisoning：prevention by treatment with hyperbaric oxygen. Ann Emerg Med 25：474-480, 1995.
10) Shannon MW, et al：Haddad and Winchester's clinical management of poisoning and drug overdose. p1297, Saunders, 2007.
11) Dolan MC, et al：Carboxyhemoglobin levels in patients with flu-like symptoms. Ann Emerg Med 16：782-786, 1987.
12) Piantadosi CA, et al：Carbon monoxide poisoning. Undersea Hyperb Med 31：167-177, 2004.
13) Harper A, et al：Carbon monoxide poisoning：undetected by both patients and their doctors. Age Ageing 33：105-109, 2004.
14) Touger M, et al：Relationship between venous and arterial carboxyhemoglobin levels in patients with suspected carbon monoxide poisoning. Ann Emerg Med 25：481-483, 1995.
15) Juurlink DN, et al：Hyperbaric oxygen for carbon monoxide poisoning. Cochrane Database Sys Rev（1）：CD002041, 2005.
16) Wolf SJ, et al：Clinical policy：critical issues in the management of adult patients presenting to the emergency department with acute carbon monoxide poisoning. Ann Emerg Med 51：138-152, 2008.
17) Elkharrat D, et al：Acute carbon monoxide intoxication and hyperbaric oxygen in pregnancy. Intensive Care Med 17：289-292, 1991.
18) Cho SH, et al：The experimental study on the effect of hyperbaric oxygen on the pregnancy wastatge of rats with acute carbon monoxide poisoning. Seoul J Med 23：67-75, 1982.

（長谷川耕平）

CASE COMMENT

疑う者は救われる

「一酸化炭素中毒は内科なの？」と思われる方も多いと思います．確かに，状況から明らかに一酸化炭素中毒が疑われる場合には内科医が診療することは少ないでしょう．では，なぜ内科医が一酸化炭素中毒について知っておかなくてはならないのか．それは，一酸化炭素中毒が最初に考慮されなかった多くのケースでは，なんらかの主訴で最初に内科医が診療にあたることが多いからです．

一酸化炭素中毒診療において最も重要なことは，一酸化炭素中毒を疑うセンスを磨くことです．「一酸化炭素中毒の可能性がある！」と考えることさえできれば，血液ガス分析で一酸化炭素結合ヘモグロビン濃度（CO-Hb）を測定することができる施設では診断に難渋することはありません．自施設の血液ガス分析器がCO-Hbを測定できるかを確認しておくことを勧めます．血液ガス分析でCO-Hbが測定できない場合は，呼気一酸化炭素測定器（禁煙外来などで使用されます）を用いるとよいでしょう．

疑うことが大切な一酸化炭素中毒，今回は見落とされそうになった事例を紹介したいと思います．

症例1 家族そろってかぜひいちゃったんです

4人家族が37℃台の微熱と頭痛でそろって夜中に受診した．話を聞くと，4人とも夜9時頃から症状が出現したという．診察医は「家族でかぜをひいたんでしょう…」と思ったが，症状の出現が全員同じ時期というところに疑問をもった．詳しく病歴を聞くと，全員入浴後から症状を訴えていることが判明，CO-Hb濃度は30%以上であった．結局，ガス給湯器の不調による一酸化炭素中毒であることが判明した．

症例1の教訓

家族皆が同じ時期に発症するウイルス感染症は何かおかしい．家族内感染なら症状発症に時間差があるはず．症状発症が同じ時期ならば中毒を考慮すること．

症例2 薬剤多量内服と思っていました

24歳男性がベンゾジアゼピン系薬剤を100錠内服したということで救急搬送された．意識レベルはJCS Iで頭痛を訴える．搬送した救急隊に話を聞くと，「救急隊が到着したときには歩行が可能で，家族に支えられて玄関で救急車を待っていた」と．服用量は中毒量には達していないため経過観察していたところ，家族から「部屋に目張りをして薬を内服した．練炭も燃やしていた」という情報があり，一酸化炭素中毒が判明した．

症例2の教訓

自殺企図の方法は1つだけとは限らない．1つの薬剤だけか，外傷は合併していないか，一酸化炭素中毒は合併していないか，自問しよう．詳細に発見者から情報収集すること．

症例3 真夏に車内で意識障害，発汗多量．熱中症でしょう…

真夏の熱中症シーズンに60歳男性が車内で意識障害，発汗多量で救急搬送．体温41℃で熱中症を疑い，冷却と輸液を開始．体温が38℃に下がった後も意識障害が改善しない．頭部CTも異常なし．その後，警察から「自宅で遺書が発見された」と連絡あり，CO-Hb濃度を測定したところ40%であった．

第Ⅱ章　見逃し・誤診症例に迫る！

> **症例3の教訓**
> 　発症状況だけで，すぐに1つの診断に飛びつかないこと．誤診や見落としは，1つの診断に飛びついて，他の可能性をまったく考慮しなかった場合に起こる．意識障害の鑑別は慎重に行うこと．

症例4　バーベキューで飲みすぎたんでしょう…

20代の男性が3人，屋外でバーベキュー中に頭痛と気分不快で受診した．アルコール多飲による急性アルコール中毒として輸液をしていたが，実はCO-Hb濃度が25％以上であった．

> **症例4の教訓**
> 　屋外でも一酸化炭素中毒は発症しうる．同じ環境で同じ症状を同じ時期に発症したら，必ず一酸化炭素中毒を考慮すること．

（岩田充永）

ちょっと小話 6　リスク管理教育

　筆者の所属するレジデンシープログラムでは，最終学年の1か月を利用し管理・運営を学びます．M&Mカンファレンスの準備・司会もそこに含まれますが，ほかにも救急部運営陣の会議に参加し，経営，リスクマネジメント，医療の質管理などを学びます．そこで指導医になるという覚悟を固めていきます．

　その一環として人気なのが，CRICOという医療リスク管理を専門とする企業への訪問．CRICO RMF(risk management foundation)は，1970年代の医療訴訟クライシスを背景にできた会社．ハーバード大学関連病院が中心となって設立されています．当初は医療訴訟に対する保険，弁護士の手配，弁護側に立つmedical expertの手配などの訴訟対策として始まりました．企業にお邪魔して何をしているかというと，医療訴訟の実際と保険の成り立ちを話し合う，医療訴訟専門弁護士の話を聞く，2時間ほど使って実際にあったケース(もう結審している)を分析する，などです．

　ご存知のように，救急医療はハイリスク産業です．救急外来はオペ室やICUとならびエラーの起こりやすい場所であるうえに，会ったことのない患者と非常に短時間で人間関係を築く必要があります．さらに，患者は，ただの風邪から死に至る疾患をもっている可能性がある．質はさまざまで，病状はたいてい不明確です．

　それにしては，救急外来は何とかうまくやっているようです(改善の余地は多いですが)．訴訟の絶対数は外科と産婦人科よりはだいぶ少なく，救急レジデントの訴訟保険は月1,000ドルにとどまっています．日本と比べると法外ですが，それでも脳外科よりはずっと安いのです．ただし訴訟請求をよく見ると，学ぶところは多く，その原因の半分以上は診断関連，1/4は治療関連，次に患者の安全管理，薬剤と続きます．さらに診断関連の要因を詳しく見ると，病歴・身体所見，検査のオーダーや解釈に問題があることが大多数のようです．

（長谷川耕平）

CASE 10
脳卒中の予備軍に気をつけろ！

●研修医による症例提示

患者 65歳男性　　**主訴** 右上肢脱力感

　糖尿病の既往をもつ65歳，右利きの男性が突然発症の右上肢脱力のため，救急外来に搬送となりました．来院1時間前，昼食中に右手でコップを保持できなくなり落としてしまったとのこと．頭痛と嘔気もあったそうです．その後，20分ほどで徐々に右上肢脱力は改善，来院時には正常に戻ったようです．その他，頭部外傷，複視，失語，構語障害，下肢脱力，しびれ感などはなかったとのこと．

　既往歴は高血圧と糖尿病のみ．服薬はメトホルミンとアテノロールのみで，喫煙歴は1箱/日×40年とのことでした．

　身体所見では体温36.3℃，脈拍86回/分 不整，血圧170/95 mmHg，呼吸数16回/分，室内気酸素飽和度96%．心音純，肺野清．意識清明で神経学的所見は異常がありませんでした．ベッドサイドの血糖値は180 mg/dL．

　高齢男性での頭痛と一過性の右上肢脱力ですね．来院時には神経学的に異常がありませんが，頭痛があったので頭部CTで脳出血は除外しておきました．頭痛があるので一過性脳虚血発作（transient ischemic attack；TIA）は考えにくいですね．患者さんもよくなったから帰りたいと言っていましたし，複雑性片頭痛で一過性の頭痛と脱力が説明できますから，退院してもらいました．

＊

　翌朝，この患者さんは右上肢・下肢の完全麻痺，右顔面筋麻痺，失語の状態でベッドで発見され，救急外来に再搬送となった．緊急の頭部CTには亜急性の左中大脳動脈領域梗塞がはっきりと映っていた（図12）．

●指導医の分析

　この症例は，TIAから左中大脳動脈領域の虚血性脳梗塞に進行してしまったんだね．初診時の脈拍が不整だったことから，心房細動による心原性塞栓が原因かもしれないな．

　TIA患者は救急来院時には症状が改善しており，救急医としてはやや面白みに

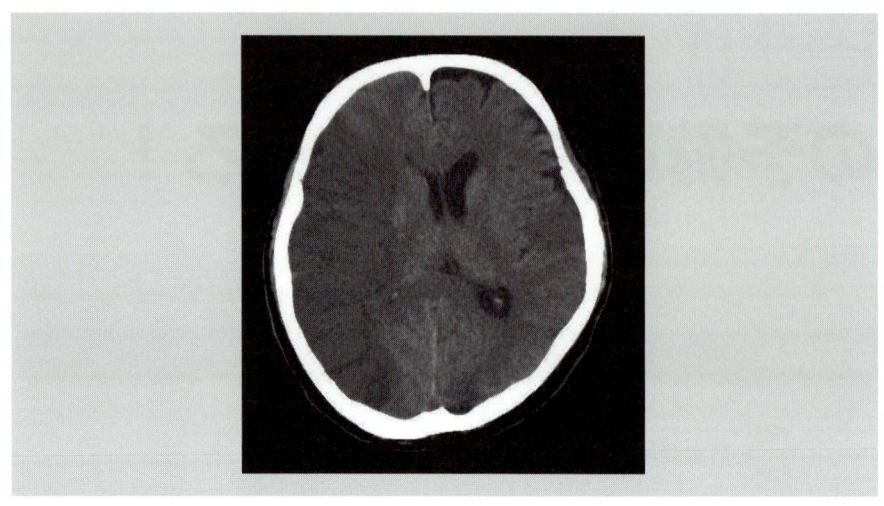

◎図12　頭部CT

欠ける疾患かもしれない．しかし，この10年ほどで，TIAに関する研究が蓄積され，救急の現場における診療も大きく変わってきている．いい機会だから，これらの失敗から僕らは学んでいかなければならない．

最近の研究では**TIA患者の5%が2日以内に，7%が7日以内に脳梗塞を発症する**ことが明らかにされている．これは以前考えられていた頻度よりかなり多いんだ[1]．救急外来受診後から1週間以内に，多くの患者が脳卒中を発症しうるということは，その予防に対する闘いは救急外来から始まっているということだ．ここでは，いかにTIA患者（とくに脳卒中に移行するハイリスク患者）と特定するか，診断，治療，救急外来後のプランに重点を置いて復習しよう．

TIAの定義とは

TIAの古典的定義は「脳組織の虚血に起因する急性の神経巣症状で，24時間以内に完全に改善するもの」だった．しかし近年のMRIの発達と，血栓溶解療法が超急性期の脳梗塞に適応となることから，その定義に疑問符が投げかけられている[2]．確かに発症から24時間待ってTIAか脳梗塞かどうかを見極めていたら，血栓溶解療法のタイミングを完全に逸してしまうよね．そこで近年のTIA Working Groupでは「**脳局所または網膜の虚血に起因する，短時間持続の神経学的異常であり，通常は1時間以内に改善し，かつ脳梗塞の所見がない**」という新しい定義を提案している[3]．さらに2007年の『JAMA』の論文では，非特異的な症候を含んだ大きな概念としてtransient neurologic attack（TNA）というものを提唱しているから，読むことをお勧めするよ[4]．

TIA患者の7%が1週間以内に脳梗塞を発症

虚血性脳梗塞とTIAは同じ疾患プロセス上にある症候群だ．**虚血性脳梗塞患者の実に15%にはTIAが先行する**[5]．さらに，脳卒中は日本人の死因第3位に入ることからも，TIAがまれな疾患ではないことは容易に理解できる．米国のデータだが，1.1人／1,000人年がTIAで救急外来を訪れるというから，まさに

◎表33　TIA の臨床症状

血管支配領域	代表的な症状
前部大脳循環系	• 視力障害 • 言語障害 • 片麻痺 • 片側の感覚障害 • 四肢の痙攣（limb-shaking TIA）
後部循環系（椎骨脳底動脈系）	• 脳神経症状（視野障害，複視，顔面の感覚障害，構語障害，嚥下障害） • 小脳症状 • 意識障害 • 両側の麻痺または感覚障害
深部血管	• ラクナ症候群 • 純粋な運動または感覚障害 • 片麻痺（顔面＋上肢＋下肢） • 片側の感覚障害

common な疾患だね[5]．そして知ってのとおり，脳卒中は恐ろしい疾患だ．その 11～18％ が死亡し，生存者でも 3 人に 1 人は日常生活で自立できず，5 人に 1 人は歩行に補助が必要となり，70％ は以前の職業に戻ることができない[6]．

脳梗塞に移行しうる TIA 患者に早期から介入することにより，予後が改善されることが，近年明らかになっている．つまり救急外来における TIA 患者の同定，とくに脳梗塞に移行しやすいハイリスク患者を同定することが非常に重要ということだ．

TIA の病態生理

虚血性脳梗塞と同様に，TIA の病態も多彩だ．大きく分けると，①大血管の動脈硬化，②心原性塞栓，③小血管病変，④その他（動脈解離や凝固能亢進状態），の 4 つとなる．とくに脳梗塞に TIA が先行する場合には，①の大血管の動脈硬化が原因となり，その末梢血管に血栓塞栓を起こすというのが代表的な病態生理と考えられている．復習となるが，その症状は病変血管に特異的なものとなる（表33）．

TIA の診断

TIA は**定義からして，臨床診断**だ．典型的には表33 にあげる神経巣症状が急性発症，そして 10～60 分ほど継続する．そして巣症状とはいいがたい意識障害やめまいなどは TIA であることはまれとされている[7]．

この症例では頭痛があるゆえに TIA ではないと判断してしまったが，**TIA でも頭痛を訴えることがある**んだ．実に，TIA および虚血性脳梗塞患者の 4 人に 1 人以上が頭痛を訴えていたとのスタディがある[8]．とくに年齢が若く，女性で，片頭痛と糖尿病の既往をもつと頭痛を併発することが多いらしい．「巣症状＋頭痛＝脳出血や複雑性片頭痛」と決めつけてはならないことは覚えておこう．

TIA の鑑別診断を表34 にあげる．とくに症状が長期に及ぶ場合（1 週間以上），認知障害，意識消失，発症時の痙攣発作，巣症状ではない非特異的症状を認める場合は，これらの鑑別診断の可能性が高い．

◎表34　TIA の鑑別診断

- 低血糖（必ずベッドサイドで血糖をチェック）
- 脳出血，脳腫瘍
- 痙攣発作
- 複雑性片頭痛
- 失神
- 髄膜炎，脳炎，脳膿瘍
- 内耳疾患（良性発作性頭位めまい症，メニエール病，前庭神経炎）

◎表35　TIA から脳梗塞への移行のリスク因子

- 年齢＞60 歳
- 高血圧＞140/90 mmHg
- 糖尿病
- 肥満
- 喫煙
- アルコール摂取

（文献12 より）

TIA の検査

　TIA 患者を診たら，まずはベッドサイドで血糖値，そして心電図をチェックするのは基本だね．とくに心房細動は脳卒中移行へのリスク因子だから注意しよう．

　TIA 患者における頭部 CT は必須なものとはいえない．脳出血を疑わず，迅速に MRI を撮影する予定があるなら，脳虚血に対する感度の高い MRI のみで十分な可能性がある．実際に TIA 患者の頭部 CT で新しい梗塞巣が発見されたのは 4% にすぎなかった[9]．

　より感度の高い MRI であるが，これは TIA に対するパラダイムを変えてしまうくらいのインパクトがあった．**臨床的に TIA と診断された患者の実に 60% に，MRI 拡散強調画像で脳虚血の所見が映っていたんだ**[10]．またこのような患者群は，早期に脳卒中に移行するリスクが高いことも知られている[11]．MRA において血管病変を評価できることからも MRI/MRA の重要性は高いね．

ハイリスク患者の同定

　救急における TIA 患者の管理の目的は，その後の脳卒中の予防にあるのは前述のとおり．そこで必要となるのが，より脳梗塞に移行しやすい**ハイリスク群を同定，入院させて早期の介入を促す**ことだ．低リスク群でももちろん介入は必要だが，これらの患者は退院させ，アスピリン内服と早期の神経内科外来フォローアップで介入できる．

　まず1つの目安となるのが，脳梗塞に移行しやすい TIA 患者群のリスク因子だ（表35）．

　さらに近年は，ハイリスク群を同定する研究が盛んで，これらリスク因子を利用した臨床予測ルール（clinical prediction rule）がいくつかできている（表36）．これらは救急外来において TIA 患者のリスクを予測する際のすばらしい道具となるから覚えておこう．

　このうち最も検証されているのが，2003 年に Rothwell らによって提案された **ABCD ルール**[13]．因子の頭文字，Age, Blood pressure, Clinical symptoms, Duration を使用しているので覚えやすい．カリフォルニアルール[14]との違いは糖尿病の代わりに高血圧を因子として使っていることだ．この ABCD ルールはさまざまなスタディで検証されており，スコア5点以上であると7日以内の脳卒中リスクが 8.3〜19.1% とハイリスクになっている（表37）．

　最新のルールは 2007 年に Johnston らによって提唱された **ABCD 2 ルール**

◎表36　TIAハイリスク群の臨床予測ルール

ルール	因子	スコア
カリフォルニアルール	年齢≧60	1
	糖尿病	1
	片側麻痺	1
	言語障害	1
	症状持続時間＞10分	1
ABCDルール	Age：年齢≧60	1
	Blood pressure：	
	血圧≧140/90 mmHg	1
	Clinical symptoms：	
	片側麻痺	2
	言語障害	1
	Duration：	
	≧60分	2
	10〜59分	1
	＜10分	0
ABCD 2ルール	Age：年齢≧60	1
	Blood pressure：	
	血圧≧140/90 mmHg	1
	Clinical symptoms：	
	片側麻痺	2
	言語障害	1
	Duration：	
	≧60分	2
	10〜59分	1
	＜10分	0
	Diabetes：糖尿病	1

（文献13〜15より）

◎表37　臨床予測ルールスコアと脳卒中発症リスク

ルール	スコア	2日間の脳卒中発症リスク(%)	7日間の脳卒中発症リスク(%)
カリフォルニアルール	4	6.8	10.0
	5	7.1	12.5
ABCDルール	4	3.4	5.0
	5	6.1	8.3
	6	7.7	11.1
ABCD 2ルール	4	3.8	5.5
	5	5.1	7.2
	6	8.8	12.3
	7	6.3	10.6

（文献15を改変）

だ[15]．これはABCDルールにもう1つのD(diabetes)を加えたもの．このルールの強みは2日以内のリスクを検証していることだ．つまり救急外来で診た患者で低リスクであれば，2日以内の外来フォローも可能であることを示唆している．救急外来を守る医師にとっては強い味方だ．このABCD 2ルールスコアは前者2つに比べても，より正確に2日間，7日間の脳卒中発症リスクを予測するのだが[15]，弱点は完全に独立したスタディ集団で検証されていないこと．今後のさらなる研究に期待したいね．

さらに，これら臨床予測ルールに含まれていないが，忘れてはならない**ハイリスク因子として，心房細動とTIA/脳卒中の既往がある**．心房細動のある患者で抗凝固治療を行わないと，2〜10例/患者100人年のTIA/脳卒中発症があるのは知ってのとおりだね[16]．心房細動かつTIA/脳卒中の既往がある患者はさらにリスクが高く，再度のTIA/脳卒中リスクはアスピリン内服していても，10〜11例/患者100人年となってしまうんだ．ABCDスコアに含まれていないからといって油断はできない[17]．

さて，今回の症例をABCD 2スコアで見直してみると，年齢で1点，血圧で1点，片側麻痺で2点，症状持続時間で1点，糖尿病で1点の計6点とかなりのハイスコアだ．その2日間，7日間の脳卒中リスクは8.8%と12.3%とかなり高い．おまけに心房細動まである．このような患者を帰してしまうのは危険であり，入院の

帰すか入院させるか，そこが問題

TIA 患者の入院・退院の判断はかなり難しい．現時点では明瞭な標準というものは存在せず，米国でも病院の実情，患者人口構成などによって，その臨床プラクティスの多様性が大きいことが明らかになっている[5]．

しかし TIA 疑いの患者を全例入院させるわけにはいかない．やはりここで目安となるのが ABCD または ABCD 2 スコアを使ったリスク分類だろう．前述したデータからも，早期介入によって脳卒中の発症を 80% 減少させたというスタディ[18, 19]からも，**中等度～高リスク群は入院精査．低リスク群では退院させても早期の外来フォローアップ**が必要だ．

テイクホームメッセージ

① TIA 患者は脳卒中の予備軍．2 日以内に 5% が，7 日以内に 7% が脳梗塞を発症する．
② TIA 患者は ABCD または ABCD 2 スコアを使い，リスク分類をしよう．中等度～高リスク群は入院精査を．
③ 高リスク因子は ABCD 2 だけではない．心房細動，TIA/脳卒中の既往にも気をつけよう．

今回の認知エラー

代表性エラー（representativeness heuristic）

医師が特定の疾患に固執し，それを説明できる症状を探してしまう傾向．ここでも「一過性の頭痛ゆえに複雑性片頭痛を考え，一過性の脱力も説明できる」とその診断の事後確率を過大に評価してしまっているね．

● 文献

1) Shah KH, et al：Short-term prognosis of stroke among patients diagnosed in the emergency department with a transient ischemic attack. Ann Emerg Med 51：316-323, 2008.
2) Shah KH, et al：Transient ischemic attack：review for the emergency physician. Ann of Emerg Med 43：592-604, 2004.
3) Albers GW, et al：Transient ischemic attack—proposal for a new definition. N Engl J Med 347：1713-1716, 2002.
4) Bos MJ, et al：Incidence and prognosis of transient neurologic attacks. JAMA 298；2877-2885, 2007.
5) Edlow JA, et al：National study on emergency department visits for transient ischemic attack, 1992-2001. Acad Emerg Med 13：666-672, 2006.
6) Black-Schaffer RM, et al：Return to work after stroke. Arch Phys Med Rehabil 71：285-290, 1990.
7) Landi G, et al：Clinical diagnosis of transient ischaemic attacks. Lancet 339：402-405, 1992.
8) Tentschert S, et al：Headache at stroke onset in 2196 patients with ischemic stroke or transient ischemic attack. Stroke 36：e1-e3, 2005.
9) Doublas VC, et al：Head computed tomography findings predict short-term stroke risk after tran-

sient ischemic attack. Stroke 34：2894-2898, 2003.
10) Lamy C, et al：Diffusion-weighted MR imaging in transient ischemic attack. Eur Raiol 16：1090-1095, 2006.
11) Redgrave JNE, et al：Systematic review of associations between the presence of acute ischemic lesions on diffusion-weighted imaging and clinical predictors of early stroke risk after transient ischemic attack. Stroke 38：1482-1488, 2007.
12) Sacco RL, et al：Guidelines for prevention of stroke in patients with ischemic stroke or transient ischemic attack. Stroke 37：577-617, 2006.
13) Rothwell PM, et al：A simple score(ABCD)to identify individuals at high early risk of stroke after transient ischemic attack. Lancet 366：29-36, 2005.
14) Johnston SC, et al：Short-term prognosis after emergency department diagnosis of TIA. JAMA 284：2901-2906, 2000.
15) Johnston SC, et al：Validation and refinement of scores to predict very early stroke risk after transient ischemic attack. Lancet 369：283-292, 2007.
16) Ruigomez A, et al：Risk of cerebrovascular accident after a first diagnosis of atrial fibrillation. Clin Cardiol 30：624-628, 2007.
17) Gage BF, et al：Selecting patients with atrial fibrillation for anticoagulation：stroke risk stratification in patients taking aspirin. Circulation 110：2287-2292, 2004.
18) Rothwell PM, et al：Effect of urgent treatment of transient ischaemic attack and minor stroke on early recurrent stroke(EXPRESS study). Lancet 370：1432-1442, 2007.
19) Lavellée PC, et al：A transient ischaemic attack clinic with round-the-clock access(SOS-TIA). Lancet Neurol 6：953-960, 2007.

（長谷川耕平）

CASE COMMENT

　一過性脳虚血発作（TIA）と急性虚血性脳卒中（acute ischemic stroke）の関係は，不安定狭心症と急性心筋梗塞の関係によく似ています．不安定狭心症と急性心筋梗塞が併せて急性冠症候群（acute coronary syndrome）という概念で考えられるようになってきたように，血栓溶解療法が普及するなかで，今後は急性脳虚血症候群というような概念で考えられるのかもしれません．

　ここでは，TIAを不安定狭心症と比べながらコメントします．

TIAは臨床診断であることを肝に銘じよう

　不安定狭心症の定義は臨床診断です（新しく始まった狭心症状，安静時の狭心症状，増悪する狭心症状）．症状から不安定狭心症を疑った場合は，ERでの12誘導心電図や心筋酵素検査で異常がなくても，安易に否定してはならず慎重な経過観察や循環器医への相談が必要であることは，CASE 17（→p138）でコメントします．これらの検査は，「冠動脈形成術を緊急で行うべきか」を判断する材料であって，疾患を否定できる道具ではないということです．

　同様にTIAも臨床診断で，しかも診察時には症状が改善している場合がほとんどなので，病歴聴取でしか診断がつかない疾患であることを肝に銘じておく必要があります．ABCD 2スコアもMRI拡散強調画像も脳梗塞へ移行するリスクを判断する材料にはなりますが，TIAを否定する材料にはならないのです．

その症状は本当に脳虚血に起因する症状か

　TIAが臨床診断であるにもかかわらず，われわれは詳細な病歴聴取なしに安易にこの病名を乱発してはいないでしょうか．

　脳虚血に起因する神経巣症状ということは，本文表33のように多くの場合は一側性の症状

を呈します．このことを認識しないでTIAを乱発していると，「一過性意識消失で受診した患者をTIAと診断したが，実は重篤な不整脈であった」（失神だけでほかに神経巣症状を呈さない場合は，定義からしてTIAとは診断できませんね）とか，「両下肢の一過性脱力としびれで受診した患者をTIAと診断したが，実は大動脈解離であった」（大動脈解離に伴う神経所見は変化しやすいことが多いため，出現部位を意識していないとTIAと誤診されやすい）という誤診のリスクを負うことになります．

　胸痛患者では，虚血性胸痛の可能性を念頭に病歴聴取を行うのと同様に，TIAを疑ったのであれば，「その症状は本当に脳虚血に起因するもので説明がつくのか．どこの血行支配領域の症状なのか」を検討する習慣をつけておくと，「あれ，これってTIAとしては血流支配がわからない．非典型的じゃない？」と気づくセンスが身につきます．

MRIが正常ならば安心か

　本文中に述べられているように，TIA患者でMRI拡散強調画像で脳虚血所見を認める場合は脳梗塞へ移行するリスクが高いため，実施可能な施設ではMRI/MRAでの評価が推奨されます．しかし，ここでも解釈に注意が必要です．「MRIで虚血所見があるので，脳梗塞へ移行のリスクが高いためstroke care unitで治療を開始」という判断は正しいのですが，決してMRIで虚血所見がないので脳梗塞への移行のリスクがないわけではありません．発症3時間以内の急性脳梗塞患者を対象にした研究でもMRI拡散強調画像の感度は73％程度で，超急性期の脳梗塞においても3割近くの偽陰性が出てしまう検査なのです[1]．TIAにおいても画像検査は多くの情報を提供してくれますが，画像所見が認められればハイリスクとして要注意，所見がなくても否定はできないという点に十分留意する必要があります

●文献

1) Chalela JA, et al：Magnetic resonance imaging and computed tomography in emergency assessment of patients with suspected acute stroke：a prospective comparison. Lancet 369：293-298, 2007.

（岩田充永）

CASE 11
本当に尿路感染症でいいの？
高齢者の意識障害

●研修医による症例提示

患者 72歳男性　　**主訴** 意識障害

　糖尿病と高血圧の既往をもつ72歳の男性が意識障害で救急搬送となりました．患者の妻によると，今朝から患者は傾眠傾向で混乱しているとのこと．昨日は頭痛と全身倦怠感を訴えていたようですが，とくに発熱，腹痛，下痢，排尿痛などはなかったようです．最近転倒したこともないようです．

　服薬はインスリンとカプトプリルのみで，最近処方が変わったということもなし．喫煙歴は1箱/日×40年だが飲酒はなし．

　身体所見では体温36.3℃，脈拍116回/分，血圧106/30 mmHg，呼吸数16回/分，室内気酸素飽和度97%．Glasgow Coma Scale（GCS）は13（E 3, V 4, M 6）．場所・時間に関して見当識障害を認めます．肺野清，腹部圧痛なく，皮疹もなし．傾眠傾向で神経学的所見が取りにくいのですが，自発的に四肢を動かしています．

　血糖値は180 mg/dL．採血で電解質，腎機能，肝機能に異常なし．心電図も異常なし．一応頭部CTを撮ったのですが，これも出血などはなし．さらに胸部X線に肺炎もありません．発熱はないので髄膜炎はないですよね．原因がわからなくて困っていると，祈るような気持ちで出した尿検査がWBC 5〜10/hpfで助かりました．高齢者にありがちな尿路感染症による意識障害ですよね．シプロフロキサシンでも打って，内科に入院してもらいましょう．

＊

　入院10時間後，患者さんの意識状態はさらに悪化，そして全身性痙攣を発症した．内科医による腰椎穿刺で急性細菌性髄膜炎の診断となった．

●指導医の分析

　高齢者の意識障害は，病歴が取れないうえに鑑別診断も多く，診断に困ることが多い．実際に肺炎や尿路感染症が原因であることが多いが，今回のようにアンカーリングで引っかかってはならない．膿尿の存在で満足する前に，「致死的な疾患を見逃していないか」と，もう一度立ち止まろう．これが救急医の思考回路だ．

　細菌性髄膜炎はまれな疾患だが，これこそ内科救急疾患の代表格．救急感染症

◎表38　髄膜炎の症候とその感度

症候	感度(%)	症候	感度(%)
発熱	85	頭痛	50
項部硬直	70	巣症状	70
意識障害	67	皮疹	22
上記3つすべて	46	Kernig徴候	9
上記のうち≧1つ	99	jolt accentuation	97

(文献3を改変)

領域では敗血症，壊死性筋膜炎に並ぶ3大致死的疾患といってよい．そのくせ上気道炎様症状で始まることが多いため，**診断が難しく見逃されることも多い**[1]からたちが悪い．実際に救急では4割が見逃されたというスタディもある．そのうえ，早く治療をしないと予後が悪い．その**致死率は20〜30%**に及ぶことがあり，1/3の患者に長期的な神経学的後遺症も残す．それゆえに救急医が訴えられる原因となることも多いんだ．

「でも発熱もない，項部硬直もない髄膜炎なんて信じられない」という声が聞こえてきそうだ．しかし，とくに高齢者では，こんな難易度の高い細菌性髄膜炎が存在する．発熱なしで意識障害のあった84人の高齢者で，その12%に髄膜炎を認めたというスタディもあるくらいだ[2]．気を落とさずに，1歩上の臨床医を目指して勉強しよう．今回は細菌性髄膜炎の診断と治療に重点を置くよ．

髄膜炎といえば発熱，項部硬直，意識障害ですよね？

教科書的な細菌性髄膜炎の三徴といえば，発熱，項部硬直，意識障害．でもそんなに髄膜炎は甘くはない．『JAMA』からのメタ解析によると，**三徴すべてが揃うのは46%のみ**[3]（表39）．つまり半分もないわけだ．唯一の救いは発熱，項部硬直，意識障害に加えて，頭痛を加えた四徴が1つもないときは髄膜炎の確率は1%以下とのデータだ[4]．でも，どれもなければ髄膜炎を疑うこともないだろうから，あまり救いになりそうもない．かなり疑ってかからないと髄膜炎を診断するのは難しいということだね．

発熱は細菌性髄膜炎の症状として最も感度が高い(85%)．しかし，この症例のように発熱のない髄膜炎は存在するし，実際に**15〜23%には発熱がない**というデータがある[4]．これはしっかり覚えておこう．

次は細菌性髄膜炎の身体所見．これも感度がそれほど高くなく困ったものだ．**項部硬直の感度は70%**．国家試験で勉強した**Kernig徴候**，Brudzinski徴候に至っては，感度5〜9%と惨憺たるものだ[5]．特異度は95%と高いので行う分にはいいが，除外には使えないので注意しよう．

おなじみかもしれないが**jolt accentuation**の感度は97%，特異度60%とかなりよい[6]．頭を水平方向にぶるぶると振ってもらって，頭痛が悪くならなければ陰性というもの．ただし，小さなスタディ1つだけで，検証はされていないから，他の臨床所見と組み合わせて使うべきだろう．

◎表39 腰椎穿刺の禁忌となる頭部CT所見
- ミッドラインシフト（正中線の偏位）
- 視交叉槽と脳底槽の消失
- 第四脳室の閉塞
- 上小脳槽と四丘体槽の消失

（文献7より）

◎表40 腰椎穿刺前に頭部CTを必要とする患者（IDSAガイドライン）
- 免疫不全
- 痙攣（1週間以内に初発）
- 中枢神経疾患の既往
- 乳頭浮腫
- 意識障害
- 神経学的異常所見

（文献9より）

頭部CTは腰椎穿刺の前に撮るんでしたっけ？

　指導医によっては腰椎穿刺の前に必ず頭部CTをオーダーする人もいるよね．確かに頭部CTの所見によっては腰椎穿刺の禁忌となりうる（表39）．しかし，抗菌薬投与が遅れるリスクをおかしてまで，頭部CTを全例に行う必要はあるのだろうか．Hasbunらは腰椎穿刺前に**頭部CTを省略できる低リスク群**を以下の5点にまとめている[8]．①60歳以下，②免疫不全ではない，③中枢神経疾患（腫瘍，脳卒中，局所感染症）なし，④1週間以内に痙攣なし，⑤神経学的所見に異常なし．

　以上の5点を満たす低リスク群では，頭部CTに異常所見を認めたのは3％のみとある．しかし，サンプル数が少ないために95％信頼区間は広く，低リスク群で頭部CT異常となる上限は9％なんだ．しかも，まだ検討されていないスタディだから，これまた注意が必要だね．米国感染症学会（IDSA）がガイドラインを出しているので，こっちも知っておくとよい[9]（表40）．

腰椎穿刺

　その禁忌がなければ，髄膜炎の診断には腰椎穿刺により脳脊髄液（cerebrospinal fluid；CSF）を取ることが必要だ．後述するけれど，抗菌薬を早期に投与することが大事で，血液培養を取っていれば，**CTと腰椎穿刺の前に抗菌薬を投与して**よい．ただし，抗菌薬投与後2〜4時間以内にCSFを採取しないと，培養では陰性になってしまうというデータがある[10]．一方でCSF中の細胞数，蛋白質，糖の量はすぐには変化しないとされているが[11]，できるだけ早く穿刺するにこしたことはないね．

　CSFが採取できれば髄膜炎かどうかはわかる．次の問題は細菌性かウイルス性かということだ．ここでは単純化するために真菌，結核，スピロヘータなどは省いて述べる．表41を見てもらうとわかるが，その細胞数には大きなオーバーラップがあって，**CSF中の白血球数だけで細菌性を除外することは難しい**んだ．好中球分画にしても，好中球優位が細菌性の80％以上を占めるが，約10％はリンパ球優位なんだ[12]．白黒つかないことばかりだ．頼みの綱のグラム染色にしても，その感度は50〜90％止まり．つまり，細菌性とウイルス性のCSF所見にはオーバーラップが多く，**CSF所見単独または組み合わせでも両者の鑑別は困難**なんだ[13]．結局は，培養結果を待つしかないということ．

◎表41　細菌性とウイルス性髄膜炎の髄液所見

髄液所見	細菌性	ウイルス性
白血球数/μL(典型) レンジ(μL) 好中球分画	1,000〜10,000 <100, >10,000 >80%	<300 <100〜1,000 <20%
蛋白質	上昇	正常
糖	低下	正常

(文献13を改変)

◎表42　細菌性髄膜炎の起炎菌と抗菌薬

患者	起炎菌	抗菌薬
16〜50歳	肺炎球菌，髄膜炎菌，インフルエンザ桿菌	バンコマイシン+第3世代セファロスポリン
>50歳	上記+リステリア，グラム陰性桿菌	バンコマイシン+第3世代セファロスポリン+アンピシリン
免疫不全	リステリア，グラム陰性桿菌，肺炎球菌，髄膜炎菌	同上
脳外科手術後，頭部外傷	ブドウ球菌，コアグラーゼ陰性ブドウ球菌，肺炎球菌，グラム陰性桿菌	バンコマイシンに加えて，緑膿菌をカバーするセファロスポリンまたはメロペナム

(文献9を改変)

細菌性髄膜炎の治療　抗菌薬

　健康な人でも1日で死んでしまうことがある細菌性髄膜炎，早期の抗菌薬投与がカギとなる．

　実は抗菌薬投与と臨床的転帰の間の因果関係を証明した質の高い研究はなく，IDSAもそれを認めている．しかし，腰椎穿刺の前に頭部CTを行うことで抗菌薬投与が遅れることは明らかで[14]，IDSAのガイドラインでも**早期の投与を推奨**している[9]．細菌性髄膜炎を疑ったら，すぐに血液培養，そしてセフトリアキソンなどを投与．その後に(頭部CTと)腰椎穿刺を行うべきだ．

　どの抗菌薬を投与するかは，ご存知のとおり，患者背景によって起炎菌を推定し，それに対してempiricalに投与するのだったよね(表42)．注意が必要なのは**バンコマイシン**．第3世代セファロスポリンの効かない多剤耐性肺炎球菌(MDRSP)が増加しているために，バンコマイシンが必要となる．しっかりとしたデータがないのが残念だが，動物実験ではバンコマイシンを追加したほうがCSF中の菌数を有意に減らしたというスタディがある[15]．それから50歳以上ではリステリアも起炎菌となることがあるため，アンピシリンが必要となるんだ．

髄膜炎にステロイド

　ステロイドは多くの疾患に試されているが，そのなかで細菌性髄膜炎には結構いいデータを出している．小児ではかなりいいデータが出てきているし，成人の細菌性髄膜炎においても，3つのランダム化比較試験のうち2つで**デキサメタゾン投与により死亡率の低下**が認められている[16]．サブグループ解析では，GCS>12と肺炎球菌による髄膜炎でとくに予後がよかったんだ．その作用機序としては，抗菌薬投与による細菌死滅に続発する脳髄膜の炎症が，ステロイドによって抑制

されるということ．つまり，**ステロイド投与は抗菌薬投与の前に行う必要がある**といえる．一方で欠点としては，細菌性や結核性髄膜炎を悪化させる可能性があること，理論的にバンコマイシンの髄液移行性を悪くすることがあがっている．しかし，スタディではステロイドを投与しても髄液中のバンコマイシン濃度はMIC以上だったとされていてひと安心だ[17]．つまり，細菌性髄膜炎を疑ったらデキサメタゾンを打つとよいだろう，ということだ．

忘れちゃならないヘルペス脳炎

細菌性髄膜炎疑いの患者に抗菌薬を投与してひと安心，ではまだ甘い．忘れてはならない中枢神経感染症がもう1つ．**脳炎，とくにherpes simplex virus**によるものだ．炎症の首座は脳実質のため，項部硬直といった髄膜刺激症状は少ない．ただし，髄膜・脊髄にも炎症を起こすために細菌性髄膜炎と症状がオーバーラップすることも多いから，必ず鑑別で考えよう．とくに**精神症状，新しい認知障害，神経学的巣症状**がある場合に注意が必要だ[18]．さらにCSFで細胞数増加がありながらもグラム染色陰性であればアシクロビル投与を考慮したほうがいい．

ヘルペス脳炎といえば，頭部画像における前頭葉・側頭葉の浮腫，出血性変化が有名だけど，頭部CTでは正常なことも多い．CTが正常だからといって油断はならないね[19]．

このようにヘルペス脳炎も診断が難しい．実際にヘルペス脳炎を疑うべき患者のうち救急外来でアシクロビルを投与されていたのは29％だけだった[20]．治療が遅れると予後が悪くなる疾患だから，しっかり疑い，そして治療しよう．

▶ テイクホームメッセージ

① 発熱，項部硬直，意識障害の揃う髄膜炎は半分もない．積極的に疑うことが大事．
② 細菌性髄膜炎を疑ったら，頭部CT・腰椎穿刺を待たずに，すぐに抗菌薬を投与しよう．
③ 細菌性髄膜炎を疑うなら，デキサメタゾンも投与しよう．

▶ 今回の認知エラー

探索の満足（search satisfying）

何か1つ疾患を説明しうる因子を見つけると，それで満足し，さらなる探索をやめてしまう認知傾向だ．ここでは尿路感染の証拠（といってもWBC 5〜10/hpf程度だが）で安心し，髄膜炎のワークアップをしていないね．救急現場での他の例としては，2つ目の骨折，異物，薬物中毒での複数薬物の摂取などの見逃しがある．身に覚えがあるんじゃないかな．

●文献

1) Chern CH, et al：The misdiagnosis of meningitis in the emergency department. Ann Emerg Med [abstract 110]：38, 2001.

2) Shah K, et al：Utility of lumbar puncture in the afebrile vs. febrile elderly patient with altered mental status：a pilot study. J Emerg Med. 32：15-18, 2007.
3) Attia J, et al：The rational clinical examination：does this adult patient have acute meningitis? JAMA 282：175-181, 1999.
4) van de Beek D, et al：Clinical features and prognostic factors in adults with bacterial meningitis. N Engl J Med 351：1849-1859, 2004.
5) Thomas KE, et al：The diagnostic accuracy of Kernig's sign, Brudzinski's sign, and nuchal rigidity in adults with suspected meningitis. Clin Infect Dis 35：46-52, 2002.
6) Uchihara T, et al：Jolt accentuation of headache：the most sensitive sign of CSF pleocytosis. Headache 31：167-171, 1991.
7) Gower DJ, et al：Contraindictions to lumbar puncture as defined by computed cranial tomography. J Neurol Neurosurg Psychiatry 50：1071-1074, 1987.
8) Hasbun R, et al：Computed tomography of the head before lumbar puncture in adults with suspected meningitis. N Engl J Med 345：1727-1733, 2001.
9) Tunkel AR, et al：Practice guidelines for the management of bacterial meningitis. Clin Infect Dis 39：1267-1284, 2004.
10) Kanegaye JT, et al：Lumbar puncture in pediatric bacterial meningitis：defining the time interval for recovery of cerebrospinal fluid pathogens after parenteral antibiotic pretreatment. Pediatrics 108：1169-1174, 2001.
11) Talan DA, et al：Role of empiric parenteral antibiotics prior to lumbar puncture in suspected bacterial meningitis：state of the art. Rev Infect Dis 10：365-376, 1988.
12) Durand ML, et al：Acute bacterial meningitis in adults．A review of 493 episodes. N Engl J Med 328：21-28, 1993.
13) Fitch MT, et al：Emergency diagnosis and treatment of adult meningitis. Lancet Infect Dis 7：191-200, 2007.
14) Talan DA, et al：Relationship of clinical presentation to time to antibiotics for the emergency department management of suspected bacterial meningitis. Ann Emerg Med 22：1733-1738, 1993.
15) Friedland IR, et al：Evaluation of antimicrobial regimens for treatment of experimental penicillin- and cephalosporin-resistant pneumococcal meningitis. Antimicrob Agents Chemother 37：1630-1636, 1993.
16) van de Beek D, et al：Corticosteroids for acute bacterial meningitis. Cochrane Database Syst Rev CD004405, 2007.
17) Ricard JD, et al：Levels of vancomycin in cerebrospinal fluid of adult patients receiving adjunctive corticosteroids to treat pneumococcal meningitis：a prospective multicenter observational study. Clin Infect Dis 44：250-255, 2007.
18) Tunkel AR, et al：The management of encephalitis：clinical practice guidelines by the Infectious Diseases Society of America. Clin Infect Dis 47：303-327, 2008.
19) Kastrup O, et al：Neuroimaging of infections. NeuroRx 2：324-332, 2005.
20) Benson PC, et al：Empiric acyclovir is infrequently initiated in the emergency department to patients ultimately diagnosed with encephalitis. Ann Emerg Med 47：100-105, 2006.

（長谷川耕平）

CASE COMMENT

医師のセンスが要求される疾患，細菌性髄膜炎

細菌性髄膜炎は，あいまいな状況で「救急医としてのセンスを試されている」という思いになる疾患です．臨床経過も身体所見も決定打がありません．髄液検査が診断の決め手なのですが，細菌性髄膜炎を強く疑うのであ

れば検査結果を待たずに大量のステロイドと抗菌薬で治療を開始しなければなりません．教科書的には理解できることなのですが，自分の印象だけで，検査などの裏づけがない状況でこのような治療を開始するのは勇気がいるものです．

ここでは，この「あいまいさ」といかに対峙するべきかを考えてみます．

あいまいな臨床経過と否定に使えない身体所見

まず，臨床経過がバリエーションに富んでいます．「24時間以内の急性の経過で頭痛と発熱が増悪し，意識障害が進行してくる」という教科書に書いてあるような典型的な臨床経過を示す症例は50％以下にすぎません．発熱で近医を受診し，抗菌薬を処方されてもスッキリせず，だんだん頭痛も倦怠感もひどくなってきたので…というような，思わず「細菌性髄膜炎だったらもう重症化して致命的になっているのでは…」と思ってしまう，数日の経過を呈することもまれではないのです．

本文で解説されているように，項部硬直などの身体所見も，WBCやCRPといった血液検査も細菌性髄膜炎を否定することはできず，唯一役に立つのが髄液検査の所見なのですが，腰椎穿刺にこだわりすぎても治療開始が遅れてしまう，本当に頭が痛くなる疾患です．

細菌性髄膜炎を疑うセンスを身につけるためには，「見逃されやすい疾患であることを理解する」「臨床症状や臨床経過では否定できないことを理解する」という2つの点を認識しておくことが大切です．

見逃されやすい疾患であることを理解する

細菌性髄膜炎の50％は24時間以内に医療機関を受診していたという調査があります．それくらい，初診時に正しく診断することは難しいのです．疑うことを躊躇してはなりません！ 少しでも細菌性髄膜炎という診断が頭をよぎったのであれば，迷わず髄液検査をしましょう．

臨床症状や臨床経過では否定できないことを理解する

肺炎や尿路感染症などによる発熱でせん妄をきたしているのか，髄膜炎なのかを鑑別することは不可能です．解熱薬で解熱したら意識レベルが通常に戻ったという高齢者で，やはり感染症による発熱でせん妄をきたしたのだろうと判断したが，髄液検査をしてみると細菌性髄膜炎であったという経験もあります．「それでは，発熱をきたしていて，いつもより少しでもおかしなことを言っている高齢者は全員に髄液検査をしなければならないのか」という問いが聞こえてきそうです．残念ながら，この問いには「救急外来ではそれが安全です」としか答えようがありません．

このような事実をふまえて，筆者は救急外来で，「これはかなり細菌性髄膜炎の可能性が高い」という場合は，髄液検査は急がず，血液培養を2セット採取して，ステロイドと抗菌薬を開始，その後に落ち着いて髄液検査を行うという流れで治療を開始します．そして，「これはたぶん細菌性髄膜炎ではないと思うのだけれど…，少し心配が残るなあ」と少しでも細菌性髄膜炎の診断が頭をかすめた場合は，とことん髄液検査にこだわる，という流れで診療を行っています．

ないないずくめの細菌性髄膜炎なのですから，言い方を変えると，細菌性髄膜炎の診断のプロフェッショナルもいないわけなので，疑った者勝ち（疑う者は救われる）の疾患ともいえます．

（岩田充永）

第II章 見逃し・誤診症例に迫る！

CASE 12
どうせいつもの認知症？

●研修医による症例提示

患者 82歳男性　　**主訴** 意識障害

　多彩な既往歴をもつ認知症の82歳の男性が介護施設から搬送されました．施設からの情報によると，今朝から興奮状態でスタッフの言うことを聞かないとのこと．食欲はここ2日ほどないけれども，発熱などはないということでした．患者さんは「助けて，助けて」と言うだけで，それ以上の情報を得ることはできませんでした．

　既往歴はアルツハイマー型認知症，高血圧，脂質異常症，糖尿病，冠動脈疾患，心房細動，心不全，COPD（慢性閉塞性肺疾患）とたくさん．主な服用薬はドネペジル，アテノロール，リシノプリル，シンバスタチン，メトホルミン，アスピリン，吸入のサルブタモールとイプラトロピウムです．最近始まった薬はないようですね．

　身体所見では体温36.3℃，脈拍96回/分 不整，血圧156/30 mmHg，呼吸数16回/分，室内気酸素飽和度93％．時間と場所に見当識障害を認め，かつ興奮状態．頭部に外傷痕なく，不整ながらも心音純，肺野清，腹部は軟，圧痛なし．褥瘡などの皮膚所見はとくになし．指示には従ってくれないものの，四肢は左右差なく動かしています．

　この施設，いつも脱水になった患者さんを送ってくるけれど，申し送り用紙に何にも書いてないんですよね．この患者さん，いつもの脱水で，どうせ認知症が悪くなっただけですよね．とりあえず点滴でもしておきます．

*

　しかしこの患者さん，静脈ライン挿入中にさらに興奮状態が悪化．ベッドから飛び出し転倒．指導医が駆けつけ，ベッドサイドの血糖値は40 mg/dL．尿検査では白血球多数であり，尿路感染症＋低血糖によるせん妄と診断，入院加療となった．さらに転倒のために，大腿骨頸部骨折まで併発させてしまった．

●指導医の分析

　この症例は，**高齢者，とくに介護施設居住者に多い症候群，せん妄**だね．急性に発症し，意識レベルと意識内容の両者に障害があるのが特徴だ．高齢者救急は原

◎表43　せん妄の主な特徴

- 意識レベルの障害：興奮状態から昏迷まで，清明度の低下
- 注意の障害：集中・持続障害
- 知覚の障害：見当識障害，幻覚，妄想
- 睡眠覚醒周期の障害
- 精神運動活動の変化：過活動型（興奮），低活動型（無気力）
- 急性発症，日内変動を起こす
- 起因：さまざまな疾患，薬剤，中毒，離脱症状

因疾患が多彩で，情報も限られ，患者に予備能もないことから，対処が非常に難しい．しかし，介護施設や家族からさらなる情報を得る努力と，詳細な病歴聴取と身体所見をとることが大事だ．**「認知症の悪化」とごみ箱診断するのは禁物**で，しっかり情報を得て，これが急性発症のせん妄であることをまず診断しよう．

せん妄は内科救急疾患の1つなんだ．実に入院中の**死亡率は25〜33%**にも及び，高齢者の場合のそれは22〜76%にもなるといわれている．つまり，せん妄患者の予後は急性心筋梗塞や敗血症患者と同じように悪いということ[1]．しかも治療可能な原因が多いから，救急外来を守る医師はしっかりと対処しなければならない．

さらに，せん妄患者はこのように興奮状態を伴うことが多く，患者自身だけでなく，われわれ医療スタッフにとっても危険となることが多い．救急の現場では，このような患者の精査・治療を行うだけでなく，薬物的および一時的な身体的拘束を駆使して，安全な環境を築くことが必要となる．いい機会だから，ここでしっかり勉強しよう．

せん妄って何？

今回のように，認知症とせん妄を混同してはならない．認知症は認知機能に障害があるのであって，意識レベルに障害はない．意識レベルとその内容の障害は分けて考える必要があるんだ．まずはしっかり，せん妄の定義を復習しよう．

せん妄とは，全般的な意識および認知の障害によって規定される器質的精神症候群のこと[2]．といってもピンとこないであろうから，表43にその主な特徴をあげた．特徴的なのは，**注意の障害と記憶の障害**だ．注意の障害では，患者は注意散漫になり，注意を持続することができず，医療スタッフの指示に従うことができなくなる．また，記憶障害では主に近時記憶が障害され，見当識では時間と場所から障害されることが多い．一方で，自分までわからなくなってしまうというのはまれのようだ．

まとめると，**急性に発症（通常，数時間〜数日）する，意識・注意・知覚の障害で，かつ日内変動を示す精神症候群**ということ．意識レベルだけでなく，その内容も障害されるということだ．

ただし，これらせん妄の発症様式は患者によって大きく異なるのも特徴だ．過活動型では，患者は興奮状態となり幻覚を認めることもある．その一方，低活動型では無気力状態となる．過活動型がせん妄の特徴的な症状と考えられることも

◎表44　Confusion Assessment Method(CAM)

①急性発症かつ日内変動あり
②注意の障害，注意散漫
③支離滅裂な思考，非論理的・不明瞭な思考
④意識レベルの障害
➡せん妄の診断：①＋②＋(③または④)

(文献7より)

あるが，せん妄をきたした入院高齢者229人のスタディでは，興奮状態は1/3に認められるだけだったんだ[3]．

せん妄ってけっこう common

実感するとおり，救急外来において意識障害は common な主訴だ．救急外来の受診理由の5～10％が意識障害といわれている[4]．さらに70歳以上の高齢者になると，救急外来受診者の40％に意識障害があるとされ，25％がせん妄と診断されている[5]．介護施設からの入院となると，約2/3もの患者がせん妄状態だったというスタディもあるくらいだ[6]．ここまで common だと，救急医はせん妄患者のマネジメントに精通している必要がある．

せん妄の診断補助ツール

せん妄の臨床症状がわかっていても，非特異的なだけに見逃されやすい．よってその診断の助けとなるツールが，Confusion Assessment Method(CAM)だ[7]．表44のとおり，非常にシンプルで，その感度は93～100％，特異度90～95％と非常に高い．実際に救急外来においてせん妄のスクリーニング手段として有用であることが実証されている[8]から，覚えておこう．

せん妄の病態生理

せん妄という症候群は common なわりに，明確な原因はまだわからない部分が多いんだ．おそらくは，皮質および皮質下部における神経伝達物質のバランスが乱れ，神経組織の過活動または抑制を起こすためと考えられている．感染症，代謝障害，薬物，炎症性メディエーターがこのような神経伝達物質のバランスを障害するのであろう[9]．

せん妄の原因疾患

せん妄の原因疾患の鑑別は非常に多岐にわたる．さまざまな内因性疾患から，薬剤副作用，薬物中毒から離脱まで．これを覚えるのは不可能だろうから，語呂にしてしまおう．意識障害の語呂 AIUEO TIPS を改変し，**AIUEO TICS** とすればせん妄の原因疾患のリストとなる(表45)．

せん妄は症候群であるからこそ，さまざまな鑑別疾患すべてをカバーしなければならない．ただ，救急外来を守る医師としては，まずは迅速に介入しないと致死的であり，かつ治療可能な鑑別疾患からアプローチするのが常道だろう．つま

◎表45　せん妄の鑑別診断（AIUEO TICS）

A	Alcohol	アルコール中毒，離脱
I	Insulin	高血糖，低血糖
U	Uremia	尿毒症
E	Encephalopathy Endocrine Electrolytes	肝性脳症など 副腎・甲状腺機能異常 Na・Ca・Mg異常
O	Oxygen Overdose	低酸素血症 薬物中毒，離脱
T	Trauma Temperature	頭部外傷，硬膜外血腫 高体温，低体温
I	Infection	感染症
C	Cardiac	心筋梗塞，心不全，不整脈
S	Stroke Shock	脳卒中 ショック

り，①**低酸素血症**，②**低血糖**，③**低血圧**，だね．

　次に最もcommonである**感染症**についてみてみよう．Rahkonenらによると，せん妄の43％が感染症によるものであり，とくに尿路感染症が多かったとしている[10]．

　せん妄患者では意識障害をきたしているだけに**中枢神経感染症**も重要な鑑別疾患となる．しかしその診断は容易ではなく，CASE 11でも紹介したとおり，髄膜炎で古典的な三徴候（発熱，項部硬直，意識障害）が揃うのは8％にすぎない．Pizonらによると，髄膜炎の症候として認められたのは発熱（84％），意識障害（25％），頭痛（12％）だった[11]．症候のみでは髄膜炎を除外することはできず，少しでも疑ったら腰椎穿刺をするしかないということだ．

せん妄の原因となる薬物

　さまざまな処方薬品および市販薬がせん妄の原因となりうる．その相互作用，過剰摂取，離脱，代謝機能の変化による体内濃度の上昇が背景となるメカニズムだ．とくに**抗ヒスタミン作用をもつ薬剤**が問題となることが多く，となると，感冒薬をはじめとするさまざまな市販薬までがこの作用をもつから油断ならない．せん妄患者を診たら，詳細な薬物歴の聴取を行おう．せん妄を起こす代表的な薬剤を表46にまとめた．

せん妄患者の薬物的拘束

　興奮状態にあるせん妄患者にアプローチする際のポイントとして，**安全な環境を作る**ことがある．興奮して暴れる患者は患者自身はもちろん，救急外来の他の患者，そして医療スタッフにとっても危険だ．さらに患者の精査・加療の妨げとなってしまう．ゆえに，われわれは適切な身体的・薬物的拘束を熟知しておく必要があるね．

　薬物的拘束に使われる理想的な薬剤は即効性があり，効果があり，かつ副作用

◎表46　せん妄と関連する薬剤

薬剤クラス	種類	例
抗コリン薬	H₁受容体拮抗薬 抗パーキンソン薬	ジフェンヒドラミン，ヒドロキシジン トリヘキシフェニジル
鎮痛薬	オピオイド	モルヒネ，コデイン
降圧薬	β遮断薬 Caチャネル阻害薬	メトプロロール ニフェジピン，アムロジピン
抗うつ薬	三環系 SSRI	アミトリプチリン セルトラリン
鎮静薬	ベンゾジアゼピン	ジアゼパム，ミダゾラム

SSRI：選択的セロトニン再取り込み阻害薬.

が少ないことだろう．選択肢は，①定型/非定型抗精神病薬と，②ベンゾジアゼピン系薬，となる．しかし，せん妄をきたした高齢者の急性の興奮状態を対象としたエビデンスは限られている．その限られた研究成果をここで復習していこう．

● **定型抗精神病薬**

代表選手としてハロペリドールとドロペリドールがあがる．両者ともに脳内のD₂受容体を拮抗するのが作用機序だったね．

ハロペリドールは，低血圧・呼吸抑制・抗コリン作用などの副作用の少なさから，興奮状態の患者に最も頻用される薬剤だ．多くのスタディで興奮状態の患者への有効性が実証されているものの，スタディの対象は多くが精神疾患をもつ若年患者なんだ[12]．しかしながら，米国精神医学会のガイドラインではせん妄患者への第1選択薬としている[13]．

一方で麻酔科領域で使われることの多い**ドロペリドール**だが，救急外来で暴れる患者に対する有効性を示す研究が蓄積されている．ハロペリドールと比較して，さらに効果発現が早く，持続時間も短いのが長所だ．2001年にFood and Drug Administration（FDA）が，ドロペリドールと**QT延長，torsades de pointes**との関連を示し，警告を発したのだが，この根拠には多くの疑問が投げかけられているんだ[14]．12,000名の興奮状態の患者にドロペリドールを使用したスタディでは，不整脈イベントはなかったとしている[15]．2006年の米国救急医学会ガイドラインでも，迅速な鎮静が必要な場合には，ドロペリドールをLevel Bで推奨しているんだ[12]．つまりドロペリドールはハロペリドールとともに，考慮に値する薬剤だといえるね．でも使用するなら，できるだけ心電図をとってQTc時間をチェックしておこう．

● **非定型抗精神病薬**

オランザピン，リスペリドンといったセロトニン受容体，ドパミン受容体の両者に作用する薬剤がこのグループに入る．これらの新しい薬剤は従来の定型抗精神病薬に比べて副作用が少ないことが期待されていたが，近年のスタディでは，定型抗精神病薬と比較し，その効果，副作用に差がないことが実証されている[16]．さらに高齢の認知症患者では死亡率の上昇と関連があるという報告まである[17]．それゆえに第1選択とはいえないだろう．

● ベンゾジアゼピン系薬剤

　興奮状態にあるせん妄患者に対するもう1つの柱がベンゾジアゼピン系薬剤だ．ベンゾジアゼピン系のなかでも中心となるのは**ミダゾラム**だね．ジアゼパムはその半減期の長さと活性をもつ代謝産物産生を考慮すると急性のせん妄患者には使いにくい．

　ミダゾラムは最も効果発現が早く，持続時間も短いベンゾジアゼピンだ．暴れる若年患者における効果は実証されているが，ドロペリドール使用群と比較して**呼吸抑制が問題**となることが多かったようだ[18]．さらに，これまた高齢せん妄患者に対する安全性のエビデンスは限られている．暴れる若年患者やアルコール・ベンゾジアゼピン離脱症状を示す患者にはいい適応だから，覚えておこう．

● 併用療法

　抗精神病薬とベンゾジアゼピン系薬剤の併用療法は，若年患者においてハロペリドール＋ロラゼパム筋注のスタディがあり，米国精神科学会でもせん妄の治療のオプションとして紹介している[13]．しかしロラゼパム筋注薬は日本にないし，ミダゾラムと併用したスタディはないようだ．とくに高齢者のせん妄患者に対しては注意して使用しよう．

*

　今回の症例では，高齢者救急として common なせん妄について勉強した．前述のように，せん妄は死亡率の高い内科救急であり，迅速かつ包括的なアプローチが必要だ．救急外来での初期治療の後は，基本的に全例入院として，さらなる精査と加療をしよう．

> **テイクホームメッセージ**
>
> ① せん妄は症候群．急性発症かつ日内変動する意識レベルと意識内容の障害．Confusion Assesment Method（CAM）を診断補助ツールとして利用しよう．
> ② せん妄の原因疾患は非常に多彩．「AIUEO TICS」を活用しよう．
> ③ 興奮するせん妄患者，とくに高齢者にはハロペリドールまたはドロペリドール．アルコールやベンゾジアゼピン離脱症状ならばミダゾラム．

> **今回の認知エラー**
>
> **ステレオタイプ（stereo type）**
> 　医師の思考回路が自らの期待によってバイアスを受けてしまう認知エラーだ．この症例でも，「いつもの施設だから，どうせ脱水と認知症だよね」と自らの思考回路を縛ってしまっている．「いつものあれ」「どうせ○○だよね」と頭が働いたら，認知エラーの起こるときだと心得よう．

● 文献

1) Inouye S, et al：Does delirium contribute to poor hospital outcomes? J Gen Intern Med 13：234-242, 1998.
2) American Psychiatric Association：Diagnostic and statistical manual, 4th ed. APA Press, Washington DC, 1994.
3) Francis J, et al：A prospective study of delirium in hospitalized elderly. JAMA 263：1097-1101, 1990.
4) Kanich W, et al：Altered mental status：evaluation and etiology in ED. Am J Emerg Med 20：613-617, 2002.
5) Naughton BJ, et al：Delirium and other cognitive impairment in older adults in the emergency department. Ann Emerg Med 25：751-755, 1995.
6) Levkoff SE, et al：Acute confusional states in the hospitalized elderly. Annu Rev Gerontol Geriatr 6：1-26, 1986.
7) Inouye S, et al：Clarifying confusion：the confusion assessment method. Ann Intern Med 113：941-948, 1990.
8) Monette J, et al：Evaluation of the Confusion Assessment Method（CAM）as a screening tool for delirium in the emergency room. Gen Hosp Psychiatry 23：20-25, 2001.
9) Pandharipande P, et al：Delirium：acute cognitive dysfunction in the critically ill. Curr Opin Crit Care 11：360-368, 2005.
10) Rahkonen T, et al：Delirium in elderly people without severe predisposing disorders：etiology and 1-year prognosis after discharge. Int Psychogeriatr 12：473-481, 2000.
11) Pizon A, et al：Ten years of clinical experience with adult meningitis at an urban academic medical center. J Emerg Med 30：367-370, 2006.
12) American College of Emergency Physicians：Critical issues in the diagnosis and management of the psychiatric patient in the emergency department. Ann Emerg Med 47：79-99, 2006.
13) American Psychiatric Association：Practice guideline for the treatment of patients with delirium. Am J Psychiatry 156（Suppl 5）：1-20, 1999.
14) Kao L, et al：Droperidol, QT prolongation and sudden death：what is the evidence? Ann Emerg Med 41：546-558, 2003.
15) Shale J, et al：A review of the safety and efficacy of droperidol of the rapid sedation of severely agitated and violent patients. J Clin Psychiatry 64：500-505, 2003.
16) Lieberman J, et al：Effectiveness of antipsychotic drugs in patients with chronic schizophrenia. N Engl J Med 353：1209-1223, 2005.
17) Kuhn B, et al：FDA warns antipsychotic drugs may be risky for elderly. JAMA 293：2462, 2005.
18) Nobay F, e al：A prospective double-blind, randomized trial of midazolam versus haloperidol in the chemical restraint of violent and severely agitated patients. Acad Emerg Med 11：744-749, 2004.

（長谷川耕平）

CASE COMMENT

せん妄は，高齢者救急で最も見落とされやすい病態です．せん妄で大失敗しないためには，①せん妄を正しく認識すること，②原因検索を行うこと，③適切な鎮静方法を考えること，というステップで診療を行うことが大切です．ここでは日本の現状をふまえて，この3点についてコメントします．

せん妄を正しく認識する

「急に言動がおかしくなった」という主訴で救急外来を受診した症例に対して，「認知症によるものでしょうねえ…」と安易に診断してしまうことが，せん妄診療における最も多い失敗です．認知症の定義は「いったん獲得した記憶力を中心とした認知機能が，徐々に失

われていく病態」です．徐々に失われていくので，家族など周囲の人間も少しずつ変化に気づいている場合がほとんどで，いきなり「救急外来を受診」という流れには通常なりません．救急診療を行う医療者は「認知症が理由で救急外来を受診することは非常にまれである！」と肝に銘じ，「急にぼけたという主訴では，せん妄を疑う」という心構えでアプローチするべきです．

せん妄を定義で理解しようと考えると非常に難解ですので，病状をイメージで理解しておきましょう．「普段は普通に会話をしていた高齢者が，急におかしくなった，言動がおかしい，会話がかみ合わない」と周囲の人間がまるでキツネにつままれたような印象を受ける場合は，まずせん妄と考えて間違いありません．また，昼に入院したときはとても礼儀正しくて穏やかであった高齢者が，夜間になると目をギラギラさせて大声で叫んでいる．「不穏になっている」と慌てて当直医をコールする，というパターン，これも典型的なせん妄です．

せん妄の原因検索を行う

本文中に述べられているように，せん妄をきたした高齢者では，生命に関わる急性疾患に罹患していないかを調査することが重要です．生命に関わる病態（ショック，心不全や心筋梗塞，重症感染症，低血糖発作など）でもせん妄だけが唯一の症状であることがあります．せん妄をきたした高齢者のうち，正しく診断される割合は20～30％程度と大変低く，初診時にせん妄が正しく診断されなかった場合は正しく診断された場合と比べて半年後の死亡率が3倍も高くなるという報告もあり，要注意です．せん妄をきたす重篤疾患を見逃さないために，筆者は救急外来で「せん妄をきたした高齢者には，まずバイタルチェック，そして血糖チェック，12誘導心電図，胸部X線！」というアプローチを心がけています．

適切な鎮静方法を考える

本文中に述べられているように，米国のガイドラインではドロペリドールが第1選択薬として推奨されていますが，日本ではあまり用いられることがありません．せん妄に対する薬剤としては，内服が可能な場合はチアプリド（グラマリール®）25 mgもしくはクエチアピン（セロクエル®）25 mgを，内服できない場合はハロペリドール（セレネース®）2.5～10 mg筋注もしくは静注という程度を覚えておけば十分であると思われます．日本でもせん妄に対して非定型抗精神病薬（リスペリドンやオランザピン）が使用されるケースがありますが，本文中に述べられているように死亡率上昇や脳出血との関連を示唆する報告もあるため，安易な連用には注意が必要です．

繰り返しになりますが，せん妄への対応は鎮静しておしまいというわけではありません．「高齢者が急にぼけたら急変のサイン」ということを認識し，安易に鎮静を図るだけでなく，バイタルサインを含めた詳細な評価が必要であることを肝に銘ずるべきです．

（岩田充永）

第Ⅱ章 見逃し・誤診症例に迫る！

CASE 13
失神患者には
どのルールを使うんだっけ？

●研修医による症例提示

患者 40歳男性　　**主訴** 失神

　高血圧の既往のある40歳の男性が失神のために救急車にて救急外来に搬送になりました．会社のアイスホッケー同好会の練習中，突然倒れたとのことです．目撃者によると，意識消失は45秒ほど持続して，その後数分以内には元の意識状態に戻ったようです．ヘルメットも防具もつけており，頭は打っていないようだとのこと．また患者さんは，失神の直前に何の前兆症状もなかったと訴えています．頭痛，胸痛，動悸，息切れ，腹痛なども否定していますし，血便や下血といったことも最近ないそうです．
　既往歴は高血圧のみで，サイアザイド系利尿薬を内服しているとのことです．家族歴に心疾患や突然死の既往はないようですね．
　身体所見では，脈拍80回/分 整，血圧146/82 mmHg，呼吸数16回/分，室内気酸素飽和度96％．第3, 4肋間にやや収縮期雑音がありましたが，頭部，四肢に外傷なく，内頸静脈怒張認めず，呼吸音は清です．神経学的にも巣症状はありません．
　血液検査ではHt 43％と貧血なく，電解質，血糖値も問題なし．念のため頭部CTも撮りましたが，出血はありません．心電図（図13）ではずいぶん左室肥大がありそうですが，高血圧のせいでしょうか．
　年齢も若いし，心不全の既往や症状，低血圧や貧血もないですね．患者さんも「最近疲れがたまっていた」と言うだけですし．若いからきっと大丈夫ですよ．退院してもらいましょう．

●指導医の分析

　やっぱりまだまだ修行が足りないね．CASE 4同様，この症例も心原性の失神だよ．これは肥大型心筋症による失神．身体所見と特徴的な心電図所見が見落とされている．基本を押さえなきゃ．これまた致死的な疾患だから，しっかり勉強しなければいけないよ．
　CASE 4では失神の定義，病態，診断について学んだね．ここでは失神について，とくに心電図所見，そしてリスク分類を中心に見直そう．失神は救急外来患者の

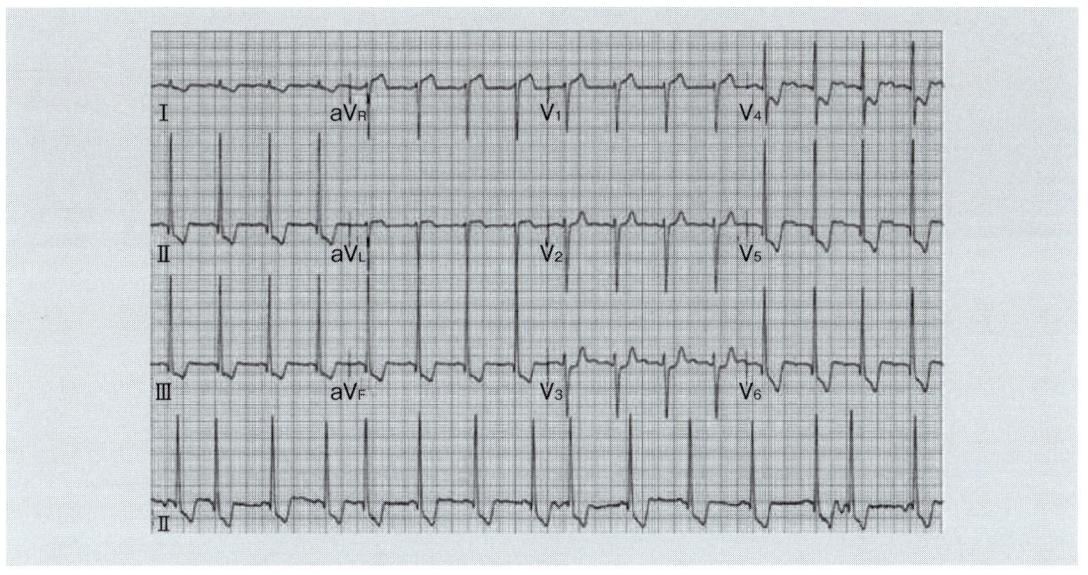

◎図 13　CASE 13 の救急外来到着時の心電図，胸痛なし

　主訴の 1〜3％ を占める common な疾患．病態生理学的には軽ければ前失神（near-syncope），悪くすると突然死（sudden death）にまで至りかねない重要な疾患だ．**心原性失神は 1 年あたり 20〜40％ の患者が突然死する**というデータもあるくらいだから，心してかかろう[1]．

失神での心電図

　失神患者では心電図が決め手になることが多い．病歴と身体所見でかなりの診断がつく失神も，心電図だけはルーチンで取る必要があるのは前回のとおり．でも何を探すか覚えてる？　大事な鑑別疾患は頭に入れておこう．とくに**循環器疾患は虚血，リズム，ポンプの問題に大きく 3 分しておく**と鑑別を考えやすい．

①**虚血性心疾患**：いうまでもなし！
　リズムの問題なら，次の 3 つだ．
②**WPW 症候群**：おなじみ δ 波と PQ 間隔短縮をチェック．
③**QT 延長症候群**：これは CASE 4 で痛い目にあったから覚えてるよね．
④**Brugada 症候群**：1992 年にスペインの Brugada 3 兄弟によって発見された比較的新しい症候群[2]．多型性心室頻拍，心室細動の原因になる電気的現象（electrical phenomenon）ということで有名だ．東南アジア，日本で多い遺伝疾患というデータもあり，巷でいう「ぽっくり逝ってしまう」（タイでは Lai Tai，フィリピンでは Bangungut という）の原因の 1 つと疑われている．ところで，心電図では特徴的な ST 上昇を伴った右脚ブロックパターンを V_1〜V_3 に示すんだったね（図 14）．本当の右脚ブロックであればこの誘導で ST は低下しているはずだ．有病率は 5/10,000 人，日本ではさらに高いと考えられているし，心停止の原因疾患の 1/20〜1/25 を占めているともいわれている．突然死までに至らずに致死的不整脈が止まるときに失神として発症し，無治療だと 1 年に 10％ は死亡するといわれているから，これは見逃してはならない．こんな

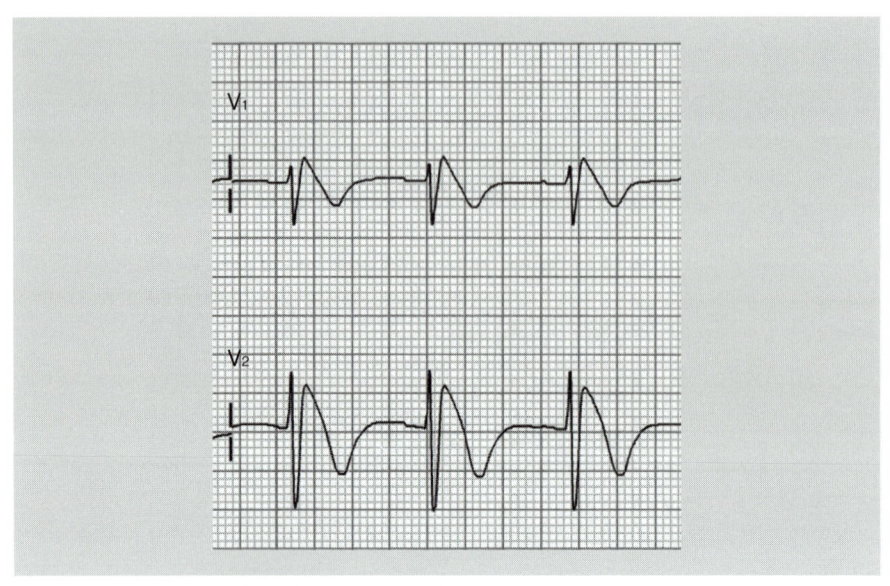

◎図14 Brugada症候群のV₁, V₂誘導

　有病率ならば医者人生，一度はお目にかかることもあるだろうから，きっちり見つけて助けよう[3]．
　ポンプの問題が，今回は見逃されてしまった肥大型心筋症だ．
⑤**肥大型心筋症**：若年者で労作時の失神，突然死を起こしうる．心雑音と心電図変化は特徴的だから見逃してはならない．心電図では左室肥大，高電位，狭いQ波が下壁，側壁誘導にあるからね(図13)．

失神患者のリスク分類

　さあ，失神の定義，鑑別診断，診断の仕方もわかった．あとは診療計画だね．外来での失神患者はほぼ無症状と決まっている(完全に意識が戻るというのが失神の定義だ．でも合併する頭部外傷には気をつけて)．ここから大事なのは，**どんな患者を入院させて精査するか**という問題．基本概念としては，①突然死となりうる原因疾患をもつ患者，または，②それら疾患のリスクを疑う患者を入院させる，ということだ．①の患者がすべてわかれば苦労はない．だからこそリスクの層別化が大事になる．つまり，②のハイリスク患者をどう見分けるかということだ．2つの代表的なdecisionルールを紹介しよう．

●サンフランシスコ失神ルール(CHESSルール)

　米国では失神患者のスクリーニングとしておなじみのルール．覚え方はCHESS．congestive heart failure(うっ血性心不全)の既往，Ht 30%以下，EKG(心電図)の異常所見(洞調律以外のもの，新しい心電図変化)，shortness of breath(呼吸困難感)，systolic blood pressure(収縮期血圧)90 mmHg以下をハイリスク所見とし，どの項目もなければ7日以内における重大なイベント(死亡，心筋梗塞，不整脈，肺血栓塞栓症，くも膜下出血など)を起こす確率が少ないとするルール．感度96%といわれていた[4]けれど，最近の患者713人における前向き検証では感度は74%しかなく，これだけに頼るのは危険だということがわかっ

◎表47　ボストン失神ルール

①急性冠症候群の症状・症候	胸痛，ST変化，異常調律または新しい心電図変化，呼吸困難感
②心疾患の既往	冠動脈疾患，うっ血性心不全，心室頻拍，ペースメーカ，埋め込み型除細動器，抗不整脈薬
③突然死の家族歴	
④弁膜性心疾患	
⑤心伝導系の疾患の症状	反復する失神，動悸，労作中の失神，QT間隔＞500 msec，房室ブロック
⑥循環血液量低下	消化管出血，Ht＜30％，重度の脱水
⑦遷延するバイタルサインの異常	呼吸数＜24回/分，酸素飽和度＜90％，脈拍＜50または＞100回/分，収縮期血圧＜90 mmHg
⑧神経疾患	くも膜下出血，脳出血

た[5]．5項目しかなくてCHESSという語呂もいいから，最低限のスクリーニングとしては利用価値があるけど，常識的に考えて漏れのあるルールだよね．

● **ボストン失神ルール**

　これは2007年に発表されたルール．筆者の所属していたハーバード大学救急部の卒業生が作った失神のdecisionルールで，内容はとても常識的な項目（表47）なんだけど[6]，やや使いにくい．30日以内の重大なイベントを感度97％で予測するとはいっても，項目26個はいくら何でも多すぎる．でもこのルール，レジデントの教育にはもってこいだ．覚えようとしてはだめで，実は前回もあげた見逃してはならない失神の原因疾患（→p42）を頭に入れて病歴，身体所見を取れば自然にボストン失神ルールのできあがり．感度がいいのは当然だね．

*

　結局のところ，失神のハイリスク患者を見極めるには，原因となりうる致死的疾患を病歴，身体所見，心電図でねばり強く調べていくしかないんだ．サンフランシスコ失神ルールはスクリーニング程度にとどめておこう．

▶ **テイクホームメッセージ**

① 失神の診断，鑑別には病歴と身体所見が重要．ルーチンに必要なのは心電図のみ．
② 失神患者の心電図で注意するもの：虚血，WPW症候群，QT延長症候群，肥大型心筋症，Brugada症候群！
③ 入院の必要なハイリスク患者は，致死的疾患を鑑別に病歴，身体所見で見つけ出す．サンフランシスコ失神ルールはスクリーニングだけに使うべし．

> **今回の認知エラー**
>
> **ギャンブリング(playing odds)**
>
> 患者がどちらともとれない所見を示すときに，医師の診断が予後のよい疾患に向かってしまう認知傾向なんだ．この症例でも患者が若く救急外来で無症状だったために，「きっと大丈夫」だと判断してしまった．しかし，救急外来で働くために必要なのは，まったく逆のワーストケースを考える認知傾向なんだよ．

●文献

1) Martin TP, et al：Risk stratification of patients with syncope. Ann Emerge Med 29：459-466, 1997.
2) Brugada P, et al：Right bundle branch block, persistent ST segment elevation and sudden cardiac death：a distinct clinical and electrocardiographic syndrome. A multicenter report. J Am Coll Cardiol 20：1391-1396, 1992.
3) Antzelevitch C, et al：Brugada syndrome：report of the second consensus conference. Circulation 111：659-670, 2005.
4) Quinn J, et al：Prospective validation of the San Francisco Syncope Rule to predict patients with serious outcomes. Ann Emerg Med 47：448-454, 2006.
5) Birnbaum A, et al：Failure to validate the San Francisco Syncope Rule in an independent emergency department population. Ann Emerg Med 52：151-159, 2008.
6) Grossman SH, et al：Predicting adverse outcomes in syncope. J Emerg Med 33：233-239, 2007.

（長谷川耕平）

CASE COMMENT

本症例もかなりの難問です．本文で指摘しているように，失神の検査では心電図が最も重要です．解説されている虚血性心疾患，QT延長症候群，肥大型心筋症，Brugada症候群の確認が重要ですが，ほかに，高度の徐脈性不整脈と心房細動も忘れてはなりません（心房細動が自然に洞調律に回復するときに数秒の洞停止をきたし，それが失神の原因となることが報告されています）．肥大型心筋症を心電図から推定することは相当の心電図判読力を要求されますが，日本の救急外来には心エコーが普及しているので，肥大型心筋症を調べるために心エコーを活用することは有効かもしれません．

失神のリスク分類については本文中で詳細な解説がなされているので，ここでは日本の救急外来や内科外来で起こりやすい失神診療の失敗について考察したいと思います．

原因の評価を失敗する

救急外来での鑑別診断はcommonとcriticalの両面から考えていくことが重要です．失神や一過性意識障害についてこの2つの視点で考えていくと，①心血管性（不整脈，心筋症，弁疾患，心筋梗塞，大動脈解離），②起立性（大量出血による），③神経調節性，④薬剤性，⑤くも膜下出血，を鑑別診断として念頭に置いて診療にあたる必要があります．私の場合は，どういうわけか大動脈解離とくも膜下出血が鑑別疾患から抜けそうになることがあるので，常に戒めています．

しかしながら，学生や卒後間もない研修医に失神（あるいは一過性意識消失）の鑑別診断を尋ねると，筆頭にTIA（一過性脳虚血発作）

があげられることが多い印象をもちます．理由は定かではありません（TIAが国家試験に頻繁に出題されるからでしょうか）．確かに椎骨脳底動脈系のTIAならば一過性意識障害をきたすことがありますが，必ず複視など他の神経随伴症状を伴うはずです．何より失神や一過性意識消失の原因を「頭蓋内」に求めてしまうと，条件反射的に頭部CT検査をオーダーし，それで異常がなければ頭部MRI，それでも異常がなければTIA…というように，失神をきたす頭蓋外の危険な原因を考慮する機会が完全に失われてしまうことを危惧します．「失神や一過性意識消失の鑑別は心血管性や出血から行い，TIAは最後に考える」という文化を早く浸透させる必要があると感じます．

失神以外の主訴で受診

主訴が「気を失った」とか「倒れた」というものであれば，正しく失神の評価ができると思うのですが，失神して転倒し外傷を負い，主訴が「転んでけがをした」となった瞬間から医師の評価は外傷に集中してしまう危険があります．日本では総合病院の救急外来の多くは，内因性疾患は内科系担当医が，外傷は外科系担当医が診療するような体制をとるところが多いので，このような場合に「外傷」ということで外科系担当医の診療に回ることの危険が非常に高くなるのではないでしょうか．決して外科系担当医の診療能力を問題にしているわけではなく，受付から「先生，転んでけがをした患者さんが受診します．よろしくお願いします」と連絡があったときには「けがの診療をすればよい」という先入観（バイアス）が生じやすい危険があるということです．このような事態を回避するためには，「転倒してけがをした」という症例では初診医や救急外来の看護師が「転んだときのことは覚えているか」や「意識を失っていないか」を確認し，意識消失の可能性がある場合は失神の精査も並行して行うというルールを作ることが大切です．

（岩田充永）

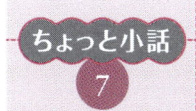

ちょっと小話 7　麻酔科のABCDEは

日米にかかわらず，多くの医療系ジョークがありますが，その1つをご紹介します．
ABCといえば，もちろんAirway, Breathing, Circulationですが，麻酔科医のABCDEといえば，Airway（気道），Break（休憩），Coffee（コーヒー），Doughnut（ドーナッツ），Extubation（抜管），とのこと．米国レジデントの間で麻酔科の人気が高い理由がわかります．

（長谷川耕平）

第Ⅱ章　見逃し・誤診症例に迫る！

CASE 14
本当に痔でいいんですか？

●研修医による症例提示

患者 62歳男性　　**主訴** 下血

　高血圧の既往のある62歳の男性が下血の主訴で救急外来に搬送されました．
　昨日まではとくにいつもと変わったことはなかったようですが，今朝より大量の鮮血便が数回あり，めまいがして歩けないため救急車を要請したとのこと．腹痛や肛門部痛はなく胸痛，呼吸困難感も否定しました．
　既往歴は高血圧と痔核．内服はアスピリンとメトプロロールのみ．飲酒は日本酒を毎日3合程度で，今までに上部・下部消化管内視鏡検査はしたことがないそうです．
　身体所見では体温36.5℃，脈拍82回/分，血圧100/60 mmHg，呼吸数16回/分，室内気酸素飽和度95%．意識清明．腹部圧痛はないものの腹部は膨張，そのせいで肝脾腫の有無は不明．腹水があるかどうかもわかりませんでした．直腸診では明らかに鮮血便があり，出血のせいで肛門鏡では病変の有無はちょっと見えませんでした．
　いつもの下血ですよね．患者さんは驚きますが，バイタルサインも悪くありませんし，既往にあるとおり内痔核ですかね．末梢ラインを確保し，クロスマッチ（交差適合試験），血算をオーダーしました．ヘモグロビンも11 g/dLと悪くないので，近いうちに大腸内視鏡検査をしてくださいと説明して帰しておきました．

　　　　　　　　　　　　　＊

　ところが，救急外来待合室からナースの悲鳴．蒼白な患者さんの顔色と対照的に，救急室の床は吐いた血に染まっていた．患者さんの血圧は70/50 mmHg．慌てて指導医を呼ぶこととなった．

●指導医の分析

　消化管出血は救急外来でのcommonかつ非常に怖い疾患だ．とくに上部消化管出血は怖い．その頻度は約100例/10万人年で下部消化管出血の4倍だ．さらに死亡率は6〜10%，60歳以上では12〜25%にものぼる[1]．
　この症例ではバイタルサイン，ヘモグロビンの罠にはまってしまった．それに

飲酒歴と腹部膨張を確認していたにもかかわらず，肝硬変，静脈瘤破裂という最悪の可能性を否定しきれなかった．内痔核の診断はいつものアンカーリングだね．

救急医の思考回路の軸は2つ．「commonな疾患から考える」，そして何より「致死的な疾患から否定にかかる」ということだ．つまり上部であろうが下部であろうが消化管出血をみたら，まずは上部を考える，そして静脈瘤破裂を疑おう．これが最も致死的だし，かつ患者を助けることができる．吐血があれば上部消化管出血とわかるけども，その頻度は40〜50％しかない．下血のみを主訴とするものが15〜20％以上を占めることは肝に銘じておこう[2]．さらに消化管出血患者をみたら，肝硬変の所見を目を皿にして探そう．この患者でも腹部膨満という所見があった．腹水の所見が取れないようなら，エコーを当てて腹水を探すといい．

さあ，重篤な上部消化管出血にトピックを絞って勉強しよう．

バイタルサインとヘモグロビン値の落とし穴

バイタルサインは救急医として最も大事な所見だが，これも罠が多い．出血していてもこの患者のようにβ遮断薬やカルシウム拮抗薬を服用していると頻脈がマスクされる．さらに静脈瘤出血の既往があったりするとプロプラノロールを飲んでいたりするので要注意．さらに，血圧が下がり始めるのは循環血漿量の30％を失ってからだ[3]．この患者は高血圧の既往をもつのに，血圧100/60 mmHgというところで立ち止まるべきだったね．ご存知のとおり，ヘモグロビンやヘマトクリットは急性期では変化しないことがある．下がり始めるのは組織液が血管内に移行してヘモグロビン値を薄めてからだ．必ず経時的に採血して，その減少をチェックしよう．

上部消化管出血の診断にNGチューブは必要？

ここは非常に議論の分かれるところで面白い．確かにこの患者のように致死的な出血をしている患者にはさっさと入れてしまうとよい．その後の出血をモニターできるからだ．一方，「静脈瘤患者にNGチューブ（nasogastric tube，経鼻胃管）は禁忌」なんて聞いたことない？　その背景にはチューブが静脈瘤の血栓を外して出血を助長する，という仮説がある．しかし，どこにもそんなエビデンスはないんだ．唯一NGチューブが禁忌なのは，最近静脈瘤をバンドで止めた患者だけだ．

さらに古典的には，上部消化管出血の診断にはNGチューブが必要といわれていた．確かに下血で来院した患者で上部消化管をどう否定するか大事な臨床思考過程だ．この分野ではいいスタディが出てきている．Wittingらによると，下血患者すべてにNGチューブを挿入してみたが，上部消化管出血の特異度は91％，一方で感度は42％のみ．つまり見逃しのほうが多いということ，これはひどい[4]．さらに鮮血を認めるのはたったの2％．とどめを刺すようだけど，出血がなくかつ胆汁がひければ上部消化管出血はなしなんていう神話も，偽陰性が70％という結果．NGチューブ神話は崩壊してしまった[4]．しかもSingerらの救急外来における痛みを伴う手技の研究では，NGチューブ挿入は骨折修復より痛かったそうだ[5]．あまり意味のない検査を患者に強要していいのだろうか．

では，どうやって上部消化管出血を除外すればよいか．ここで参考になるのがWittingらの2006年のスタディ[6]．年齢50歳以上，BUN/Cr比30以上，タール便の3つを予測因子とし，2つ以上あれば，上部消化管出血の感度が93%というもの．完璧ではないが，少なくともNGチューブより2倍近く感度がいい．

救急の治療，まずはABC

消化管出血であれ何であれ，救急の基本はABC．まずはAirwayだが，こんなに重篤な患者は早期に挿管してしまったほうがよい．重篤な消化管出血では100%内視鏡検査が必要となるし，その前提条件として気道確保が必須だ．後で気道を失って慌てるよりも，患者をコントロールできる手段を最大限整えるべきだね．挿管前の薬物は，特別なものを使用することはない．血圧を下げるベンゾジアゼピンやプロポフォールだけは避けて，ケタミンとスキサメトニウムなどを使えると最高だ．欧米にはetomidateという非常に使いやすい超短時間作用鎮静薬があるのだが，これは残念ながら日本では承認されていない．

次はBreathing．とにかく酸素投与をしよう．酸素飽和度99%でも酸素を投与するべきだ．血中酸素含有量は$CaO_2(mLO_2/dL) = 1.34 \times$ヘモグロビン$(g/dL) \times$酸素飽和度$(\%) + 0.003 \times PaO_2(mmHg)$で決まり，患者はヘモグロビンを失っている．こうなったら，酸素飽和度とPaO_2を少しでも上げて，組織に酸素を送る必要があるよね．さらに，酸素投与は挿管前の酸素化という意味合いもある．

そしてCirculation．16～18ゲージの末梢ラインを2本にクロスマッチというのはお約束．そして生理食塩水かリンゲル液を大量輸液する．臨床的にはアルブミンを投与してもアウトカムは変わらないので，安価な生理食塩水を使う．ただし，特発性細菌性腹膜炎の場合にはアルブミン投与で生存率が改善するという例外は，応用編として覚えておこう[7]．

さあ輸血はどうしたらよいのだろう．しっかりとしたエビデンスはないのだが，コンセンサスガイドラインがあるから復習だ[8]．早速ガイドラインを否定するようだけど，ヘモグロビン8 g/dL以下になるまでは待っていられない．前述のとおり，急性期にはヘモグロビンは低下しない．目の前にいる患者が命に関わる状態であるときは，迷わず輸血しよう．新鮮凍結血漿の投与に関してはプロトロンビン時間(PT)＞正常値の1.5倍というのは1つの目安．しかし，肝機能の低下している患者で出血を疑うなら，投与の閾値は低くしておこう．ビタミンK静注もすぐには効いてくれないが，これも忘れずにね．お次は血小板輸血．ガイドラインの指針は75,000/mL以下というもの．ただし，この患者のようにアスピリンを服用している患者では血小板がくっつかないので，この場合も閾値を低くするべきだ．腎不全患者ではデスモプレシン投与というのもポイントだ．

上部消化管出血の薬物治療

さあ，ここでは最悪の上部消化管出血である静脈瘤破裂を想定しよう．内視鏡のできる医師が来るまでは，出血の原因はわからない．ワーストケースを念頭に治療し，内視鏡につなごう．基本となるのが，オクトレオチド，プロトンポンプ阻害薬(proton pump inhibitor；PPI)，抗菌薬のカクテルだね．この分野は多く

◎表48 modified Blatchford スコア

スコア	0	1	2	3	6
ヘモグロビン(g/dL)					
男性	≧13.0	12.0〜12.9		10.0〜11.9	<10.0
女性	≧12.0	10.0〜11.9			<10.0
収縮期血圧(mmHg)	≧110	100〜109	90〜99	<90	
脈拍(/分)	<100	≧100			
黒色便	なし	あり			
肝疾患	なし		あり		
心不全	なし		あり		

低リスク：≦1点，高リスク：≧2点． 　　　　　　　　　　　　　　　　（文献14を改変）

のスタディがある．

　まずはソマトスタチンアナログである**オクトレオチド**[9]．27のランダム化比較試験（randomized controlled trial；RCT）のメタ解析だが，食道静脈瘤破裂による死亡率に影響はなく，輸血量を若干減らしただけだった．結論は副作用の少ない薬剤だけど，効くというしっかりとしたエビデンスがないことが欠点だ．

　H_2受容体拮抗薬（H_2ブロッカー）が急性期消化管出血に無効であるのは知ってのとおりだが，**PPI**には少しだけ希望がもてる．これも24個のRCTからのメタ解析では，PPI静注は消化性潰瘍患者の再出血と外科的手術を有意に減少させた[10]．でも残念ながら死亡率には関連なし．とはいえ，投与する意味はありそうだね．注意が必要なのは継続投与が必要だということ．一過的にも胃内pHが閾値以下になってしまうと，せっかくできた血栓が分解されるというのが病態生理のようだ．

　さて，**抗菌薬**の出番．コクランレビューのRCT 8個のメタ解析によると，主にキノロンを使った予防的抗菌薬投与では，肝硬変＋消化管出血患者の細菌感染症と死亡率が有意に低下した[11]．予防的抗菌薬投与のエビデンスのある少ない例だね．しっかり投与しよう．

帰してもいい消化管出血はどんなもの？

　重症消化管出血も難しいが，軽症患者で家に帰せるかどうかの判断も救急医として悩ましいところだ．この分野では，やはり数多くのスタディが行われている．1つ目は**Rockallスコア**[12]．しかしこれは内視鏡が必要となるので，救急の現場としてはあまり使い物にならない．次の**Blatchfordスコア**[13]は悪くないが少し複雑．カナダのRUGBEスタディによるmodified Blatchfordスコア（**表48**）はなかなかシンプルでよい[14]．この合計スコアが0〜1点であった場合，再出血は5％，死亡は0.5％ということであった．まだ検証されていないスタディなので注意が必要だが，年齢などと組み合わせて臨床推論の参考にはなる．今後の検証に期待がもてるね．

テイクホームメッセージ

① 消化管出血をみたら，ワーストケースを念頭に．つまり上部消化管出血，さらには静脈瘤破裂を疑う．
② バイタルサインが正常でも重篤な出血がある．
③ 致死的な上部消化管出血には，ABC，オクトレオチド，PPI，抗菌薬で内視鏡までつなごう．

今回の認知エラー

アウトカム・バイアス（outcome bias）

ギャンブリング（→ p108）と同様に，予後のよい疾患に判断が傾いてしまう傾向なんだ．しかし，これは救急医のとるべき認知のバイアスとは逆のベクトルを向いている．救急外来で働くならば「最悪の疾患」，この症例ならば食道静脈瘤を想定しなければいけないね．

● 文献

1) Fallah MA, et al：Acute gastrointestinal bleeding. Med Clin North Am 84：1183-1208, 2000.
2) Peura DA, et al：The American College of Gastroenterology Bleeding Registry：preliminary findings. Am J Gastroenterol 92：924-928, 1997.
3) Bornman PC, et al：Importance of hypovolaemic shock and endoscopic signs in predicting recurrent haemorrhage from peptic ulceration：a prospective evaluation. BMJ 291：245-247, 1985.
4) Witting MD, et al：Usefulness and validity of diagnostic nasogastric aspiration in patients without hematemesis. Ann Emerg Med 43：525-532, 2004.
5) Singer AJ, et al：Comparison of patient and practitioner assessments of pain from commonly performed emergency department procedures. Ann Emerge Med 33：652-658, 1999.
6) Witting MD, et al：ED predictors of upper gastrointestinal tract bleeding in patients without hematemesis. Am J Emerg Med 24：280-285, 2006.
7) Sort P, et al：Effect of intravenous albumin on renal impairment and mortality in patients with cirrhosis and spontaneous bacterial peritonitis. N Engl J Med 341：403-409, 1999.
8) British Committee for Standards in Haematology, et al：Guidelines on the management of massive blood loss. Br J Haematol 135：634-641, 2006.
9) Gøtzsche PC, et al：Somatostatin analogues for acute bleeding oesophageal varices. Cochrane Database Syst Rev（3）：CD000193, 2008.
10) Leontiadis GI, et al：Proton pump inhibitor treatment for acute peptic ulcer bleeding. Cochrane Database Syst Rev（5）：CD002094, 2010.
11) Chavez-Tapia NC, et al：Antibiotic prophylaxis for cirrhotic patients with upper gastrointestinal bleeding. Cochrane Database Syst Rev（9）：CD002907, 2010.
12) Rockall TA, et al：Selection of patients for early discharge or outpatient care after acute upper gastrointestinal haemorrhage. National Audit of Acute Upper Gastrointestinal Haemorrhage. Lancet 347：1138-1140, 1996.
13) Blatchford O, et al：A risk score to predict need for treatment for upper gastrointestinal haemorrhage. Lancet 356：1318-1321, 2000.
14) Romagnuolo J, et al：Simple clinical predictors may obviate urgent endoscopy in selected patients with nonvariceal upper gastrointestinal tract bleeding. Arch Intern Med 167：265-270, 2007.

（長谷川耕平）

CASE COMMENT

　「大量に吐血してその後にショックバイタルに陥った」というような症例では，早期に躊躇なく内視鏡専門医へコンサルトされ，緊急止血処置と出血性ショックのマネジメントという正しい流れで治療が展開されていくと思われます．ここも含めて緊急性の高い上部消化管出血における初期治療・初期評価の失敗は，以下のようなものであると考えられます．

主訴が「吐血」以外の場合に上部消化管出血を鑑別診断に考えることができない

　救急外来ではめまい（ふらつき感）や倦怠感という不定愁訴的症状や失神があれば，必ず上部消化管出血を鑑別診断に考慮するべきです．「めまいの原因精査で頭部CT検査を計画．CT室で立ち上がったところ失神，上部消化管出血による起立性低血圧であった」という類の間違いは皆さんの施設の救急外来では起こっていないでしょうか．

　これらの症状での受診の場合は，①タール便の有無（自ら直腸診をして確認すること），②血液検査でのヘモグロビン低下やBUN上昇（出血直後はヘモグロビン低下もBUN上昇も認められない．ヘモグロビンのみ低下しているなら出血して1日以内，ヘモグロビン低下とBUN上昇の両方が認められる場合は数日の経過が示唆される），③体位によるバイタルサインの変化（体位によって収縮期血圧が20mmHg以上低下する，あるいは心拍数が20回/分以上上昇する場合は相当の循環血液量が低下していることが考えられる）を必ず確認するべきです．

　本文でも述べられているようにNGチューブによる上部消化管内容物の確認は，結果の解釈に注意が必要です．そこで血液が確認されれば上部消化管出血を強く疑う根拠になりますが，そこで血液が確認されなくても上部消化管出血を否定はできません．上記3つのうちのどれかの所見が認められる場合は入念に上部消化管出血を検索するべきです．

下血で上部消化管出血の可能性を考慮しない

　本文でも述べられているように下血＝下部消化管出血と考えてしまうのも要注意です．臨床現場では「新鮮血の下血であれば下部消化管出血ではないか」と考えられてしまうことが多いのですが，大量の上部消化管出血でも下血をきたすことがあります．緊急性の高い病態を早期に発見するという救急の鉄則に沿って考えると，下血でも必ず上部消化管出血の可能性を考慮するということは大変重要です（救急科専門医を目指す人が読むテキストにおいても「バイタルサインに異常をきたすような下血ではまず上部消化管の検索を！」という原則が強調されています）．

安静時のバイタルサインや受診当初の検査結果のみで重症度を評価してしまう

　本文で紹介されているBlatchfordスコアは，受診時のバイタルサインや検査結果，症状や基礎疾患から緊急内視鏡止血術の必要性を検討した非常に優れた臨床研究ですが，臨床での適応には注意が必要です．

　前述のように大量の消化管出血をきたしても安静（仰臥位）でのバイタルサインは変化しないことがあります．吐血をきたしていなくても上部消化管出血を疑ったのであれば，仰臥位のバイタルサインに加えて座位や立位でのバイタルサインの変化を確認するべきです（収縮期血圧の低下や心拍数の上昇があれば緊急内視鏡の適応になります）．ちなみに体位の変換は急速な血圧低下をきたす危険があるので慎重な監視下で実施しましょう．また，出

血直後はヘモグロビン低下もBUN上昇も認められないことも忘れてはなりません．

Blatchfordスコアなど上部消化管出血に関する臨床研究の結果は，「〇点だからすぐに内視鏡医を呼ぶ，△点だから呼ばない」と画一的に使用するのではなく，「上部消化管出血を疑っても，バイタルサイン（収縮期血圧と心拍数）が正常で，血液検査（ヘモグロビンとBUN）も正常で，吐血や下血がなく，失神もせず，基礎疾患（肝硬変や心不全）も存在しないならば，緊急内視鏡検査は必要ないかもしれない」という程度のメッセージであると理解しておくのが適切であると思われます．

吐血の原因を上部消化管の病変のみに求めてしまう

吐血で内視鏡検査を行ったが，とくに緊急止血術が必要な所見は認めない（Mallory-Weiss症候群など）という場合は注意が必要です．このような場合は腸閉塞（悪性腫瘍，閉鎖孔ヘルニアなど）による頻回の嘔吐，小脳や脳幹の梗塞・出血による頻回の嘔吐でMallory-Weiss症候群をきたした可能性があるため，頻回に嘔吐をきたす原因を検索する必要があります．コミュニケーションが難しい高齢者では，頻回の嘔吐の後に吐血をきたしても，吐血だけが観察者に注目されてしまい，「吐血」を主訴に救急受診となり十分な診察を受けないままに緊急内視鏡検査がなされて，最も問題である嘔吐の原因検索が遅れてしまうという失敗に陥る危険があります．

また，大動脈と消化管に瘻孔が形成されてしまい（腸管-大動脈瘻），大量の吐血や下血をきたすことがあります．頻度は高くないのですが，緊急性が高い病態なので大動脈瘤や大動脈の手術歴があるような場合は鑑別に考慮すべきです．

（岩田充永）

ちょっと小話 8　米国救急指導医の働き方

米国の救急医はそのシフト内での忙しさと診療報酬の効率性から，大学病院などでは週3～4回の8～12時間のシフト，市中病院では週4～5回のシフト制労働となっています．シフト中は多忙を極めますが，それが終われば臨床の義務から解放されます．この利点を生かして，米国の救急医は，危機管理・安全管理に長じて病院の経営に関わる者，アカデミックセンターにて臨床研究を行う者，行政アドバイザーとして活躍する者，ライフワークバランスを保ち子育てと仕事を両立する女性救急医など，さまざまなかたちで救急医として第一線として働いている姿を見ることができます．

救急臨床医学の面白さだけではなく，報酬，ライフワークバランス，上記のようなさまざまな分野での活躍が，先輩救急医を輝かせています．それが全米でも「救急医学は優秀な学生を集める人気スペシャリティ」といわれる由縁でしょう．今後，日本で救急医を増やしていくには，質の担保された後期研修制度を構築すること，そして，いかに先輩救急医が輝きながら働いているかを見せるかが必要かもしれません．

（長谷川耕平）

CASE 15
胸痛＋他の臓器症状ときたら，アレ

●研修医による症例提示

患者 60歳女性　　**主訴** 胸痛

　60歳の女性が胸痛のために救急外来を受診しました．今まで胸痛の既往はないとのことですが，30分ほど前より急性発症の左胸部痛と左肩痛を発症したとのことです．レビューオブシステムでは，冷汗あり，発熱，上気道炎症状，呼吸困難感，下肢の痛みや腫脹はないようですね．両下肢がしびれて動かなかったと訴えていますが，来院時には下肢の症状は改善したようです．

　既往歴は高血圧，脂質異常症，食事療法でコントロールしている糖尿病のみ．処方薬はアムロジピン，シンバスタチンだけのようです．喫煙歴なし．家族歴に心疾患の既往はありませんでした．

　身体所見では体温36.3℃，脈拍106回/分，血圧172/84 mmHg，呼吸数16回/分，室内気酸素飽和度97％．頸静脈の怒張なく，心音純，肺野清．下腿部に浮腫や圧痛もなし．橈骨動脈の脈拍はよく触知しました．

　心電図は洞調律頻脈でⅡ，Ⅲ，aV$_F$にT波の陰転化あり．胸部X線は左側に胸水があるほかは，とくに異常ありません．

　これって典型的な急性冠症候群ですよね．胸水は心不全によるものですね．救急外来でも痛みがありますし，心電図のT波陰転化がありますから，アスピリン，βブロッカー，ニトログリセリンに，ヘパリンといきましょう！

＊

指導医：うーん．ちょっと待って．胸痛に加えて下肢のしびれと脱力か．すぐに不安定狭心症と片づけるのはアンカーリングじゃないかな．左の胸水も気になるからCTアンギオ撮っておこうか．

研修医：でも，この患者さん，いかにも急性冠症候群って感じですよね．リスクファクターと胸痛に冷汗ですから．末梢脈拍も触れますし，縦隔拡大もありませんから，解離ではないですよね．60歳女性の下肢のしびれ・脱力なんて気にしてられませんよ．

＊

　しかし，緊急で追加したCTアンギオグラフィ（**図15**）では，恐怖のStanford type A大動脈解離が映っていた．患者さんは心臓血管外科によって緊急手術，一命を取りとめた．

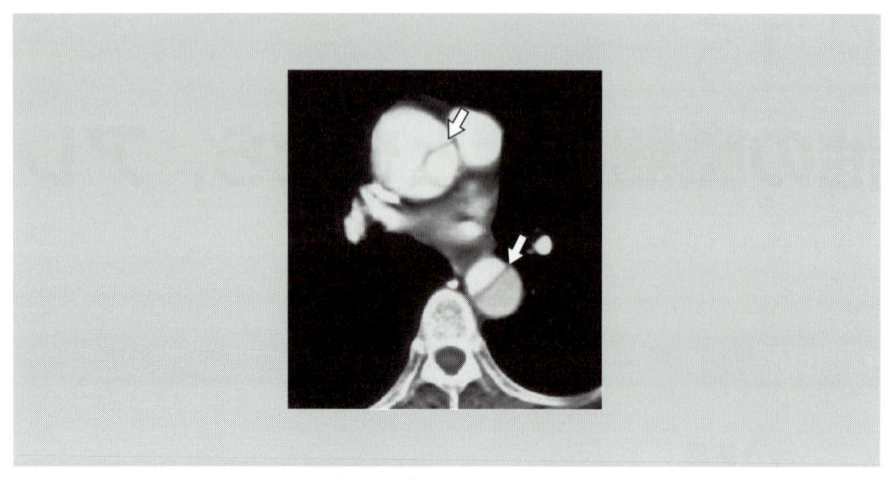

◎図15　Stanford type A 大動脈解離

●指導医の分析

　うーん．今回の症例は大動脈解離を見つけることができてラッキーだったと思うよ．危なくヘパリンを投与して患者の大動脈を引き裂くところだった．リスクファクターと胸痛から，どうしてもまずは急性冠症候群を考えてしまうよね．それはもちろん正しい．しかし，そこで思考停止してはならないんだ．これこそ**アンカーリング**という有名な認知エラーだ．胸痛患者を診たら，一度立ち止まって，「この患者，大動脈解離，肺動脈血栓塞栓，食道破裂じゃないか」と考えよう．この患者でカギになったのは，胸痛＋説明のつかない下肢のしびれ・脱力だったね．

　大動脈解離は診断をつけるのが最も難しい疾患の1つといえる．まれなくせに，症状は非特異的，しかも時間を争う致死的な疾患だ．脈拍を両側で触れようが，胸部X線で縦隔拡大がなかろうが，大動脈解離はありえるんだ．今回は，この症例をもとに大動脈解離の診断について勉強しよう．

大動脈解離って大動脈破裂より多い？

　大動脈解離の頻度は5〜30人/百万人年といわれている．米国では4,400人/百万人年と推定され，急性心筋梗塞よりは頻度が少ないけれど，大動脈緊急症としては最もcommonな疾患[1]．実は腹部大動脈破裂の3倍の頻度があるんだ[2]．とはいっても，**かなり見逃し例がある**と考えられるので，実際の頻度は不明なんだよね．スタディによると，初診時に大動脈解離を診断できたのは15〜43%ともいわれている[3]．入院させて24時間診断できなかったケースも39%に及ぶというデータもあるから恐ろしい[4]．見逃し例の多くは心筋梗塞，非典型胸痛，心不全，消化管出血と誤診されているんだ．そして見落とされ，治療もされないと近位大動脈の解離では48時間に40〜50%が死亡し，**その死亡率は1時間あたり1〜2%ずつ上昇する**といわれている．まさにTime is aortaだね[5]．何度もいうけど，大動脈解離の見逃しをゼロにすることは難しい．しかしそれを改善し，早期に診断し，死亡率を下げることはできるはずだ．

◎表49　大動脈解離の症状と感度

症状	感度（％）
痛み	96
重度の痛み	91
突然発症の痛み	84
胸痛	73
裂けるような痛み	51
移動する痛み	28
失神	9

（文献1を改変）

◎表50　大動脈解離の病歴，身体所見の尤度比

身体所見	陽性尤度比	陰性尤度比
高血圧の既往	1.6	0.5
突然発症の胸痛	1.6	0.3
裂けるような痛み	10.8	0.4
移動する痛み	7.6	0.6
脈拍欠損	5.7	0.7
神経学的巣症状	33.0	0.87

（文献7を改変）

大動脈解離って高齢者の病気？　みんな高血圧だったっけ？

　大動脈解離の病態生理は，大動脈内膜を脆弱にするような基礎疾患のもとに，大動脈壁へストレスがかかり，大動脈の拡張，瘤形成，壁内出血，そして解離へと進むんだったよね．内膜を脆弱にするような疾患としては，まずはみんなも知っている高血圧．有名な IRAD（The International Registry of Acute Aortic Dissection）のスタディでも，高血圧は70％の患者に認められたんだ[1]．ただ気をつけてほしいのは，**30％には高血圧の既往がなかった**ということ．2000年の『JAMA』に載ったこの IRAD のスタディ，460例もの大動脈解離症例を前向きに調査したクオリティの高い多施設研究で，大動脈解離の金字塔的スタディなのでぜひとも読んでほしい[1]．**他の基礎疾患**としては，マルファン症候群や Ehlers-Danlos 症候群といった結合組織疾患，コカイン，妊娠といったところが有名だね．血管疾患だけに，高齢者の病気と思われがち．確かに50歳以上で罹患率は上昇するけれど，マルファン症候群といった基礎疾患をもつと40歳以下でも発症しうる[6]．年齢だけでは大動脈解離は除外できないことは覚えておこう．

大動脈解離の診断はやっぱり病歴が決め手

　難易度 E の大動脈解離といっても，やはり病歴と身体所見が診断の決め手となる．IRAD のデータによると，96％の大動脈解離の患者がなんらかの「痛み」を訴えている（表49）[1]．**突然発症**の胸痛の感度は84％と結構よく，陰性尤度比0.3とそこそこだ（表50）．古典的な**裂けるような痛み**の感度は残念ながら51％しかないが，陽性尤度比は10.2とあれば診断にぐっと近づく．**移動する痛み**の感度も30％そこそこだが，陽性尤度比7.6とこれも悪くはないね[7]．Rosman らの研究によると，痛みの性状，放散，発症の仕方などの病歴は40％の患者で聴取されたのみだった．耳が痛いね．しかし，これら**3つを尋ねれば90％の感度**で大動脈解離を引っ掛けたとしているんだ[8]．やっぱり病歴は大事ということ．

　ただし，すべての患者が「高血圧の既往のある85歳男性」で，「突然発症の裂けるような胸部痛で背部と腹部に放散する」と訴えて，診察室に来てくれるわけではない．症例の患者のように，胸痛＋両下肢しびれ・脱力という一元的に説明できない訴えのことも多い．その他，非典型的な失神，脳卒中症状，心不全症状などが前面に出てくることがある．**胸痛，腹痛，背部痛に加えて説明のつかない他**

◎表51 大動脈解離の身体所見と感度

身体所見	感度(%)
高血圧のみ	49
大動脈弁逆流の心雑音	32
脈拍欠損	16
脳梗塞症状	5
うっ血性心不全	7

(文献1を改変)

◎表52 大動脈解離における胸部X線の所見と感度

胸部X線所見	感度(%)
異常なし	12
縦隔拡大（AP像で8 cm以上）	61
大動脈notchの不明瞭化	50
胸水	19
カルシウムサイン	14

(文献1を改変)

臓器システムの異常を認めたら，大動脈解離を疑おう．これらの複数臓器を結ぶのは大血管だからね．

大動脈解離の身体所見　脈拍欠損がないから除外，はダメ

大動脈解離を疑うならば，探すべき所見は3つ．①両上肢の血圧差，②脈拍欠損（感度たったの16％），③大動脈弁逆流音，だね．

古典的なスタディだと**両上肢の血圧差**20〜30 mmHgを有意としている．ただし測定者の違い，測定時による血圧変動，さらには動脈硬化があればこのくらいの差は簡単に出てしまう．血圧差をあまり頼りにしてはならないが，medico-legally的に血圧差をカルテに記入しておくことは大事なこと．君が大動脈解離を鑑別に入れていたことを示してくれるからね．

脈拍欠損の感度はたったの16％しかない．つまり脈拍欠損がないからといって大動脈解離を否定することは決してできない．しかし，見つけたら陽性尤度比5.7と，なかなかのもの．チェックしよう（表50, 51）．

胸部X線で縦隔拡大があるとは限らない

胸部X線は大動脈解離で約90％が異常所見を認めるんだ（表52）[1]．有名な**縦隔拡大**（AP像で8 cm以上がクライテリア）の感度はたったの約60％．縦隔拡大がないからといって大動脈解離の除外はできないんだ．結論からというと，胸部X線は決め手とはなりにくいということ．症状と所見からBayesの法則で考えていくしかないね．つまり，症状と所見で検査前確率が低ければ，胸部X線陰性は大動脈解離の可能性を低くしてくれる．一方で検査前確率の高い患者には，X線陰性は役に立たないのでCTを撮ってしまおう．

Dダイマーは大動脈解離除外の秘密兵器となりうるか

最近話題のDダイマー．大動脈解離の除外に有用なのではというデータがいくつか出てきている．Marillによるメタ解析では感度94％[9]，さらにはSuzukiらによるIRADからの2009年のスタディでも，カットオフ値を500 ng/mLとすると感度97％というなかなかの結果だった[10]．ただし，解離と同じく予後の悪い壁内血栓は大動脈内腔と交通がないことがあり，Dダイマーが上昇しない可能性があることに注意したい．将来，ベッドサイドでの迅速Dダイマー，大動脈解離低リスク群におけるDダイマーの前向き検討が出てくれば，肺動脈血栓塞栓症におけ

るDダイマーのようになりうる有望な手段だね.

救急医泣かせの大動脈解離

　大動脈解離を見逃さないのは至難の業だということがわかったかな.とにかく胸痛＋他の臓器系統の症状が合併する場合,どうも症状が一元的に説明できない場合には一度立ち止まり,「大動脈解離の可能性は？」と自問自答し,アンカーリングを避けることが大事だね.胸痛と他の臓器系統を結びつけるのは精神科疾患ではなくて,何といっても大血管だ.

　なかには痛みもない,脈拍欠損もない,胸部X線も正常なんていう,ウルトラE級の大動脈解離が存在する.これを見落とさないためには救急患者全例にCTを撮るしか方法がなさそうだが,IRADのデータではこんな患者群は有意に失神,心不全,脳梗塞症状が認められた[11].スーパー臨床医を目指して,こんな患者も拾い上げていこう.

> **テイクホームメッセージ**
>
> ① 胸痛・腹痛・背部痛＋他臓器の症状をみたら,「大動脈解離の可能性」を疑う.
> ② 「急性発症」「裂けるような痛み」「移動する痛み」のキーワードは必ず病歴聴取.
> ③ 脈拍欠損がなくても,胸部X線正常でも大動脈解離は否定できない.病歴,身体所見で検査前確率が高ければCT！

> **今回の認知エラー**
>
> **アンカーリング（anchoring）**
> 　認知エラーの横綱といえばアンカーリング.一度,初期診断をつけてしまうと,さらなる鑑別を考えられなくなる認知の傾向だ.この症例では急性冠症候群という第一印象に引きずられて,大動脈解離が頭に浮かばなかったね.実は,ここまで学んだ症例の多くでもこのアンカーリングが存在している.

●文献

1) Hagan PG, et al：The International Registry of Acute Aortic Dissection (IRAD)：new insights into an old disease. JAMA 283：897-903, 2000.
2) Bickerstaff LK, et al：Thoracic aortic aneurysms：a population-based study. Surgery 92：1103-1108, 1982.
3) Sullivan PR, et al：Diagnosis of acute thoracic aortic dissection in the emergency department. Am J Emerg Med 18：46-50, 2000.
4) Viljanen T：Diagnostic difficulties in aortic dissection：retrospective study of 89 surgically treated patients. Ann Chir Gynaecol 75：328-332, 1986.
5) Chen K, et al：Acute thoracic aortic dissection：the basics. J Emerg Med 15：859-867, 1997.
6) Larson EW, et al：Risk factors for aortic dissection：a necropsy study of 161 cases. Am J Cardiol 53：849-855, 1984.

7) Klompas M: Does this patient have an acute thoracic aortic dissection? JAMA 287: 2262-2272, 2002.
8) Rosman HS, et al: Quality of history taking in patients with aortic dissection. Chest 114: 793-795, 1998.
9) Marill KA: Serum D-dimer is a sensitive test for the detection of acute aortic dissection: a pooled meta-analysis. J Emerg Med 34: 367-376, 2008.
10) Suzuki T, et al: Diagnosis of acute aortic dissection by D-dimer. Circulation 119: 2702-2707, 2009.
11) Park SW, et al: Association of painless acute aortic dissection with increased mortality. Mayo Clin Proc 79: 1252-1257, 2004.

（長谷川耕平）

CASE COMMENT

今回の症例や自分の経験を考えると，大動脈解離のピットフォールは表53のようにまとめることができます．これらのパターンをふまえて，われわれが日常の診療で思う疑問について述べてみたいと思います．

痛みがないのにどうやって大動脈解離を疑うの？

本文で紹介しているように，痛みがない大動脈解離は7％くらいあって，これらの患者群では脳卒中・失神・急性心不全疑いで受診している割合が多いと報告されています．この報告からわれわれは，「脳梗塞と思ったら頭の片隅に大動脈解離！」「失神の鑑別では大動脈解離！」「心不全の原因がよくわからないときは大動脈解離！」というような反射神経を身につけることが大切なのだと思います．

大動脈解離を疑う神経症状って何ですか？

大動脈解離で起こる神経症状は脳卒中症状，嗄声，下肢のしびれや麻痺，一過性意識障害（失神も含む）です．大動脈解離で神経症状を呈する場合，約半数は神経症状が変化する（「さっきまで意識障害があったのに，改善してきた」とか「両下肢に電気がビリっと走ったのに今はよい」など）と報告されています[1]．「今は改

◎表53 大動脈解離ピットフォール

症状・診断	ピットフォール
腰痛で整形外科疾患と誤診される	体動に影響を受けない腰痛は要注意！
胸水，胸痛で胸膜炎と診断される	左胸水は必ず性状をチェック．血性の場合は要注意
急性心筋梗塞と診断される	・心電図で下壁梗塞と診断したら右室梗塞をチェック 　→右室梗塞の可能性があるなら大動脈解離もチェック ・前壁梗塞と診断したら aV_R 誘導をチェック 　→ST上昇ならLMT閉塞の可能性あり．大動脈解離もチェック
急性心不全	心不全の原因を必ず検索する．原因不明の場合は大動脈解離も考えよう．とくに大動脈弁閉鎖不全を認めるときは要注意！
脳梗塞と誤診される	脳梗塞にしては血圧が低い場合は要注意．血圧左右差などをチェックしよう．症状が変化する場合はとくに要注意！
原因不明の失神と診断される	解離の痛みによる血管迷走神経反射や心タンポナーデによる脳血流低下で失神をきたす．失神の鑑別診断として大動脈解離を忘れない！
下肢のしびれ，対麻痺	突然発症の対麻痺や両下肢のしびれでは必ず大動脈疾患を考慮する．とくに症状が変化する場合は要注意！

善したのなら心配ないんじゃない」と安心するのではなく，動揺する神経所見の場合は大動脈解離を疑うというセンスが要求されると思われます．

心電図でST上昇があれば
急性心筋梗塞の治療をしちゃいますよ！

大動脈解離症例の2～7％で心筋梗塞の心電図を呈するといわれています．急性心筋梗塞症例で，大動脈解離を心配するあまりPCI（経皮的冠状動脈インターベンション）や血栓溶解療法が遅れてしまうことは絶対に避けなければなりませんが，下記の場合には大動脈解離の可能性を念頭に置いたほうがよいと思われます．

● 下壁梗塞，右室梗塞を疑った場合

大動脈解離が冠動脈に及ぶ場合，多くは右冠動脈を巻き込みます．右冠動脈の起始部から解離が起こると右室梗塞をきたします．「Ⅱ・Ⅲ・aV$_F$でSTが上昇しているぞ．右側胸部誘導でV$_{4R}$,V$_{5R}$をチェックしよう．右室梗塞もありそうだ．大動脈解離は大丈夫かな？」という思考パターンが大切です．

● 左主幹部（LMT）の閉塞を疑った場合

大動脈解離が左冠動脈に及んだ場合はLMTでの梗塞をきたします．「心筋梗塞を疑って心電図を実施した．胸部誘導でST上昇を認める．aV$_R$をチェックしてST上昇を認める．LMTでの梗塞かな？ 大動脈解離は大丈夫かな？」という思考パターンです．

じゃあ，結局いつでも造影CTを
撮らなきゃならないの？

病歴・身体診察・ベッドサイドでの検査で安全に大動脈解離を否定できるような臨床ルールは残念ながらありません．見逃すと患者はもちろん，われわれにも非常なストレスがかかる疾患なので，大動脈解離を疑う場合のCTは避けられないと思います．身体診察と簡易な検査で大動脈解離を否定する試みとしては，急性の胸痛や背部痛で受診した患者で，①大動脈痛（突然の痛み，引き裂かれるような痛み），②胸部X線での縦隔拡大，③脈拍欠損や血圧左右差，の3項目のどれも該当しない場合は大動脈解離の可能性が低くなるという（ただし，どれも該当しなくても7％は大動脈解離であったというのは注意が必要）報告があります[2]．また，本文で紹介しているようにDダイマーが500 ng/mL未満の場合は発症24時間以内の大動脈解離の可能性は低くなる（陰性尤度比0.07）という報告もあります．今後は臨床所見とDダイマーを組み合わせた臨床ルールが開発されることに期待がもてます．

● 文献

1) Gaul C, et al：Neurological symptoms in type A aortic dissections. Stroke 38：292-297, 2007.
2) von Kodolitsch Y, et al：Clinical prediction of acute aortic dissection. Arch Intern Med 160：2977-2982, 2000.

（岩田充永）

CASE 16
「ぐるぐる」「ふらふら」に鑑別は，もう古い！？

●研修医による症例提示

患者 56歳女性　　**主訴** めまい

　高血圧と糖尿病の既往をもつ56歳女性が，急性発症のめまいで救急車搬送となりました．1週間ほど前に上気道炎症状があって以来調子が悪く，今朝起きたときからふらふらするめまいで歩けないということで，救急車要請したようです．頭痛，頸部痛，複視，聴力障害，耳鳴り，しゃべりづらいといった症状はないようです．

　既往歴は高血圧と糖尿病のみ．過去にめまいの既往はなかったようです．服薬はアテノロールとメトホルミンのみで，喫煙歴は2箱/日×30年とのことでした．

　身体所見では体温36.3℃，脈拍66回/分，血圧156/94 mmHg，呼吸数16回/分，室内気酸素飽和度97%．心音純，肺野清．脳神経所見，運動，感覚機能ともに異常なく，指鼻試験，膝踵試験も異常所見なし．

　最近の上気道炎で急性発症のめまい．回転性のぐるぐるするめまいではなく，とくに神経学的所見もないようですから，前庭神経炎でいいですね．点滴打って帰宅してもらいました．ふらふらして歩けなかったのですが，家族に車いすで連れて帰ってもらいました．

*

　この患者さん，ステロイドを処方され帰宅．しかし翌日に失調，構語障害を発症し救急外来へ再搬送．小脳梗塞と診断されたが血栓溶解療法には遅すぎた．

●指導医の分析

　この症例は，急性のめまい発作で発症した脳梗塞の症例だね．めまいの診療は本当に難しく，罠も多い．急性発症の重度のめまい患者では，確かに前庭神経炎が多いが，**決して見逃してはならないのが椎骨脳底動脈系疾患**だ．めまい患者では小脳・脳幹部にフォーカスした脳神経所見をとることはもちろん大事で，さらに，**面倒でも歩かせることは必須**だ．指鼻試験が正常で歩行困難というのは体幹失調のred flagだから，こんな患者は決して帰してはならない．いい機会だから，しっかりめまいのアプローチをここで勉強しよう．

◎表54　3つのカテゴリーにおけるめまいの症状，鑑別診断と徴候

カテゴリー	主な症状	鑑別診断	末梢性の徴候	中枢性の徴候
急性重度めまい	急性発症，重篤，持続性，嘔気・嘔吐，歩行困難	・末梢性：前庭神経炎 ・中枢性：脳卒中	・一方向性 ・自然発生性眼振 ・head-thrustテスト陽性	・両方向性または下向性眼振 ・重度の歩行困難
反復性頭位めまい	頭を動かすことで惹起されるめまい発作	・末梢性：BPPV ・中枢性：キアリ奇形，小脳腫瘍，神経変性疾患	・1分以内の発作継続，発作間は無症状 ・Dix-Hallpikeテストで上向性回旋性眼振 ・エプリー法にて改善	・発作は短〜長期とさまざま．発作間も軽度のめまいが継続 ・Dix-Hallpikeテストにて持続する眼振 ・エプリー法で改善なし
反復性めまい	頭位と関係なく起こるめまい発作	・末梢性：メニエール病 ・中枢性：TIA	・持続時間20分以上 ・片側の聴力障害，耳鳴，閉塞感を合併	・持続時間は分単位が多い ・新規発症や頻発の発作

（文献4を改変）

　めまいは救急外来を受診する患者の主訴の2.5〜4%を占めるほどcommonな疾患だ[1]．しかし，鑑別診断は広く，症状はあいまいで非特異的．検査は役に立たず，しかも致死的疾患が隠れていることから，これほどアプローチの難しい主訴はそうはない[2]．実際にめまい患者の3.2%が**不整脈**，1.7%が**一過性脳虚血発作**（transient ischemic attack；TIA），1.7%が**急性冠症候群**，3.2%が**小脳梗塞**であったというデータがあるから，救急医泣かせなことこのうえないんだ[3]．

　古典的なめまい患者へのアプローチは，まず心血管系疾患または循環血漿量減少を疑う前失神（near-syncope）を除外し，次に回転性めまい（vertigo），浮動性めまい（lightheadedness），その他の3分類に分けろというものだった．しかし，近年のデータは**この古典的アプローチに疑問符**を突きつけている．救急外来を訪れためまい患者316人のスタディでは，91%が複数にわたる分類の症状をもち，さらには5分後に同じ質問をすると52%が答えを変えていた．つまり，このような旧分類はめまい患者へのアプローチに利用できるかどうか怪しいということだ．一方で，めまいの**タイミングや惹起因子は高い再現性**をもっていたので，こちらを利用するべきだろう[2]．さらに，回転性めまい以外では脳卒中は少ないと古典的にはいわれていたが，めまい患者1,666名のスタディでは，3.2%に脳卒中があり，そのうち回転性めまいを主訴としたものは44%のみだったんだ[3]．

めまい患者の新3分類

　救急外来を訪れるめまい患者を診る場合，上記の旧分類ではもう古い．めまいのタイミングと惹起因子に注目した**以下の3つのカテゴリー**に分ける方法が有効だ[4]（表54）．

　つまり，①**急性重度めまい**，②**反復性頭位めまい**，③**反復性めまい**（頭位変換によって惹起されない）の3つのカテゴリーに，良性かつcommonな前庭疾患（いわゆる末梢性のめまい疾患）がそれぞれ1つずつ対応する．具体的には，以下の3つだ．
①急性重度めまい：前庭神経炎
②反復性頭位めまい：良性発作性頭位めまい症（benign paroxysmal positional vertigo；BPPV）

③反復性めまい：メニエール病

　見逃してはならない致死的中枢性疾患を特定することは前述のように困難だ．そこでわれわれの武器となるのは，これら良性3疾患を特定し，その疾患に矛盾する症状・症候をもつ患者には中枢性めまいを疑ってかかるというアプローチだ．

　今回は，この3分類に従って，対応する疾患の特徴的な症状と症候を復習しよう．

急性重度めまい

　このカテゴリーに入るのは，急性発症の重度なめまいを主訴とするが，以前に同様の発作を経験したことのない患者だ．このような患者は，重度のめまいのために重症感のある外見で，嘔気・嘔吐，歩行困難を伴うことが多い．

　代表疾患は，片側の前庭神経におけるウイルス感染と考えられている**前庭神経炎**．その病態生理はベル麻痺の前庭神経を侵すものと考えるとわかりやすい．ほとんどの患者は回転性めまい（部屋が回って見える）を訴える．重度の症状は1〜2日続き，数週間から数か月かけてゆっくりと軽快する．

●急性重度めまいにおける脳卒中

　救急外来で大事な鑑別診断は，もちろん**脳卒中**だね．後頭蓋窩の小さな脳卒中が前庭神経炎と同様の急性発症重度のめまいを起こすことはよく記述されている[5]．また，前述のように3％のめまい患者は脳卒中が原因であったとされているんだ．そのめまいの質も，回転性めまいから，平衡障害，非特異的なめまいまで幅広く，症状だけでは判断できない．**脳卒中を疑うred flag**は，心血管系リスク因子に続き，脳神経，脳幹障害の所見だ．つまり複視，顔面筋の麻痺，しびれ，嚥下障害，構語障害などをみたら脳卒中を強く疑おう．それから忘れてはならないのは**歩行困難の所見**．手間はかかるが，必ず患者に歩いてもらおう．ただし，これらの巣症状がまったくない，めまいだけを訴える救急医泣かせの脳卒中患者も，1％以下といわれているが存在する[3]．

　また，脳卒中を疑っても，その確定診断も難しい．**CTスキャン**は急性期虚血性脳梗塞の感度は低く，後頭蓋窩疾患の脳梗塞は数日経たないとCTで所見が出ない．MRIが最も感度が高いが，これも後頭蓋窩疾患では感度が低くなる[6]．

　とはいっても，すべての患者でMRIを撮っていたら，知性をもつ救急医とはいえない．以下で前庭神経炎特有の症候，そしてそれに合致しない症候をみっちり勉強しよう．

●急性重度めまいにおける眼振

　前庭神経炎患者で観察できる眼振は，いわゆる末梢性眼振というものだった．つまり，**一方向性**（右を見ても左を見ても，片方に向かう眼振），水平性ということ．**逆に，両方向性眼振**（たとえば，右方視で右向き眼振，左方視では左向き眼振）**は中枢性疾患を示唆**する．その他，回旋性眼振や垂直性（とくに下向き）眼振も中枢性眼振だ．まとめると，水平方向・一方向性以外の眼振をみたら，とにかく中枢性疾患を考えようということだ．

　注意が必要なのは，前庭神経炎は初期の数時間を過ぎると注視にて眼振が消えてしまうことだ．検者の指を追わせてしまうと眼振は消えてしまう．そこで単に左右を視てもらう，または真っ白な紙を患者の目の前に置いて注視を抑制し，横

● head-thrust テスト

　めまい患者の身体所見で近年注目を浴びているのが head-thrust テスト（head impulse テストともいう）．非常に簡単な手技だから，ぜひ身につけてほしい．『New England Journal of Medicine』にわかりやすいビデオがあるので，これもお勧めだ[7]．このテストは，前庭眼反射を調べるもので，原理的には昏睡患者に用いるカロリックテストや人形の眼反射と同様だ．head-thrust テストでは，検者は患者の前に立ち，患者に検者の鼻を注視してもらいながら，その顔を5〜10°ほどすばやく水平方向に回転させる．前庭神経炎つまり末梢性めまいの患者では，頭を患側に回転させると，前庭神経病変のために鼻を注視し続けることができず，遅れて眼位が戻ってくるのが観察できるんだ．末梢性めまいを示唆する所見で，簡単だからぜひ習得してほしい．しかしながら，head-thrust テスト陽性患者の9％には小脳梗塞があったというスタディもある．救急医としては9％の見逃しは受け入れがたいよね．他の所見と組み合わせてアプローチすべきだ[8]．一方で，心血管系リスクをもつ患者における head-thrust テスト陰性所見は感度100％で脳卒中を示唆したというスタディもあり，非常に興味深い[9]．このような患者ではMRIを実施すべきだね．

反復性頭位めまい

　頭を動かすことによって，めまい発作が惹起される患者はこのカテゴリーに入る．注意が必要なのは**惹起**ということ．どんなめまい患者でも，頭位変換でめまいがある程度は悪化してしまう．注意深い問診でしっかり鑑別をつけよう．

　このカテゴリーの代表疾患はご存知，**BPPV** だ．特徴的な症状は，頭位変換によって惹起される反復するめまい発作で，継続時間は1分以内，発作間はめまいは完全に消失する．ただ嘔気やふらつきは1分以上続くことはある．

● Dix-Hallpike テストとエプリー法

　BPPVにおける頭位変換性眼振の感度は50〜78％程度しかないけど，それでもDix-Hallpikeテストはしっかり身につけておきたい．嘔吐または回転性めまいがありDix-Hallpikeテスト陽性だと，BPPVの陽性尤度比は7.6となる[10]．中枢性めまいを除外することはできないが，確実に**末梢性めまいの可能性を上げてくれる**．実際の施行法はビデオを見たほうが手っ取り早い．ロンドン大学のホームページにすばらしいビデオがあるので参照してもらいたい（www.imperial.ac.uk/medicine/balance/research）．BPPVでは患側に頭を向けた場合に，上向きかつ回旋性の眼振を認めるんだ．

　BPPVの根本治療は，後・前半規管に落ち込んだ浮遊耳石を耳石器に戻すことだ．その理学療法の代表選手に**エプリー法**がある．メタ解析では，BPPVにおけるエプリー法のnumber needed to treat（NNT）は2という結果だ．エプリー法を受けた患者の2人に1人が治ってしまうのだから，驚異的な治療法といえるね[11]．これも上記のホームページで勉強して，しっかりマスターしよう．

● 中枢性頭位めまい

　反復性頭位めまいも中枢性病変によって起こることがある．たとえば，**キアリ**

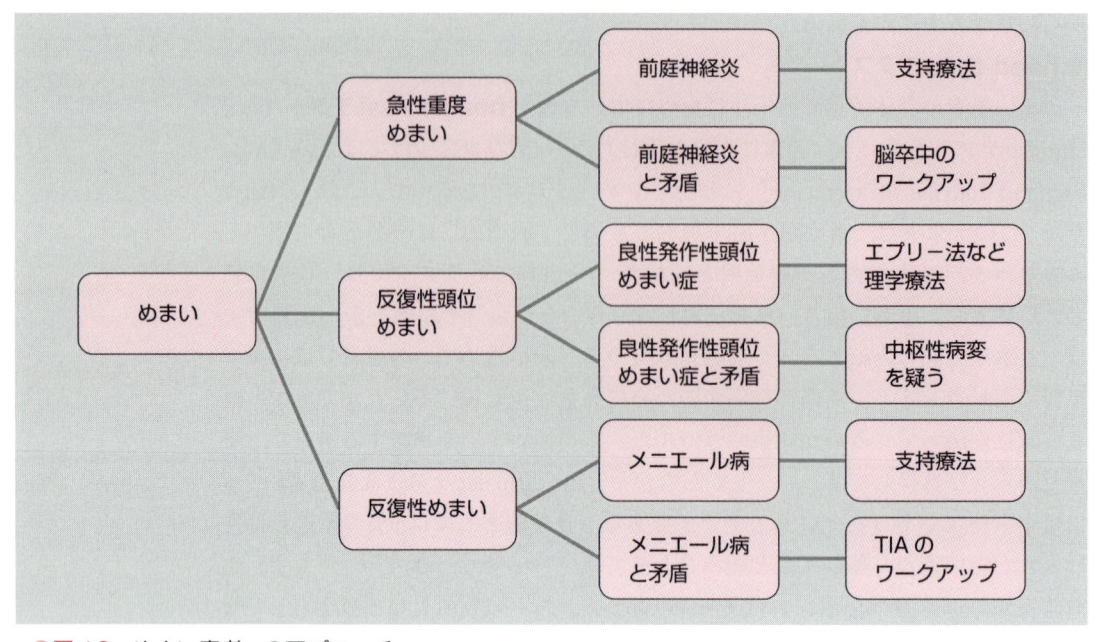

◎図16　めまい患者へのアプローチ　　　　　　　　　　　　　　　　　（文献4を改変）

奇形，小脳腫瘍，多発性硬化症，神経変性疾患などだ．BPPVに合致しない所見，つまり，下向き眼振，純粋な回旋性眼振，エプリー法で改善しないめまいをみたら，このような中枢性病変を疑おう．

反復性めまい

　頭位変換によって惹起されない反復するめまいがこのカテゴリーに入る．
　ここでの代表疾患は**メニエール病**．特徴的な症状は反復する重度のめまい，とくに回転性めまい，嘔気・嘔吐，さらに片側での内耳症状つまり聴覚障害，耳鳴，耳閉塞感だ．とくにメニエール病の耳鳴は非常に大きく聞こえるといわれている．メニエール病の身体所見では，前庭神経が正常であるためにhead-thrustテストは陰性となる．一方，眼振では上述したような中枢性めまいを示唆するred flag（下向き，純粋な回旋性，両方向性）をみたら，メニエール病ではないと考えたほうがいい．

●反復性めまいの鑑別は？

　反復するめまいで大事な鑑別となるのは**TIA**だよね．とくに最近発症または頻度が増加（crescendoパターン）する反復性のめまい発作，数分間のみの継続時間（典型的メニエール病ではより長く続く）という病歴は椎骨脳底動脈系のTIAを示唆するred flagだから気をつけよう．また，TIAの10％ほどでも上記の内耳症状を伴うことがあるから，内耳症状の存在だけでメニエール病と決めつけるのは危険だね．前下小脳動脈病変だと内耳神経核が虚血になるからなんだ．こんな患者を診たら，もちろんCTではなくて，MRAまたはCTAが必要となる．

＊

　新しいめまいのアプローチなので，飲み込みづらかったかもしれない．残念な

がら，めまい診療には頸椎損傷のNEXUSクライテリアのような確立された decision rule は存在しないから，胸痛患者を診るときのように，エビデンスに基づいたリスク分類でアプローチしていこう．前述の3分類，3つの良性疾患に当てはまらない患者で中枢性めまいを考えるというアプローチを身につけてほしい．図16にまとめたよ．

> **テイクホームメッセージ**
>
> ① めまい患者を，古典的な「前失神」「回転性めまい」「浮動性めまい」と分類することは困難．この分類法は再現性がとても低い．
> ② 新しい「急性重度めまい」「反復性頭位めまい」「反復性めまい」の3分類アプローチを身につけよう．
> ③ 中枢性めまいを除外する最大手段は，良性めまい（前庭神経炎，BPPV，メニエール病）を病歴，所見から診断すること．

> **今回の認知エラー**
>
> **早期の閉鎖（premature closure）**
>
> 　認知エラーの横綱であるアンカーリングと同様の概念．診断に至るまでに十分な情報を集めることなく，早まって誤った意思決定を行うことだ．とても強力な認知バイアスとして有名で，診断を一度つけると思考がストップするのは誰でも経験したことがあると思う．自分がこんな認知傾向をもっていることを自覚するだけでも，どこかで役に立つはずだ．

●文献
1) Burt CW, et al：Ambulatory care visits to physician offices, hospital outpatient departments, and emergency departments：United States, 1999-2000. Vital Health Stat 13：1-70, 2004.
2) Newman-Toker DE, et al：Imprecision in patient reports of dizziness symptom quality：a cross-sectional study conducted in an acute care setting. Mayo Clin Proc 82：1329-1340, 2007.
3) Kerber KA, et al：Stroke among patients with dizziness, vertigo, and imbalance in the emergency department：a population-based study. Stroke 37：2484-2487, 2006.
4) Kerber KA：Vertigo and dizziness in the emergency department. Emerg Med Clin North Am 27：39-50, 2009.
5) Lee H, et al：Cerebellar infarction presenting isolated vertigo：frequency and vascular topographical patterns. Neurology 67：1178-1183, 2006.
6) Oppenheim C, et al：False-negative diffusion-weighted MR findings in acute ischemic stroke. AJNR Am J Neuroradiol 21：1434-1440, 2000.
7) Lewis RF, et al：Images in clinical medicine. Abnormal eye movements associated with unilateral loss of vestibular function. N Engl J Med 355：e26, 2006.
8) Newman-Toker DE, et al：Normal head impulse test differentiates acute cerebellar strokes from vestibular neuritis. Neurology 70：2378-2385, 2008.
9) Cnyrim CD, et al：Bedside differentiation of vestibular neuritis from central "vestibular pseudoneuritis". J Neurol Neurosurg Psychiatry 79：458-460, 2008.
10) Furman, JM, et al：Benign paroxysmal positional vertigo. N Engl J Med 341：1590-1596, 1999.

11) White J, et al：Canalith repositioning for benign paroxysmal positional vertigo. Otol Neurotol 26：704-710, 2005.

（長谷川耕平）

CASE COMMENT

本文で述べているように，「めまい」という訴えは非常に広い範囲の症状を表していて，患者の訴えるめまいがどのようなものであるかを正しく理解するのは本当に難しいことです．vertigo, presyncope, lightheadednessという従来の分類ではなかなか診療が進まずスッキリしない思いをした方も多いのではないのでしょうか．

しかし，めまいを経験した患者の立場になると，「ぐるぐる目が回りますか．気が遠くなりそうな感じですか．ふわふわした感じですか」と問われても，「とにかく，つらい…」としか言えないことがよく理解でき，めまいという症候があいまいであることも仕方がないと思えてきます．

われわれはそんなめまいというあいまいな症候と対峙しなければならないのですから，診断へのアプローチの方法も多いに越したことはありません（言い方を変えると，このアプローチを用いれば必ず正しい診断にたどり着くというものはないので，多くの診断アプローチを知っておくべきです）．

アプローチの方法を増やすという点で，今回の症例で紹介されている急性・頭位変換性・反復性という3つの軸で考えるアプローチは救急診療での大きな武器となります．

ここでは，救急外来におけるめまい診療で大失敗を回避するために，筆者が考えているチェック項目を紹介します．

救急外来における めまい診療チェックポイント（我流）

●救急外来を受診しためまい症例では重篤疾患の割合が高いことを知っておく

めまいの原因疾患を調査した研究は多数ありますが，一般外来での調査に比べて救急外来での調査では重篤疾患の割合が高いことがわかっています．

●頸から下が原因の危険なめまいを見逃していないか

めまいの原因は頭か耳と限定していないでしょうか．心原性失神（不整脈，弁膜症，閉塞性肥大型心筋症，大動脈解離など）や急性消化管出血による起立性低血圧でも患者はめまいと訴えることもあるし，急性感染症による発熱や高度の脱水によるふらつきをめまいと訴えることもあります．

●積極的に神経所見を探したか

脳血管障害など中枢性めまいでは，通常は神経学的な異常所見を合併します．しかし，中枢性めまいに合併する神経所見は非常に軽い症状である場合が多いので，スクリーニングのような神経診察ではなく，積極的に所見を探しにいく診察姿勢が求められます．脳幹梗塞を疑う神経所見としては，複視，構音障害，脳神経症状（とくにV・VII・VIII脳神経）所見を，小脳梗塞を疑う神経所見としては半球症状（指鼻試験や踵膝試験）と虫部症状（歩行失調，継ぎ足歩行ができないなど）を積極的に検索することが重要です．

●CTやMRIを過信していないか

頭部CTで脳幹梗塞や小脳梗塞を診断する

ことは非常に難しいという事実を認識しておくべきです．また，急性脳梗塞の検出に優れているMRIの拡散強調画像でも，発症3時間以内では感度は73％程度であるという報告があります[1]．つまり，「発症間もない脳梗塞かな？」と思ってMRIを実施したとしても，発症3時間以内ではなんと27％は偽陰性（本当は脳梗塞であるのにMRIで所見が認められない）になってしまうのです．中枢性めまいの原因となる脳幹部梗塞は偽陰性率がさらに高くなる（他の部位と比べてオッズ比7.3倍！）ので，要注意です．画像検査を過信することなく，リスクファクター（高血圧，高齢者，動脈硬化，心房細動，糖尿病など）を重要視する，神経所見を少しでも見つけたのであれば中枢性めまいと考えて治療を開始するという姿勢が求められます．

● 安全に帰宅できる「めまい」か

救急外来では「歩けない患者，経口摂取ができない患者を安易に帰宅させない」という格言があります．これは，めまいの患者にはとくによく当てはまるルールです．中枢性めまいではないので，「自宅で安静」という指示で帰宅後にめまいが再発して転倒，骨折というような苦い事例も散見されます．入院・帰宅のdispositionの決定には患者および家族の希望もある程度配慮することが勧められます（こちらも100％正しく診断できるアプローチ法を持ち合わせていないのですから…）．

● 文献

1) Chalela JA, et al：Magnetic resonance imaging and computed tomography in emergency assessment of patients with suspected acute stroke：a prospective comparison. Lancet 369：293-298, 2007.

（岩田充永）

ちょっと小話 9

大動脈解離になった有名人たち

　有名人で大動脈解離になった例はいくつかある．たとえば心臓血管外科の神話，DeBakey先生．内頸動脈内膜切除，冠動脈バイパス，さらには1950年代に初めて大動脈解離の手術を成功させたという外科医の神様．実は97歳のときに自らも大動脈解離を発症，手術から見事生還したんだ．宿命のようなものを感じるね．

　もう1人，演劇ファンなら知っているジョナサン・ラーソン．『RENT』というブロードウェイ・ショーの作者でトニー賞を受賞．しかし，ブロードウェイ初回公演の前夜に大動脈解離によって35歳の若さで亡くなってしまった．診断されていなかったマルファン症候群が背景にあったようだが，彼は死の直前に救急外来を2回受診．急性胃腸炎と感冒と診断され，大動脈解離は見逃されていた．大動脈解離の診断の難しさをあらためて考えさせてくれる．

（長谷川耕平）

第Ⅱ章　見逃し・誤診症例に迫る！

CASE 17
胃腸薬が効けば心臓じゃない？

●研修医による症例提示

患者 75歳女性　　**主訴** 胸痛

　生来健康な75歳の女性が胸痛のために救急外来を受診しました．今まで胸痛を発症したことはなかったとのことですが，来院2時間前の昼ご飯の準備中に，緩徐に発症する1分ほど続く間欠的な鋭い左前胸部痛を発症．とくに放散はなし．労作性の要素はなかったようでしたが，深呼吸や咳で増悪するといっていたので胸膜性でしょう．少し全身倦怠感，息切れと嘔気があったのこと．

　既往歴はうつ病のみ．これまで健康で，高血圧，脂質異常症，糖尿病，喫煙歴はなし．家族歴に心疾患の既往はありませんでした．

　身体所見では体温37.3℃，脈拍72回/分，血圧112/64 mmHg，呼吸数16回/分，室内気酸素飽和度97%．頸静脈の怒張なく，心音純，肺野清．前胸部に再現性のある圧痛が軽くあるほかは，下腿部に浮腫や圧痛もなし．末梢の脈拍は対称でよく触知しました．心電図は洞調律でST-T変化は認めませんでした（以前の心電図はなし）．

　ニトログリセリン舌下投与で改善しなかったので，マーロックス®を投与したところ，たちまち胸痛がなくなりました．冠動脈疾患のリスクファクターも何1つありませんでしたし，胸痛は胸膜性だし，身体所見で胸部圧痛もあり．全然狭心痛っぽくないので，これは虚血ではないと思ったんです．胸部X線とDダイマーをとって肺炎，気胸，肺血栓塞栓症を除外したので，帰ってもらいました．

＊

　この患者さん，H₂ブロッカーを処方され帰宅したのだが，その直後に胸痛が悪化．2時間後に研修医の前に戻ってきた．心電図（図17）には背筋が凍るST上昇が前胸部誘導にばっちり勢揃いしていた．鏡面像のおまけつきだった．

●指導医の分析

　この症例はいわゆる「典型的」な狭心痛ではなかったのかもしれない．しかし急性冠症候群の患者は，そんなに**典型的な発症をしてくれるわけではない**んだ．胸痛だって必ずしも訴えにあるとは限らない．この症例は，毎日のように胸痛患者

CASE 17 胃腸薬が効けば心臓じゃない？

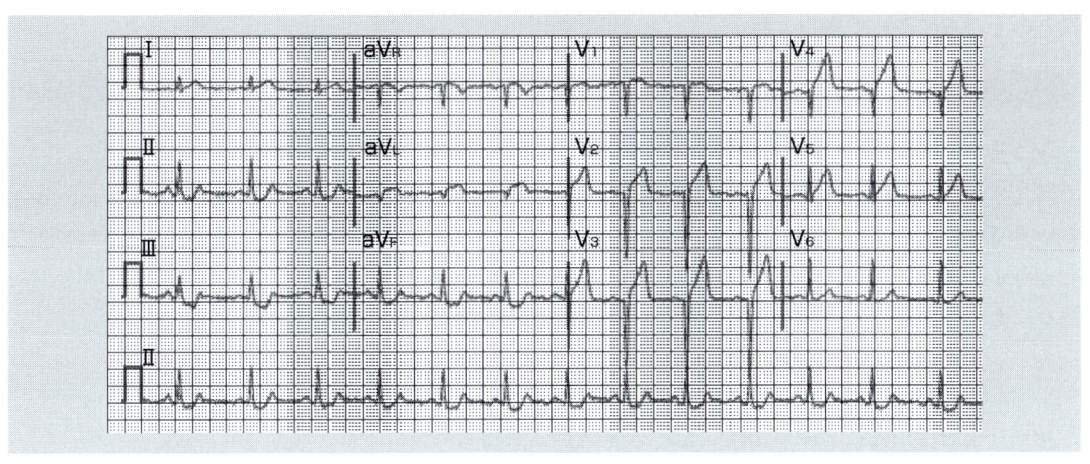

◎図17　心電図

を診る僕たちのすばらしい教訓になるからしっかり復習しよう．

　胸痛患者を診るのは救急医や内科医の基本であり，そしてどこまでも奥の深い領域だよね．外科医でいえばアッペ（虫垂炎）みたいなものかもしれない．急性冠症候群，大動脈解離，肺血栓塞栓症，緊張性気胸のように代表的な **killer disease** が隠れているし，どれも診断は難しい．急性冠症候群なんかは，病歴，身体所見，心電図，心筋酵素，ストレステストを頑張って組み合わせても，いまだに2～5%は見逃されてしまっている．患者の予後にも関わるし，medicolegally（法医学）の面においても重要だよね．

　さあ，今回は急性冠症候群について議論しよう．まずは，その病歴について勉強したいと思う．それだけでいくらでも話せるようなトピックだ．

急性心筋梗塞の2～4%はいまだに見逃される

　あくまで北米のデータだけど，救急領域における**医療訴訟の賠償のなんと20%が虚血性心疾患**によるものなんだ．胸痛で救急外来を訪れる患者は全体の6%にすぎないことを考えると恐ろしい数字だ．それに，見逃せば死亡率は10～26%にも及ぶ危険な疾患だからね．1症例たりとも見逃したくはない．北米にいるとその恐怖をひしひしと感じながら注意して胸痛患者を診るのだけど，それでも近年のスタディで**心筋梗塞の見逃し率が2～5%**もあるんだ[1,2]．北米は日本に比べると虚血性心疾患が多く，検査前確率が違ってきてしまうが，日本にいるわれわれだって十分背筋が凍るような数字だよね．内科医や救急医をやっていたら，少なくとも人生で1回は心筋梗塞を見逃す計算になってしまう．

虚血性心疾患の胸痛って？

　ところで，いわゆる虚血による胸痛ってどんなものだったっけ．国家試験で出るような，「糖尿病，高血圧のあるメタボな60歳男性が20分ほど継続する胸骨下の胸部圧迫感で発症．痛みは左腕と顎に放散．労作で増悪し，安静にて軽快，もっていたニトロでも軽快する」なんて典型的な症例もあることにはある．でも現実の臨床はこんなものではない．患者はありとあらゆる胸痛，さらには胸痛なしで

133

僕らのところにやって来るよね．

胸痛の神話

ところで，「ほとんどすべての急性心筋梗塞は胸痛がある」「まったくの無症状ではまず急性心筋梗塞はありえない」「急性心筋梗塞の心電図がまったくの正常ということはありえない」「CK-MBやトロポニンは発症6〜9時間後にはほとんど100%正確だ」って正しい？ 話の流れからわかると思うけど，これらはみんな嘘なんだ．神話と現実の間には常にギャップがあるんだよね．

もはや非典型が典型的！

確かに胸痛は虚血性心疾患のホールマーク．だけど胸膜性だったり，刺すような痛みだったり，触診で圧痛があっても虚血のことがある．さらには胸が痛くないこともあるから恐ろしい．これから復習していこう．

2004年のGrace studyでは20,000人の急性冠症候群患者を調べたところ，なんと **8.4%が胸痛を訴えずに非典型的な症状**（急性発症の息切れ，前失神・失神，嘔気・嘔吐，発汗）で発症している．これらの患者の1/4は見逃されて，その結果，入院中死亡率も胸痛なし群で13%，胸痛あり群で4%と3倍だった[3]．胸痛がないからといって虚血は除外できないんだ．

85歳以上では胸痛はもはや少数派

さらに高齢者になると，もはや胸痛を訴えてもくれない．1986年のスタディだけど，65〜100歳までの急性心筋梗塞症例771例（平均76歳）では，**胸痛ありの症例が全体のたった2/3**．さらに胸痛を認める確率は年齢とともに平均株価のように確実に下がり続け，70歳で75%，80歳では50%，さらに **85歳を超えるともはや少数派の38%** まで下がってしまう．ここでも非典型的な症状は，息切れ，失神，意識障害，全身脱力，脳梗塞と誠に多彩[4]．高齢者では急性発症のこれらの症状では必ず虚血性心疾患を鑑別に入れる必要があるね．

冠動脈疾患の危険因子は役に立たない？

いわずと知れた高血圧，脂質異常症，糖尿病，喫煙歴，家族歴など，救急の現場では急性冠症候群の診断にこれらの危険因子の病歴があまり役に立たないという意外なデータもあるんだ．もちろん病歴聴取で尋ねることは大事だけど，**それほど検査前確率を上げない**ということは覚えておいてもいいね．男性に限っては糖尿病と家族歴が少しだけ検査前確率を上げるが，女性に限ってはまったく役立たずなんだ[5]．ただし，過去のバイパス，ステント，ストレス心電図・シンチグラフィでの異常所見などの既往はばっちり確率を上げるから要チェック．

ニトロが効かない，マーロックス®が効くなら虚血は除外，は嘘

おなじみの内容だけど，**ニトログリセリン**が効いたからといって虚血性心疾患とは限らないし，効かないから除外できるわけでもないんだったよね．救急で急性冠症候群の患者にニトロを使った研究では，虚血患者の35%にニトロで改善を

◎表55　急性心筋梗塞における胸痛の病歴の有用性

性状	陽性尤度比	性状	陰性尤度比
右肩・腕への放散	4.7	胸膜性	0.3
両肩・腕への放散	4.1	体位性	0.3
労作性	2.4	鋭い痛み	0.3
左腕への放散	2.3	触診にて再現可能	0.3
発汗を伴う	2.0	炎症性の部位	0.8
嘔気または嘔吐を伴う	1.9	労作性ではない	0.8
以前の心筋梗塞に類似	1.8		
狭心症より強い痛み	1.8		
胸部圧迫感	1.3		

（文献8を改変）

◎表56　急性心筋梗塞，急性冠症候群の胸痛のリスク分類

no risk	low risk	probable low risk	probable high risk	high risk
なし	・胸膜性 ・体位性 ・触診にて再現 ・刺すような痛み	・労作性でない ・胸部の小さな領域のみ	・圧迫感 ・以前の心筋梗塞に類似 ・増悪した狭心痛 ・嘔気・嘔吐・発汗を伴う	・片側または両側の肩・腕に放散 ・労作性

（文献8を改変）

みたのに対して，非虚血患者は41％で痛みが改善してしまったなんていう，"ニトロ神話"の逆をいったデータまであるんだ[6]．さらに北米でよく消化器系の胸痛，腹痛に使われるGIカクテル（リドカインと**マーロックス**®を混ぜたもの）も，これまた診断には役に立たない．消化器系の胸痛だけではなく，急性冠症候群の胸痛にまでほぼ同程度に効いてしまうというデータがあるんだ[7]．

つまりニトロもマーロックス®も症状軽減の目的でしか使ってはならないんだね．虚血性心疾患の診断または除外の役にはまったく立ってくれないんだ．

病歴だけで虚血の診断・除外はできない

僕がごちゃごちゃ説明するよりも，この『JAMA』の論文[8]をぜひ読んでほしい．胸痛について1本といえばこれだ．胸痛の病歴だけで，どこまで急性冠症候群を診断・除外できるか，またどの胸痛の特徴がその確率にどれだけ影響するかを調べたスタディだ．

表55をじっくり見ると結構面白い．胸部圧迫感なんか陽性尤度比1.3しかなくてほとんど役に立たない．それよりも肩・腕への放散や発汗のほうが尤度比は高いんだ．さらに労作性でない胸痛の陰性尤度比はたったの0.8しかないし，胸膜性であっても圧痛があっても陰性尤度比0.3と，そこまで虚血の可能性を減らしてはくれないんだ．

とにかくこの論文で1つだけ覚えてほしい教訓は表56のno riskのところ．つまり**急性冠症候群を除外するような胸痛の特徴は1つもない**ということ．胸膜性だったり，触診で圧痛があったりすれば急性冠症候群の確率は減るが，除外診断は決してできないんだ．胸痛の病歴だけで「虚血じゃないね」とはもういえない．

必ず心電図や心筋酵素,ストレステストなどと組み合わせていくしかないんだ.

> **テイクホームメッセージ**
>
> ① 心筋梗塞の2～4%はいまだに見逃されている! 他人事ではない.
> ② 胸痛のない急性冠症候群はいくらでもある.とくに高齢者の息切れ,前失神・失神,嘔気・嘔吐,発汗には要注意.
> ③ 胸痛の性状だけで急性冠症候群の除外は無理.胸膜性だろうが,押して再現性があろうが虚血の除外はできない!

> **今回の認知エラー**
>
> **誤った知識(faulty knowledge)**
>
> ただの知識不足も,それに基づいて意思決定を行えば立派な認知エラー.自らの知識が不足していることに自覚することが大事だ.ほら,かのソクラテスも「無知の知」と言っていたでしょ.そのことをフィードバックしてくれるのも,M&Mカンファレンスの目的の1つ.

●文献

1) Pope JH, et al:Missed diagnoses of acute cardiac ischemia in the emergency department. N Engl J Med 342:1163-1170, 2000.
2) Christenson J, et al:Safety and efficiency of emergency department assessment of chest discomfort. CMAJ 170:1803-1807, 2004.
3) Brieger D, et al:Acute coronary syndromes without chest pain, an underdiagnosed and undertreated high-risk group. Chest 126:461-469, 2004.
4) Bayer AJ, et al:Changing presentation of myocardial infarction with increasing old age. J Am Geriatr Soc 34:263-266, 1986.
5) Jayes R Jr, et al:Do patients' coronary risk factor reports predict acute cardiac ischemia in the emergency department. J Clin Epidemiol 45:621-626, 1992.
6) Henrikson CA, et al:Chest pain relief by nitroglycerin does not predict active coronary artery disease. Ann Intern Med 139:979-986, 2003.
7) Wrenn K, et al:Using the "GI cocktail":a descriptive study. Ann Emerg Med 26:687-690, 1995.
8) Swap CJ, et al:Value and limitations of chest pain history in the evaluation of patients with suspected acute coronary syndromes. JAMA 294:2623-2629, 2005.

(長谷川耕平)

CASE COMMENT

　救急外来で胸部症状の患者の診療を行うことは大変なストレスです．胸部症状を呈する危険な疾患は数多くありますが，なかでも急性心筋梗塞や急性冠症候群の場合は迅速に診断して治療を開始することで予後が劇的に改善します．言い換えると，急性心筋梗塞や急性冠症候群の患者を「今日の症状は心臓によるものではありませんね」と帰宅させてしまうことは，救急外来で働く医師として最も危険な失敗です．

　虚血性胸痛に対する治療の大まかな流れは図18のように進んでいきます．

　このような図で示すと非常にスッキリしているのですが，日常の救急外来での胸痛診療はモヤモヤと葛藤の連続です．どのような点で葛藤しているかを振り返ってみると，①目の前の患者の症状は虚血性胸痛に該当するか，②病歴聴取で虚血性胸痛を疑ったが，心電図や心筋酵素の異常はない場合にどうしたらよいか，という2つの大きな疑問に到達しました．今回はこの2点についてコメントします．

目の前の患者の症状は虚血性胸痛に該当するか

　本文で述べているように，虚血性胸痛としては非典型的な症状でも，完全に虚血を否定できるわけではないことを認識しておくことが大切です．最近のいくつかの研究でも，非典型的な胸痛で実は虚血性心疾患であった割合が数％あるといわれています[1〜3]．心電図検査自体はそれほど負担が大きい検査ではないので，胸部症状で救急外来を受診した患者では，ぜひ実施しておくべきです．最初の心電図で虚血性変化がない場合も，胸痛の原因となる診断が確定しない場合は，2時間程度は経過観察して心電図を繰り返し確認したほうが安全です．

　もう1つ，心筋梗塞や急性冠症候群でも胸痛を呈さない患者群を理解しておく必要があります．本文で指摘している高齢者に加え，女性，糖尿病患者，透析患者も心筋梗塞で胸痛を呈するのは半数以下で，倦怠感，元気が

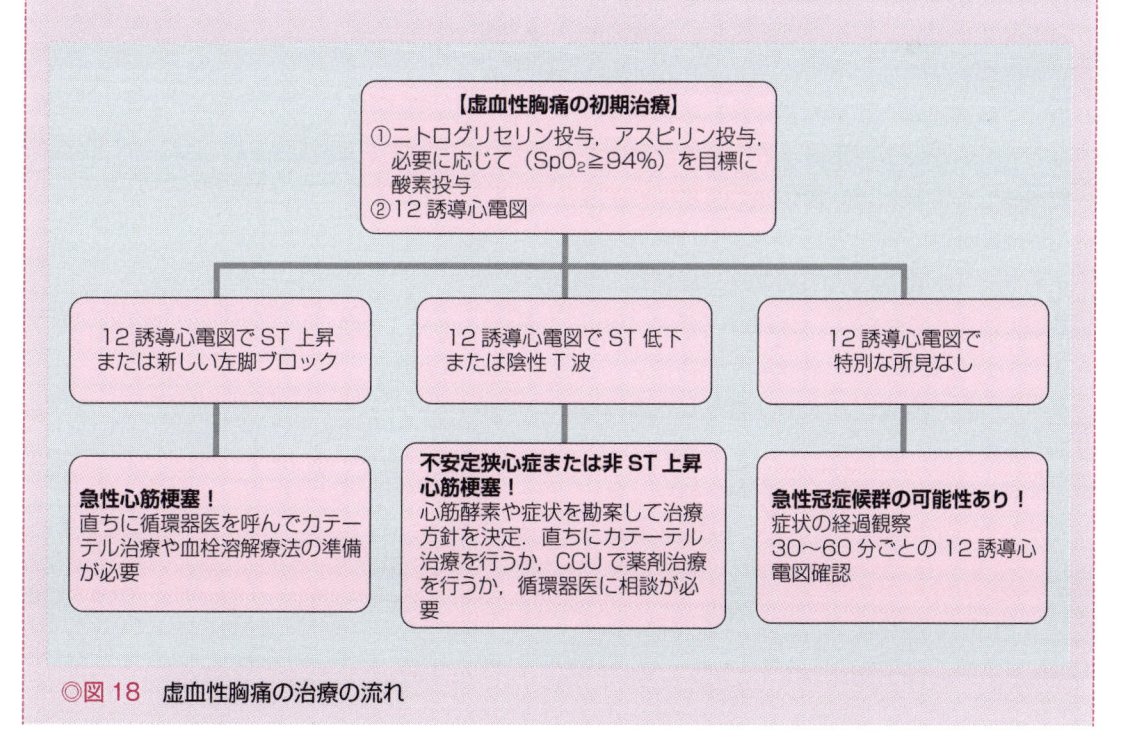

◎図18　虚血性胸痛の治療の流れ

ない，発汗，精神状態の変化などつかみどころのない症状で受診するといわれています．見逃しハイリスク患者群での失敗を回避するためには，「女性，高齢者，糖尿病患者，透析患者の不定愁訴に出合ったら，まず12誘導心電図！　鑑別は心筋梗塞から」と覚えておくとよいと思います．

病歴聴取で虚血性胸痛を疑ったが，心電図や心筋酵素の異常はない場合にどうしたらよいか

　図18でも示されるように12誘導心電図は虚血性胸痛の治療の方針を決定するのに非常に重要な検査ですが，1回の心電図で急性心筋梗塞や急性冠症候群を否定してはならないことを認識しておく必要があります．心電図でST上昇や新規発症の左脚ブロックがあれば急性心筋梗塞として，またST低下や陰性T波があれば不安定狭心症として治療が進められていきますが，心電図でそれらしい異常がなく，血液検査に異常がない場合も慎重なフォローアップが必要です．

　本文で紹介しているように，米国でもいろいろなクリニカルルールを作成して心電図や心筋酵素を定期的にフォローアップし，胸痛患者を経過観察する試みが行われています．しかし，完全なルールはなく，どんなに慎重に観察しても数％は見逃されてしまうのが厳しい現実なのです[4]．しっかり救急外来でフォローアップされて，「今日の胸痛は心臓によるものではありませんね」と帰された人の4％は30日以内に急性冠症候群発症や突然死など，不幸な転帰をたどったという恐ろしい報告もあります[5]．

　では，救急外来で働くわれわれはいったいどうしたらよいのでしょうか．100％正解はないのですが，虚血性胸痛の評価は本当に難しいのだと割り切り，ひとたび虚血を疑ったのであれば，研修医は絶対に上級医に相談，上級医でも循環器によほど自信がないかぎり自分の判断だけで帰宅させない！　と開き直ったほうが賢明です．「胸痛だけで夜中に循環器医に電話なんてできるだろうか」という声も聞こえてきそうです．しかし，急性心筋梗塞の見逃しは精神的なダメージを負うものです．旧日本的な方法だと批判を受けるかもしれませんが，循環器病棟の宴会には必ず参加するとか，若い医師は循環器内科を短期間でもローテートしてみるなど，勤務する施設の循環器医と親密な関係を構築することが胸痛患者を救うことにつながると思えてなりません．

　今後の展望として，米国では心電図も心筋酵素も異常がない胸痛患者群で冠動脈CTを実施して，異常がなければ安全に帰宅させることが可能であるという報告もいくつかみられるようになりました．日本に冠動脈CTが普及した際に，このルールが適応できるか，今後のさらなる研究結果に期待がもたれます．

●文献

1) Lim SH, et al：2-D echocardiography prediction of adverse events in ED patients with chest pain. Am J Emerg Med 21：106-110, 2003.
2) Marcus GM, et al：The utility of gestures in patients with chest discomfort. Am J Med 120：83-89, 2007.
3) Eslick GD：Usefulness of chest pain character and location as diagnostic indicators of an acute coronary syndrome. Am J Cardiol 95：1228-1231, 2005.
4) Manini AF, et al：Limitations of risk score models in patients with acute chest pain. Am J Emerg Med 27：43-48, 2009.
5) Hollander JE, et al：Relationship between a clear-cut alternative noncardiac diagnosis and 30-day outcome in emergency depatrment patients with chest pain. Acad Emerg Med 14：210-215, 2007.

〈岩田充永〉

CASE 18
心筋梗塞と同様，これも時間との闘いだ

●研修医による症例提示

患者 72歳女性　　**主訴** 全身倦怠感

　糖尿病，高血圧の既往のある72歳の女性が娘さんに連れられて救急外来を受診しました．2週間前に肺炎で入院したそうですが，昨夜から体がだるく，娘さんによると少し話のつじつまが合わないとのことです．嘔気，呼吸困難を認めるものの，胸痛，頭痛，四肢の麻痺・しびれ感はないそうです．

　既往歴は糖尿病，高血圧のみ．内服薬はリシノプリルのみで，インスリン使用とのこと．

　身体所見は体温38.5℃，脈拍120回/分，血圧85/50 mmHg，呼吸数24回/分，室内気酸素飽和度90%．頸静脈の怒張なく，心音純，肺野は両下肺野で湿性クラックルあり．下腿部に浮腫や圧痛もなし．神経学的には脳神経，運動，感覚機能はとくに異常ないのですが，傾眠傾向です．

　ポータブル胸部X線を撮ってみたのですが，両下肺野に浸潤影があります．たぶん肺炎だと思うのですが，意識障害がありますから一応頭部CTを撮って，採血で電解質，腎機能，血糖値，肝機能，それから尿検査を出しますね．意識障害といえばAIUEO TIPSの鑑別ですからばっちりですよ！　頭部CTで出血でもなければ，肺炎でいいと思うので，それから抗菌薬でいこうと思います．

＊

指導医：ちょっと待った．意識障害の鑑別診断は大事だし，頭部CTを撮るのはかまわないけれど（巣症状がないなら意味なさそうだけど），それより最も大事なことが抜けているよ．この患者さん，敗血症だね．頭部CTを待ってからなんて，悠長なこといってられないよ．発熱，頻脈，頻呼吸でSIRSのクライテリアを3つもってるし（表57），胸部X線で発熱のフォーカスもある．しかも意識障害があるってことは臓器障害のサインあり，つまり重症敗血症だ．一刻を争うから，Riversのearly goal-directed therapyに沿って，すぐに生理食塩水ボーラス，それから血液培養と乳酸値を送って！　最近の入院の既往があるから，院内感染の肺炎だね．多剤耐性菌と緑膿菌カバーするセフタジジム，シプロフロキサシンとバンコマイシンをすぐに投与だ！

◎表57　敗血症の定義

	定義
全身炎症性反応症候群 (systemic inflammatory response syndrome；SIRS)	以下の2項目以上を満たすもの ①体温＞38℃または＜35℃ ②脈拍＞90回/分 ③呼吸数＞20回/分またはPaCO$_2$＜32 Torr ④白血球数＞12,000または＜4,000/μLまたは桿状核球＞10%
敗血症	感染に起因するSIRS
重症敗血症	臓器障害を示す敗血症
敗血症性ショック	重症敗血症かつ約2 L(40〜60 mL/kg)の輸液後にも平均血圧60 mmHg以下のもの．または平均血圧60 mmHgを保つために昇圧薬を必要とするもの

●指導医の分析

　この患者は典型的な重症敗血症だ．一昔前なら敗血症の治療は，抗菌薬を投与してそこそこに輸液して，あとは患者の運任せといった流れでよかった．しかし，現在のわれわれには強い味方，**Riversのearly goal-directed therapy (EGDT)** がある[1]．つまり救急来院6時間の治療によって，僕らは敗血症の死亡率を大きく下げることができるんだ．Riversの研究は，このEGDTによって敗血症の病院内死亡率を47％から31％に下げたという金字塔だ．つまり敗血症の治療は**時間との闘い**ということ．急性心筋梗塞や脳梗塞と同様に考えてほしい．この症例からしっかり勉強しよう．

敗血症ってなんだっけ？

　敗血症の定義を復習しよう．いろんな定義があるけれど，最も一般的なのは，「敗血症＝感染に起因した全身炎症性反応症候群(SIRS)」だよね．ちなみにSIRSの定義を表57にまとめた[2]．SIRSから敗血症，重症敗血症，敗血症性ショックは一連のスペクトラムなんだよね．

敗血症って恐ろしい

　いまだに敗血症の死亡率は高いんだ．重症敗血症で25〜30％，敗血症性ショックともなると約50％と相当なものだ[3]．それから，臓器不全の数と死亡率はけっこう比例するんだ．Angusのスタディでは，1臓器不全で死亡率21.2％，2臓器で44.3％，3臓器で64.5％，4臓器で76.2％と**臓器1つごとに約20％の死亡率の増加**を認めたんだ[4]．しかも，高齢社会，免疫不全状態の患者の増加，多剤耐性菌の出現によって，その数は年々増加している[5]．米国では現在年間75万人，これは1970年代の4倍以上というから大変なもの．

　救急医でも内科医にとっても，敗血症は避けては通れない大事な疾患だよね．今回は敗血症診療のバイブルともいえる**surviving sepsis campaign guidelines(SSCG) 2008**[6]を中心に復習していこう．

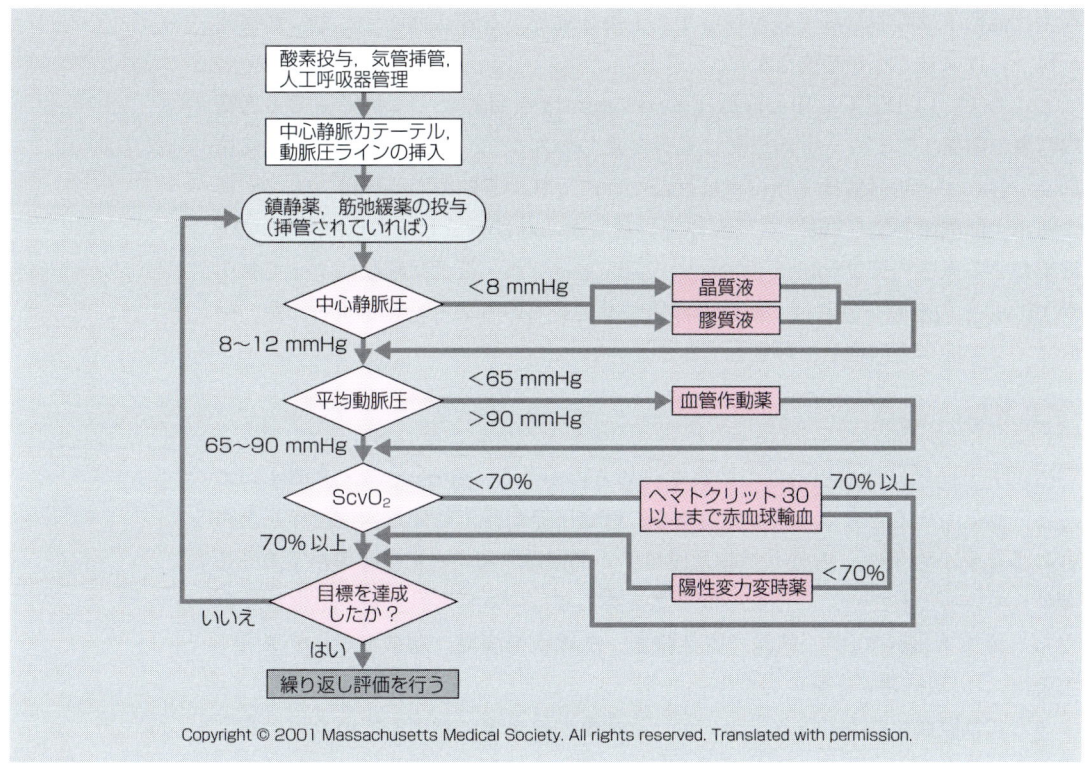

CASE 18 心筋梗塞と同様，これも時間との闘いだ

◎図19 重症敗血症と敗血症性ショックにおける early goal-directed resuscitation のプロトコール
（文献1, 7より）

敗血症の初期蘇生　early goal-direct therapy (EGDT)

おなじみの EGDT，またの名を Rivers プロトコール[1, 7]（図19）．人類と敗血症との闘いに1つのランドマークを打ち立てた治療法だ．

基本は，来院6時間以内に組織低灌流を防ぐために，中心静脈圧で血管内容量を把握しながら大量輸液の投与．かつ，平均動脈圧・中心静脈血酸素飽和度，乳酸値，尿量にて末梢組織・臓器の灌流状態を把握するというもの．初期治療の目標と治療は次のとおり．

① 中心静脈圧 8〜12 mmHg：輸液にて確保
② 平均動脈圧≧65 mmHg：輸液でダメなら，血管収縮薬（ノルエピネフリン，ドパミン）を投与
③ 中心静脈血酸素飽和度≧70%：輸液と血管収縮薬でダメなら，輸血（Ht 30%を目標）と陽性変力変時薬の考慮

この来院6時間以内における敗血症初期治療プロトコールによって，敗血症の院内死亡率が47%から31%に下がったんだ．つまり，敗血症治療は心筋梗塞と同じように時間との闘いということだね．

とにかくカギとなるのが**大量輸液**．敗血症性ショックの本態は血管拡張，前負荷低下，末梢血管透過性増加による組織低灌流・低酸素だからね．500 mLずつ生理食塩水なり乳酸加リンゲル液を惜しみなく投与，再評価していこう．初期の6時間に関しては，輸液を絞るよりは，多すぎるほうがまだいい．肺浮腫による

酸素化能低下は呼吸管理でしのげるが，予後を規定する臓器機能，とくに腎機能を保つには大量の水が必要なんだ．

ところで，EGDTでは中心静脈圧8〜12 mmHgを目標としている．でも**血管内容量の指標**としての科学的根拠は意外と乏しいんだ[8]．中心静脈圧の推移は役に立つけれど，絶対値はそう役には立たない．それより勧めたいのは，エコーによる下大静脈の評価（呼吸にて40％以上の虚脱があれば輸液してよし）や，動脈圧波形による脈圧の変動（pulse pressure variation）だね．後者は呼吸によって脈圧が15％以上の変動をみれば，血管内容量が不足していることを意味するんだ．動脈ラインの波形を印刷して評価してみるといい[9]．

抗菌薬は1時間以内に投与しよう！

EGDTと同様に敗血症治療の勝負を決めるのがここ．Kumarのスタディによると，効果のあると考えられる抗菌薬を，低血圧発症後1時間以内に投与した場合の生存率が約80％．しかし**抗菌薬投与が1時間遅れるごとに生存率が7.6％も減少**していったんだ[10]．こうなったら悠長なことはいってられない．敗血症をみたら，感染巣を絞り（肺，尿路，腹部臓器，皮膚軟部組織，留置カテーテルが5大要因），広域抗菌薬を急いで投与しよう．

さらには敗血症性ショックにおいて，抗菌薬が起炎菌に対応していないと死亡率が5倍になるというデータがあるんだ[11]．だから抗菌薬の選択ではエンピリックに広域にいけばいい．ただし，感染巣と自分の病院の感受性パターンを考慮に入れておくのは大切だね．とにかく，広域でいいので抗菌薬のスペクトラムを外さないことが大事で，de-escalation（抗菌薬のスペクトラムを狭くしていくこと）は培養が出てからゆっくりやればいいんだ．

もう1つ大事なのが**感染源コントロール**．感染した留置カテーテルや膿瘍は，抗菌薬を投与しても意味がない．できるだけ早く，感染源を検索し除去しよう．

輸液には何を使う？

結論からいえば，敗血症の輸液には生理食塩水や乳酸加リンゲル液といった**等張性晶質液**だったよね．古典的には，アルブミンといった膠質液のほうが血管内容量を保つといって多用する医師もいたけれど，7,000人のICU患者を対象としたSAFEスタディでは死亡率，人工呼吸器期間に両者で差はなかったんだ[12]．アルブミンを使えば血管内浸透圧が高まり肺浮腫を減らせるというのが理論だけど，実世界では人工呼吸器期間に有意差は出なかった．つまりどちらを使ってもいいわけだけど，アルブミンははるかに値段が高いから，やっぱり生理食塩水を選ぶのがいい．初期の6時間は中心静脈圧，エコーによる下大静脈評価，脈圧変動などのパラメーターを駆使して，どんどん輸液しよう．

ただし，**急性期を過ぎた後の過剰輸液**はあまりよくないというスタディもある．ARDS Netによる[13] LaSRSスタディでは，急性肺損傷の患者の初期7日間において，大量輸液群に比べて，利尿・水分制限群（累積水分バランスが約±1 L）が，酸素化，人工呼吸器管理，ICU在室日数を有意に改善したんだ[13]．ICU管理としてこれは知っておくといいね．

敗血症性ショックの昇圧薬って何を使ったらいいの？

2L近く輸液しても平均動脈圧60 mmHgを保てないのが，敗血症性ショックだったね．平均動脈圧60 mmHg以下では，臓器の血管床の自動調節能が効かなくなって組織灌流を保てなくなってしまう．臓器不全を防ぐには**昇圧薬**を使って，脳，心臓，腎臓といった重要臓器の灌流を保つしかないんだ．特定の昇圧薬がいいという質の高いエビデンスは残念ながらないけれど，SSCG 2008ではノルエピネフリンとドパミンが第1選択薬だ．

これら1剤で効き目が少ない場合は**バソプレシン**を使ってみてもいい．VASSTトライアルによると，ノルエピネフリンに低用量バソプレシンを追加した場合，有意差はないけれど死亡率の減少傾向があったんだ[14]．

最後にもう1つ．有名な話だけれど，腎機能改善目的の**低用量ドパミンは意味がない**．ANZICSスタディではプラセボと比較してピークのクレアチニン値に差がなく[15]，メタ解析では初日の尿量を増加させたほかは，死亡率や血液浄化開始率といった臨床的アウトカムに有意差が出なかったんだ[16]．結局，低用量ドパミンは数値を直して主治医の気分をよくするだけで，患者のアウトカムは何も変わらないんだ．

●研修医による経過後の症例提示

さっそく教えてもらったearly-goal directed therapy(EGDT)を開始しました．酸素投与，生理食塩水を2L輸液，血液培養を送って，抗菌薬はセフタジジム，シプロフロキサシンとバンコマイシンを投与しました．それでも平均血圧が65 mmHgに届かないので，中心静脈ライン，動脈ラインを挿入し，ノルエピネフリンとバソプレシンを開始しました．完璧ですね！

その結果，平均血圧は65 mmHgそこそこまでいったのですが，中心静脈血酸素飽和度も65%止まりで乳酸値は8 mEq/Lとかなり重症です．Ht 28%ですから，EGDTどおりに輸血しましょうか．「必要に応じて人工呼吸」と書いてありますが，患者さんのGCS(glasgow coma scale)が14くらいなので挿管したくないんです．それから，血糖は200 mg/dL程度で悪くはないのですが，確か強化インスリン療法ってありましたよね．

●指導医の分析

よく勉強したね．EGDTも実践できて，治療も結構いい線いっている．ただ患者がこうこじれると難しい．敗血症において，どこで輸血をし，挿管して人工呼吸器を開始するかは応用編だ．

敗血症の治療はその病態を考えてみるとわかりやすい．そもそも敗血症性ショックとは，感染症によって起こる，全身血管の拡張，末梢血管透過性の増加，

心拍出能の低下に伴う組織低灌流，および**組織低酸素症**だよね．その結果として重要臓器の虚血，機能不全を起こす．すなわち，その治療は末梢組織の酸素状態を改善することだ．まずは医学部で習った生理学を思い出そう．末梢組織に酸素を運ぶ DO_2（酸素運搬量〔mL/分〕）= 心拍出量（dL/分）× CaO_2（酸素含有量〔mLO_2/dL〕）だったよね．そのうち，心拍出量は脈拍，前負荷，心収縮力，後負荷によって決まり，さらには CaO_2 = 1.34 × ヘモグロビン（g/dL）× 酸素飽和度（%）+ 0.003 × PaO_2（mmHg）だ．つまり**組織への酸素運搬量（DO_2）を増やす**にはいくつかの方法があることがわかる．大きく，以下の3つだ．

① **心拍出量の増加**：輸液による前負荷の増加と β_1 刺激作用による陽性変時・変力作用が期待できるノルエピネフリン，ドパミン，ドブタミンの使用
② **ヘモグロビンの増加**：赤血球輸血
③ **酸素飽和度および PaO_2 の増加**：酸素投与

EGDT もこうすると理解しやすい．この治療は敗血症の病態生理に沿った，きわめて理論的な治療戦略なんだ．

敗血症に輸血っていいの？

病態生理的には**赤血球輸血**によって酸素運搬能は改善し，組織の低酸素血症は改善するはず．Rivers の EGDT [1] でも，中心静脈血酸素飽和度が65%に満たないときは Ht 30% を目標に輸血するとしている．そもそも酸素含有量はヘモグロビンで算定されるから（上式参照），なぜ Rivers がヘマトクリットを選んだのだろうという僕の疑問はおいておこう．実は SSCG 2008 では，「心筋虚血，重篤な低酸素血症，チアノーゼ性心疾患，乳酸性アシドーシスがなければ，Hb < 7.0 g/dL のときに，Hb 7.0〜9.0 g/dL を目標に赤血球輸血」と，**輸血の基準**を厳格にしている[6]．この SSCG 2008 のコメントの根拠となるのが TRICC スタディという，集中治療における輸血療法の金字塔的研究なんだ[17]．この研究では ICU に入院するような重症患者が Hb < 7.0 g/dL 程度の貧血に十分に耐え，輸血制限した患者群は死亡率が低い傾向があったんだ．集中医療における研究のリーダー，Marik のレビューでも，輸血は死亡，感染症，急性呼吸窮迫症候群（acute respiratory distress syndrome；ARDS）の独立した因子だったという結果が出ている[18]．輸血は控えめにということだね．

敗血症性ショックには早めの挿管

輸血を控えめにするなら，どうやって組織への酸素運搬を増やしたらいいんだろう？ その答えの1つがすぐに挿管し，人工呼吸器を開始してしまうことだ．この患者のように敗血症性ショックでは，患者の心肺予備能は崖っぷち．そこで，人工呼吸器で呼吸筋の酸素消費を代替し，余った酸素を脳・心臓・腎臓に送ることが輸血より大事になる．敗血症性ショックでも，この症例のように患者の意識がよいと挿管を躊躇してしまう気持ちもわかるけど，死亡率50%の疾患だからこそ，患者に説明して早めに挿管を考慮しよう．

敗血症にステロイド，使っていいんだっけ？

　敗血症の治療で，ステロイドの可否ほど百家争鳴の分野はない．たとえばこの患者のように敗血症性ショック，昇圧薬を2剤使ってやっと平均血圧65 mmHgぎりぎりというケースには，ステロイドを使うべきなのだろうか．

　敗血症にステロイド．その根拠は**相対的副腎不全**にある．つまり敗血症において，肺や腎臓が機能不全を起こすように，副腎も相対的に機能不全となり，結果として血行動態が不安定になるというもの．そこで2002年にAnnaneの研究が，輸液と昇圧薬に反応しない敗血症性ショックへのステロイド投与は，副腎皮質刺激ホルモン（adrenocorticotropic hormone；ACTH）刺激試験無反応群において有意に死亡率を低下させるという結果を出した[19]．この結果を受けて，敗血症治療におけるステロイド黄金時代に突入したんだ．SSCG 2008でもステロイドが推奨されたんだったね[6]．

　ところがそんななか，ステロイドに待ったをかけたのが**CORTICUSスタディ**[20]．このスタディでは敗血症性ショックにおいて，ACTH刺激の反応群・無反応群ともにステロイドで死亡率に影響はなかったんだ．ステロイド群ではショック離脱が早かったのだけど，感染による新たな敗血症の発症が高まったんだね．

　この2つの矛盾する結果を見ると悩んでしまう．ただよく2つのスタディを比べてみると，CORTICUSスタディはAnnaneのスタディに比べて重症度が低く（死亡率31.5％ vs. 58％），しかもステロイド投与開始までの時間が敗血症性ショック発症後72時間以内（Annaneでは8時間以内）とずいぶん違うんだ．つまりCORTICUSの患者は72時間生存できるほど軽症か，すでに軽快してしまっていたかもしれないね．ということでCORTICUSだけでステロイドの効果なしとは結論づけられない．SSCG 2008でも，「ルーチンでのステロイド投与を行うべきではないが，昇圧薬に反応しない敗血症性ショック患者への早期でのステロイド投与の意義を否定しない」としている．つまり，よく考えて**重症群には使ってもいいかもしれない**ということだ．それからACTH刺激試験は，その結果の有無に予後が関係しないことから，SSCG 2008からは推奨されなくなったんだった．

敗血症に強化インスリン療法？　でもそんなにあまくはない

　この患者の血糖値は200 mg/dLだった．さあどうしようか．確かに高血糖状態というのは，さらなる凝固傾向を招き敗血症の状態を悪化させるという意見もある．心血管疾患でも脳卒中でも高血糖状態は死亡率と相関することがあって，血糖値をインスリンできっちり管理しようという発想から生まれたのが，**強化インスリン療法**なんだ．

　そのランドマークとなったのが，2001年のvan den Bergheのスタディ[21]．主に外科ICUでの心臓術後の患者の血糖を80～100 mg/dLと厳密に管理したところ，死亡率が減少したというものなんだ．

　しかしこの後のスタディの蓄積は，この強化インスリン療法に「ノー」をつきつけた．たとえば，VICEP試験[22]は血糖値80～110 mg/dLの管理で死亡率に変

化がなかったし，とどめを刺したのが NICE-SUGAR 試験というナイスなネーミングのスタディ[23]．ここでは5,000人の大規模スタディで強化インスリン療法が低血糖イベントと死亡率の増加と相関することを明らかにしたんだ．

結局，強化インスリン療法は**低血糖と死亡率を増加させるのでお勧めできない**ということ．しかし，どの値で血糖値を管理したらよいのかという，よいエビデンスはまだないんだ．SSCG 2008 では 150 mg/dL 以下と推奨としているが，健康な人間だって食後血糖 200 mg/dL までは生理的なのだから，それくらいはいいのかもしれないね．

リコンビナント活性化プロテイン C（rhAPC）って何？

なんだかスタミナドリンクのような名前で効きそうだけど，まだ日本では認可されていない薬剤だ．米国では敗血症治療において期待されながらも，これまた議論の分かれる分野だから，知識として知っておくといい．

rhAPC は敗血症による毛細血管レベルでの血栓形成を阻害し，組織低灌流を防ぐという作用機序をもっている．ただし値段は高く，1クールの治療で約60万円はかかるんだ．

この rhAPC を一躍，敗血症治療の新星としたのが，その製薬会社による第Ⅲ相試験の POWESS スタディ[24]．重症敗血症と敗血症性ショック患者を対象としたランダム化スタディで rhAPC 投与群で死亡率低下．NNT（number needed to treat）も 16 だったから，高い薬ながらも死亡率の高い敗血症治療に大きなインパクトを与えた．その後の **ADRESS スタディ**では，死亡リスクの高くない患者（単臓器不全や APACHE Ⅱスコア 25 未満）への rhAPC 投与で死亡率には効果なく，出血性合併症が増加したんだ[25]．これを受けて SSCG 2008 では，成人敗血症患者で死亡リスクの高い患者（多臓器不全や APACHE Ⅱスコア 25 以上）で rhAPC の投与を考慮する，としているんだ．しかし，製薬会社による資金提供や FDA の承認プロセスなど多くの懸念があって，議論を巻き起こしている．

ガイドラインの中立性は？

SSCG 2008 を叩き台として敗血症の治療戦略が議論できたね．最後に1つだけ注意点だ．このガイドラインは敗血症診療に関わる僕らにとってバイブルのような存在だけど，製薬会社・医療機器会社の資金供出を受けていることを忘れてはならない．たとえば rhAPC の Eli Lily 社，EGDT における中心静脈カテーテルの Edwards LifeScience 社から資金供出を受けているんだ．『New England Journal of Medicine』の元編集者だったマルシア・エンジェルもその著作『ビッグファーマ—製薬会社の真実』[26]で rhAPC について記述している．企業からの資金供出とガイドライン記述の中立性は激しく議論されているから，今後のSSCG の動向に注目していこう．

テイクホームメッセージ

① 敗血症診療は時間との闘い．心筋梗塞，脳梗塞と同じように救急から勝負は始まっている．
② 広域抗菌薬投与をできるだけ1時間以内に．投与が1時間遅れるごとに死亡率は7％も上昇する．
③ 敗血症の初期治療は early goal-directed therapy でいこう！
④ 敗血症性ショックなら，挿管・人工呼吸器管理を早めに考慮しよう．呼吸筋に酸素を使わせるのはもったいない．
⑤ 議論の分かれるステロイド．敗血症性ショックへのルーチン投与はダメだけど，昇圧薬に反応しないようなら低用量投与は可．
⑥ 強化インスリン療法はもうやめよう．血糖値は 150 mg/dL 以下なら OK だ．

今回の認知エラー

消極的バイアス（omission bias）

不必要に消極的な介入を行ってしまう認知傾向．敗血症，心筋梗塞，脳梗塞など時間との闘いとなる疾患に対しては，この認知傾向はエラーにつながる．ちなみに，この対極に位置するのが commission bias．医師が不必要に積極的な介入をしてしまうことだ．病態によって認知プロセスを使い分けるのだから，臨床は奥が深いね．

●文献

1) Rivers E, et al：Early goal-directed therapy in the treatment of severe sepsis and septic shock. N Engl J Med 345：1368-1377, 2001.
2) Levy MM, et al：2001 SCCM/ESICM/ACCP/ATS/SIS International Sepsis Definitions Conference. Intensive Care Medicine 29：530-538, 2003.
3) Vicent JL, et al：Use of SOFA score to assess the incidence of organ dysfunction/failure in intensive care units：results of a multicenter prospective study. Crit Care Med 26：1793-1800, 1998.
4) Angus DC, et al：Epidemiology of severe sepsis in the United States：Analysis of incidence, outcome, and associated costs of care. Crit Care Med 29：1303-1310, 2001.
5) Martin GS, et al：The epidemiology of sepsis in the United States from 1979 through 2000. N Engl J Med 348：1546-1554, 2003.
6) Dellinger RP, et al：Surviving sepsis campaign：international guidelines for management of severe sepsis and septic shock：2008. Crit Care Med 36：296-327, 2008.
7) FCSS運営委員会，JSEPTIC（監）：FCSSプロバイダーマニュアル．pp7-11, メディカル・サイエンス・インターナショナル，2009.
8) Perel A：Bench-to-bedside review：the initial hemodynamic resuscitation of the septic patient according to Surviving Sepsis Campaign guidelines—does one size fit all? Crit Care 12：223, 2008.
9) Marik PE, et al：Dynamic changes in arterial waveform derived variables and fluid responsiveness in mechanically ventilated patients：a systematic review of the literature. Crit Care Med 37：2642-2647, 2009.
10) Kumar A, et al：Duration of hypotension before initiation of effective antimicrobial therapy is the critical determinant of survival in human septic shock. Crit Care Med 34：1589-1596, 2006.
11) Kumar A, et al：Initiation of inappropriate antimicrobial therapy results in a fivefold reduction of

survival in human septic shock. Chest 136：1237-1248, 2009.
12) The SAFE Study Investigators：A comparison of albumin and saline for fluid resuscitation in the intensive care unit. N Engl J Med 350：2247-2256, 2004.
13) The National Heart, Lung, and Blood Institute Acute Respiratory Distress Syndrome(ARDS)Clinical Trials Network：Comparison of two fluid-management strategies in acute lung injury. N Engl J Med 354：2564-2575, 2006.
14) Russell JA, et al：Vasopressin versus norepinephrine infusion in patients with septic shock. N Engl J Med 358：877-887, 2008.
15) Bellomo R, et al：Low-dose dopamine in patients with early renal dysfunction：a placebo-controlled randomised trial. Australian and New Zealand Intensive Care Society(ANZICS)Clinical Trials Group. Lancet 356：2139-2143, 2000.
16) Friedrich JO, et al：Meta-analysis：low-dose dopamine increases urine output but does not prevent renal dysfunction or death. Ann Intern Med 142：510-524, 2005.
17) Hébert PC, et al：A multicenter, randomized, controlled clinical trial of transfusion requirements in critical care. N Engl J Med 340：409-417, 1999.
18) Marik PE, et al：Efficacy of red blood cell transfusion in the critically ill：a systematic review of the literature. Crit Care Med 36：2667-2674, 2008.
19) Annane D, et al：Effect of treatment with low doses of hydrocortisone and fludrocortisone on mortality in patients with septic shock. JAMA 288：862-871, 2002.
20) Sprung CL, et al：Hydrocortisone therapy for patients with septic shock. N Engl J Med 358：111-124, 2008.
21) van den Berghe G, et al：Intensive insulin therapy in critically ill patients. N Engl J Med 345：1359-1367, 2001.
22) Brunkhorst FM, et al：Intensive insulin therapy and pentastarch resuscitation in severe sepsis. N Engl J Med 358：125-139, 2008.
23) The NICE-SUGAR Study Investigators：Intensive versus conventional glucose control in critically ill patients. N Engl J Med 360：1283-1297, 2009.
24) Bernard GR, et al：Efficacy and safety of recombinant human activated protein C for severe sepsis. N Engl J Med 344：699-709, 2001.
25) Abraham E, et al：Drotrecogin alfa(activated)for adults with severe sepsis and a low risk of death. N Engl J Med 353：1332-1341, 2005.
26) マーシャ・エンジェル(著)；栗原千絵子, 斉尾武郎(共監訳)：ビッグ・ファーマー製薬会社の真実. 篠原出版新社, 2005.

（長谷川耕平）

CASE COMMENT

救急外来での課題は敗血症の早期診断

ここではSSCG(surviving sepsis campaign guideline)に即して敗血症の治療が解説されています．明確な治療目標をもって早期に開始するという観点で，このガイドラインの果たした役割は大きく，敗血症診療にそれほどなじみがない医師にとっても非常に有用なツールです．治療に関しては具体的な数値目標が示されたのですが，敗血症の早期診断という点では，臨床医のセンスが要求されます．

「敗血症っぽくない」敗血症患者に要注意

敗血症の定義が「感染症によるSIRS」なので，敗血症を疑ったらSIRSの基準のチェックは必須なのですが，高齢者や免疫抑制状態などの患者群の場合は解釈に注意が必要です．
このような患者群では生体反応が低下しているために，血液培養で細菌が検出されるくらいの重症感染症であってもSIRSの基準を満

たさないことがあります．SIRS基準のなかで，若年者に比較してこれらの患者群では発熱，白血球増加，頻脈などの項目は認められにくく，呼吸数増加などの所見が認められやすいといわれています．

　言葉の定義の問題なので難しくなってしまいますが，高齢者の場合はSIRSの基準を満たさず敗血症の定義に合致しなくても重症感染症という場合があり，重症感染症でも診断が非常に難しいことに注意しておく必要があります．実際に，典型的な感染症状や検査異常が認められにくいため，高齢者の血液培養陽性の重症感染症の30％近くが初診時には正しく診断されなかったという報告もあるほどです．

発熱ばかりに注目しすぎると失敗する

　発熱は敗血症診断の大切な手がかりですが，高齢者や免疫抑制患者においては「高度の発熱でなければ重症ではない」という理屈は通用しません．血液培養が陽性であった高齢者のうち15～30％は正常体温であったという報告もあります．敗血症を疑う高齢者において，体温と血液培養結果の関係を検討した研究では，38.3℃をカットオフにすると感度は40％程度（偽陰性が60％もあるということ！）にすぎず，37.8℃をカットオフにしても感度70％程度，37.2℃をカットオフにしてやっと感度83％，特異度89％となったと報告されています．つまり，発熱がたいしたことはないからといって重症感染症ではないとはいえないのです．

　これらの患者群で敗血症を早期に診断するためには，表58に示すような病態に遭遇し，原因がはっきりしない場合は必ず敗血症を考え，血液培養を実施する姿勢が求められます．

感染源探しを怠らない，しかし，あせらない

　敗血症の原因も多くは細菌感染症です．細菌感染症は基本的に感染部位が局在化しています．敗血症診療においても感染部位を検索

◎表58　発熱がなくてもSIRSの基準を満たさなくても，敗血症を考慮するべき病態

- 意識障害
- 低血圧
- 低血糖
- 代謝性アシドーシス
- 低体温

◎表59　血液培養が陽性となった重症感染症高齢者の感染部位の頻度（％）

- 泌尿・生殖器（24～55）
- 下気道（10～34）
- 不明（11～36）
- 腹腔内（9～22）
- 皮膚・軟部組織（7～10）
- カテーテル関連（3～7）

することが診療の最初のステップです．多くの場合は敗血症をきたすほどの重症細菌感染症では感染部位の検索に難渋することは少ないのですが，高齢者や免疫抑制患者においては局所の感染症状が乏しい場合が多く，最初の診察では感染部位を特定することに苦労することがあります．血液培養陽性の高齢者の1/3は救急外来の診療では感染部位を特定できなかったという報告もあります．これらの患者群においても感染部位の検索を行うことの重要性は変わりませんが，局所感染症状がないからといって細菌感染症を否定してしまうことは大変危険であることを認識する必要があります．

　表59に血液培養が陽性となった重症感染症高齢者の感染部位の頻度を示します[1]．高齢者の診療でひとたび敗血症を鑑別診断に考えた場合は，これらの部位の感染症状を積極的に探す姿勢が大切です．

●文献

1) Caterino JM：Evaluation and management of geriatric infections in the emergency department. Emerg Med Clin North Am 26：319-343, 2008.

（岩田充永）

CASE 19
皮疹のないうちに見つけたい致死的疾患

●研修医による症例提示

患者 43歳男性　　**主訴** 発熱・意識障害

　糖尿病の既往のある43歳，大工の男性が，発熱・意識障害の主訴で救急外来を受診しました．

　昨日まではとくにいつもと変わったことはなかったようですが，今朝より39℃の発熱．話しているとつじつまが合わないということで奥さんが心配し，連れて来たようです．軽度の頭痛，嘔気に加え，力仕事のしすぎで右腕が筋肉痛と訴えていますが，上気道炎症状，咳，呼吸困難，嘔吐，下痢，腹痛，排尿痛，皮疹は否定していました．

　既往歴は糖尿病と高血圧．内服はメトホルミン，リシノプリルとサイアザイド利尿薬のみ．身体所見は体温38.5℃，脈拍124回/分，血圧96/60 mmHg，呼吸数16回/分，室内気酸素飽和度97%．見当識は保たれているが，やや傾眠傾向．頸部硬直なく，心音純，肺野清，腹部圧痛なし．右上腕二頭筋に著明な圧痛を認めるものの，皮疹はなし．神経学的にはとくに異常所見なし．

　これはどうみても髄膜炎だと思ったので，隔離してセフトリアキソンとバンコマイシンを投与し，すぐに腰椎穿刺を行いました．血圧も低いので生理食塩水2Lを投与，あまりに右腕を痛がるのでモルヒネを投与しておきました．

　検査結果は，WBC 25,900/μL，Hb 15 g/dL，Na 130 mEq/L，K 4.5 mEq/L，Cl 102 mEq/L，BUN 16 mg/dL，Cr 1.65 mg/dL，Glu 174 mg/dL，CRP 204 mg/L．髄液ではWBC 3/μL，RBC 8/μLであった．尿定性と胸部X線も異常なし．

*

　来院して3時間，苦労して採取した髄液は陰性．研修医が発熱のフォーカスがわからないと途方にくれていると，看護師から「先生，患者さんの右腕が2倍くらいに腫れ上がって，とっても痛がってます」との報告．指導医と患者さんを再評価すると，そこには異常に腫れ上がった右腕と，受診時に認めなかった消退しない紅斑があった．指導医の顔は逆に真っ青になり，すぐに外科に連絡．患者さんはオペ室送り，壊死した右上腕はごっそりデブリードマンされ，ICU入院となった．幸い，命と右腕はなんとか助かった．

CASE 19 皮疹のないうちに見つけたい致死的疾患

●指導医の分析

　そう，これこそ救急疾患の**壊死性筋膜炎**だね．壊死性筋膜炎の診断はとても難しいが，そうめったに遭遇する疾患でもない．しかし早期診断で命を救うことのできる疾患だから，しっかり復習しよう．

　実はこの壊死性筋膜炎，医学における歴史は長く，紀元前5世紀のヒポクラテスによっても記載されている[1]．知ってのとおり，その死亡率は最悪で76%に及ぶとされている恐怖の疾患だ[2]．その発生率は米国では，0.04/1,000人年といわれているまれな疾患だけど[3]，医者をやっていれば少なくとも**一生に1回はお目にかかるはず**．とくに蜂窩織炎を年に何百例もみるような救急医，内科医には，その地雷を踏みかける一瞬が少なからずあるはずだ．疾患の希少性と蜂窩織炎などとの鑑別の難しさゆえに，診断が遅れ，壊死性筋膜炎の死亡率を増加させる最大の因子となっているのは周知のとおり．**入院時に診断をつけることができたのは15%**しかなかったというデータがあるくらい診断が難しいが，早期診断できれば命と手足を救える疾患だ[4]．この症例をよい教訓として，今回は壊死性筋膜炎の診断について勉強しよう．

壊死性筋膜炎って？

　壊死性筋膜炎は筋膜を感染の主座とする感染症だ．ガス壊疽，クロストリジウム性筋壊死，フルニエ壊疽などの類縁疾患があるが，病態生理，治療法はほぼ同じだから**壊死性軟部組織感染症**としてまとめることもできる．つまり早期診断さえしてしまえば，治療はどれに対しても大量輸液，広域抗菌薬投与，感染巣コントロール＝外科的デブリードマンということ．デブリードマンなしで保存的療法だけだと死亡率100%なのは歴史的によく知られているとおり．その**起炎菌は好気性＋嫌気性菌の複数菌**が最も多く，続いてgroup A *Streptcoccus*（いわゆる人喰いバクテリア），*Clostridium perfrigens*, *Staphylococcus aureus*が続く．最近では市中獲得型MRSAが増えているという報告もあるのは興味深い[4]．

壊死性筋膜炎のリスクファクター

　壊死性筋膜炎のリスクファクターを同定した完全なスタディはないけど，基本的にはあらゆる皮膚軟部組織感染症と同じだと考えられている．すなわち，**糖尿病**，**肥満**，**免疫不全**，手術や小さな**外傷**，薬物中毒患者における**経静脈注射**などだね．このようなリスクファクターのある患者では壊死性筋膜炎を積極的に否定しなくてはならない．ただし覚えていてほしいのは，壊死性筋膜炎患者の20%以上はまったく原因不明ということ[5]．本当に恐ろしい．強迫的に疑っていくしかないんだね．

壊死性筋膜炎の病態生理と症候

　壊死性筋膜炎は**蜂窩織炎の最重症型と勘違いしてはならない**．その症状と症候は似て非なるものなんだ（表60）．その違いは壊死性筋膜炎特有の病態生理による．

◎表60　壊死性筋膜炎の症状，症候

Stage I（早期）	Stage II（中期）	Stage III（晩期）
• 圧痛（紅斑の範囲を超えて） • 皮疹なし，または紅斑，腫脹	• 水疱 • 皮膚硬結・弛緩	• 出血性水疱 • 痛覚麻痺 • 握雪感 • 皮膚壊死

（文献6を改変）

ちょっと復習してみよう．

まず，壊死性筋膜炎の感染の主座は筋膜だったね．そこで菌は増殖，酵素・毒素を産生し，筋膜に沿って繁殖，筋膜は液状壊死する．だから，この **Stage I** の時点では皮疹なしで圧痛のみ，または紅斑の範囲を超えて圧痛があるということが起こるんだ．**壊死性筋膜炎の初期には皮疹がないこともある**ということはよく覚えていてほしい．この時点では蜂窩織炎との鑑別は難しいんだけど，紅斑を超えて圧痛がある，モルヒネを打ってもまだ痛がる（蜂窩織炎ではここまで痛がるのはおかしい）など，「蜂窩織炎にしては何かがおかしい」という臨床医のすべての感覚を総動員して疑っていくしかない．

次に菌は筋膜の血管に浸潤し血栓化，そこで皮膚は虚血症状を起こす．上皮細胞間の結合がゆるみ，**Stage II** の段階での水疱が起こる．蜂窩織炎で水疱を起こすことはほとんどないから，ここまできたら見逃してはならない．

さらに虚血が進むと，**Stage III**．ここまでくると，皮膚は壊死，出血性水疱を起こす．感覚神経まで虚血によって死んでしまうと，痛みを感じなくなってしまう．皮膚の所見はかなり悪いのに，患者はまるで無関心（la belle différence）なんてのは，かなりの危険信号だ．加えてガス産生菌の場合だと，そろそろ握雪感を触れることができる．ただし *Streptococcus* 感染などではガスを産生するわけではないから，握雪感があるのは40%くらいしかないんだ[7]．これがないからといって壊死性筋膜炎の除外はできないね．最後に決定的なのは，救急外来にいる**数時間の間に病変がどんどん広がっていくという red frag**．蜂窩織炎ではこんなことは起こらない．

局所症状に続いて大事なのは，全身症状．外見で重症感がある，発熱，頻脈，低血圧などは危険信号だ．1～2L輸液してもまだ脈拍120回/分なんていうのは蜂窩織炎にしてはおかしいよね．この症例も輸液に反応しない頻脈，低血圧がある．意識障害が出ていることからも，敗血症により臓器障害をきたしていることがわかるね．

ただし，来院時の壊死性筋膜炎の53%のみに発熱，13%にしか低血圧を認めなかったなんてスタディもあるから，壊死性筋膜炎というのは本当に手強い相手だ[4]．とくに免疫応答の悪い糖尿病患者などは，全身症状が遅れるから注意が必要だね．

壊死性筋膜炎の診断

とにかく臨床診断．上記のような所見を目を皿のようにして，とにかく疑っていくしかない．なんだか頼りないけどしょうがないね．上記の症候があれば，す

CASE 19 皮疹のないうちに見つけたい致死的疾患

◎表61 LRINEC スコア

検査項目（単位）	検査値	スコア
白血球数（/μL）	<15,000 15,000～25,000 >25,000	0 1 2
ヘモグロビン（g/dL）	<13.5 11～13.5 <11	0 1 2
ナトリウム（mEq/L）	≥135 <135	0 2
クレアチニン（mg/dL）	≤1.6 >1.6	0 2
血糖（mg/dL）	≤180 >180	0 1
CRP（mg/dL）	<150 ≥150	0 4

合計6点以上になると壊死性筋膜炎の陽性的中率92％．　　（文献8を改変）

ぐに外科コンサルトをして，閾値を低くしてオペ室に連れて行ってもらおう．外科医にとって壊死性筋膜炎疑いのコンサルトほど嫌なものはないらしいが，一緒に汗をかいて悩んでもらうしかない．少しでも疑うならば，決して家には帰さずに救急で経過観察，1時間ごとにしつこく再評価，それから画像検査，血液検査で突き詰めていこう．

画像検査

　単純X線，CT，MRIというオプションが使える．**X線**と**CT**では筋膜に沿ったairをとらえるのだけれど，その感度が29％しかなかったなんてスタディがある[2]．**MRI**の感度はもっといいけど，時間がかかりすぎてしまう．結局は感度が低くて，除外には使えないのが画像検査．画像検査によって診断が遅れるのだけは絶対に避けよう．CTを待っている間にバクテリアは患者を食い尽くしてしまう．

血液検査

　誤解を恐れずにいえば，感染症の診断に血液検査が役に立つなんてめったにない．しかし壊死性筋膜炎では役に立つかも？　というデータがあるので知っておいても損はない．それがWongらによる**LRINECスコア**（Laboratory Risk Indicator for Necrotizing Fasciitis）（表61）というもの[8]．白血球数，ヘモグロビン，ナトリウム，クレアチニン，血糖，CRPという一般的な項目でスコアを計算し，壊死性筋膜炎と重症蜂窩織炎の鑑別に役立てようというルールだ．

　スコア6点以上で壊死性筋膜炎の陽性的中率92％，陰性的中率96％．8点以上だと陽性的中率93.4％と数字ではなかなかの結果．この症例でもスコアは合計10点だった．壊死性筋膜炎のルールインの診断補助としては使ってもいいかもしれない．ただし，これは後ろ向きのスタディで，いまだ前向きの検討試験はないので，とてもスタンダードとはいえないね．

けれども，スコア6点未満の患者でも1割が壊死性筋膜炎を発症したこともあり，その致死性を考えると**除外診断には使いたくない**．おまけにスタディの患者群の壊死性筋膜炎検査前確率は40％と高く，陽性的中率が高いのも当然な気がするね．こんな危険な患者群はみんな試験切開したほうがいいというのが素直な感想だ．

結局は，**壊死性筋膜炎を疑ったら早期に外科コンサルト，試験切開**するしかないというのが結論になってしまう．唯一，救急外来でできる手技を1つ紹介しよう．

フィンガーテスト

外科医や救急医は覚えておいてもいいテクニック．その名のとおり，指を突っ込んで筋膜を調べるというワイルドな検査．局所麻酔した皮疹に2 cmの深さでメスを入れ，指を突っ込んでみる．出血しない（血管に血栓ができている），腐った水のような組織液があふれてくる（軟部組織の液状壊死），筋膜が溶けたバターのように指で剥離できる，なんて徴候があればもう確定的だ[9]．そんな患者には，オペ室に直行してもらおう．

テイクホームメッセージ

① まれで診断が難しい壊死性筋膜炎．最悪3/4が死に至る疾患から患者を救うには，まずは疑うこと．
② 少しでも疑ったら，すぐに外科コンサルトして助けを呼ぼう．大量輸液，広域抗菌薬，そして最重要なのが感染巣コントロール＝デブリードマン．
③ 壊死性筋膜炎の診断は臨床診断．血液検査，画像検査に頼りすぎて診断が遅れてはならない．

今回の認知エラー

無過失エラー（no-fault error）

エラーの大きな3分類（ほかは，システムエラーと認知エラーだったね）の1つ．患者の病状が非特異的だったり，患者が真の病状を訴えなかったりするような，患者側の要因．医師側からすれば「無過失」ということだ．本症例の壊死性筋膜炎はその代表選手．CASE 20, 21も無過失エラーの症例だよ．ただ，「無過失」だからといってあきらめてはならない．こんな難しい患者も救えるようになろう．

●文献

1) Descamps V, et al：Hippocrates on necrotising fasciitis. Lancet 344：556, 1994.
2) McHenry CR, et al：Determinants of mortality for necrotizing soft-tissue infections. Ann Surg 221：558-565, 1995.
3) Ellis Simonsen SM, et al：Cellulitis incidence in a defined population. Epidemiol Infect 134：293-299, 2006.

4) Wong CH, et al：Necrotizing fasciitis：clinical presentation, microbiology, and determinants of mortality. J Bone Joint Surg Am 85-A：1454-1460, 2003.
5) Childers BJ, et al：Necrotizing fasciitis：a fourteen-year retrospective study of 163 consecutive patients. Am Surg 68：109-116, 2002.
6) Wong CH, et al：The diagnosis of necrotizing fasciitis. Curr Opin Infect Dis 18：101-106, 2005.
7) Elliott DC, et al：Necrotizing soft tissue infections：Risk factors for mortality and strategies for management. Ann Surg 224：672-683, 1996.
8) Wong CH, et al：The LRINEC (Laboratory Risk Indicator for Necrotizing Fasciitis) score：a tool for distinguishing necrotizing fasciitis from other soft tissue infections. Crit Care Med 32：1535-1541, 2004.
9) Andreasen TJ, et al：Massive infectious soft-tissue injury：diagnosis and management of necrotizing fasciitis and purpura fulminans. Plast Reconstr Surg 107：1025-1035, 2001.

（長谷川耕平）

CASE COMMENT

　壊死性筋膜炎も内科医が接することが少ない疾患です．そのため，本疾患に関してはいくつかの誤解があるような気がしています（恥ずかしながら，数年前まで私もそうでした）．ここでは本疾患に関わる誤解について述べたいと思います．

蜂窩織炎がひどくなった状態なんでしょ？

　「蜂窩織炎のひどくなった状態でしょ？　だったら，皮膚が真っ赤に腫れあがっているだろうから，見逃すことはないでしょ」という誤解をしている方も多いのではないでしょうか．しかし，それは大きな間違いです！　**壊死性筋膜炎は蜂窩織炎とはまったく別の病態**であることを認識しておくことが，この疾患の恐ろしさを理解するための第一歩となります．本文でも述べているように，壊死性筋膜炎は皮膚ではなく筋膜の炎症です．だから，皮膚の発赤はそれほどひどくなく，むしろ蜂窩織炎よりも軽いくらいで，「少し発赤があるかな？　水疱があるかな？」という程度の場合もあります．外見上はその程度なのに，触診すると少し触っただけで強い痛みがあります．本疾患に遭遇することがまれなわれわれは，**皮膚所見のわりに触ると非常に痛がる＋全身状態がなんとなく悪い（頻脈，頻呼吸など SIRS に該当するような状態）というエピソードから壊死性筋膜炎を考えること**は非常に重要であると思います．

そんなに重篤な疾患なら，血液検査でデータが悪いはずだから見落とさないよ（CRP も高くなるだろうし…）

　壊死性筋膜炎の進行は数時間単位と，とにかく非常に速いのが特徴です．白血球，CRP など**血液データが悪化するよりも早く全身状態が悪くなります**．筋膜の炎症なので CPK の上昇も軽微です．とにかく早期に疑って，早期に対応することが勝負なので血液検査が臨床判断を決めるということは原則ありえないと認識しておくべきです．

基本的には基礎疾患がある人しかならないでしょう…

　壊死性筋膜炎にはいくつかのタイプがありますが，そのなかにはA群β溶連菌による筋膜炎のように基礎疾患がない若年者でも発症するものがあるので，要注意です．日常臨床では壊死性筋膜炎は以下の3つのタイプに分

けて考えておくとよいと思います．

①大腸菌と嫌気性菌の混合感染

糖尿病患者に多く発症します．会陰部に発症し急速に進行するフルニエ症候群もこのタイプです．「糖尿病患者が肛門周囲や陰嚢が赤いとか痛い」という場合はフルニエ症候群を疑うセンスが必要です．

②A群β溶連菌による感染

前述のように基礎疾患の有無は関係ありません．若年者にも発症します．壊死性筋膜炎のなかでも最も進行が速いので，疑ったら抗菌薬（ペニシリンG）投与と同時に外科医を呼ぶというスピードが要求されます．筋膜を切開すると膿が出てくると思うかもしれませんが，基本的には筋膜が毒素で溶かされる病態なので，サラサラとした水のようなものが出てきます．

③*Vibrio vulnificus*感染

肝硬変の既往がある人が海水に浸かったり海産物を生で食べたりしたときに感染します．発症部位はなぜか足首が多いようです（「足首が痛く，発熱しているけどそれほど腫れていない」というような感じで受診します）．致死率が50〜80%と非常に高いため，疑ったら直ちに血液培養を実施して抗菌薬の投与（CDCガイドラインではドキシサイクリンやセフタジジムが第1選択とされています）と外科医への連絡が必要になります．少し話がそれますが，肝硬変患者が発熱で元気がない（状態が悪そう）と思ったら，*V. vulnificus*感染症とSBP（特発性細菌性腹膜炎）を疑うセンスが身を助けるのではないかと思います．

でも，まれな疾患だし，やはり内科医は出合わないんじゃない？

以前は私もそう思っていました．しかし，感染症専門医の話では，「800床規模の総合病院で年間に10例ほど遭遇するという頻度です．世間で思われているほどまれな疾患ではありません．診断される前に死亡してしまう例が結構あるのではないでしょうか」とのことでした．あなたの当直の日に遭遇する危険もある疾患です．診断がよくわからないまま目の前でみるみる状態が悪くなっていく症例に出合ったら，一度は壊死性筋膜炎を考えましょう．

（岩田充永）

CASE 20
知りませんではすまされない，アノ中毒の攻略法

●研修医による症例提示

患者 24歳女性　　**主訴** 自殺企図

うつ病の既往をもつ24歳の女性が母親の持っていた処方薬を大量摂取し，救急車搬送となりました．ボーイフレンドと喧嘩をし，死にたくなって目の前にある薬を飲んだようです．服用は1時間前で，何を飲んだかはわからないとのこと．嘔気とめまい感があるほかはとくに無症状で，胸痛，腹痛，痙攣などなし．既往歴はうつ病と自殺企図のみで，服薬はセルトラリンのみ．違法薬物は使用していないようです．

トリアージ時のバイタルサインは体温37.3℃，脈拍55回/分，血圧78/30 mmHg，呼吸数16回/分，室内気酸素飽和度97%．血糖値は300 mg/dL．意識清明で見当識障害なし．外傷痕なし．瞳孔径3 mm，粘膜皮膚でとくに乾燥，発汗はありません．

中毒って苦手なんですよね．この患者さん，血圧が低い以外はこれといったトキシドロームもないし，飲んだ薬もわからない．ちょっとお手上げです．とりあえず輸液して血圧を上げて，NGチューブで胃洗浄します．

＊

救急外来搬送から10分後，痛いはずのNGチューブ挿入に患者さんが反応しないのでバイタルサインを測ると，血圧50/30 mmHg，脈拍35回/分．やっと到着した家族の手には空のベラパミルのボトルがあった．

●指導医の分析

この症例は非常に難しい．中毒患者は毎日お目にかかるものではないし，何を飲んだかさえわからない．そこで今回のようにABCに注意し，good supportive careに重点を置いたのは正しかったね．

この患者は**カルシウム拮抗薬(calcium chanel blocker；CCB)中毒**だった．重症化することが多く，その対処は難しい．米国では中毒による死亡では，コカインに次いで2位に上がる原因薬剤だ[1]．アムロジピンなんかより，心選択性の高いベラパミルだとより重症化する．

この患者，何を飲んだかわからなかったが，**バイタルサインにヒント**がある．

◎表62 徐脈と低血圧を起こす薬剤とその徴候

薬剤	徴候
カルシウム拮抗薬	高血糖，高乳酸血症
β遮断薬	低血糖（ただしまれ，高血糖のこともあり）
ジギタリス	上室性頻脈，房室ブロック，特徴的なST低下
クロニジン	意識障害優位
オピオイド	意識障害優位，縮瞳
コリン作動薬	唾液分泌，多汗，下痢など，とにかくwet

そう，**徐脈と低血圧**だね．中毒でこの組み合わせをみたら，CCB，β遮断薬，ジギタリス，クロニジン，オピオイド，コリン作動薬を考えよう（表62）．とくに**CCBとβ遮断薬はあっという間に患者の状態が悪くなる**ので注意．中枢神経に作用する**クロニジンやオピオイドでは血圧の割に意識状態が悪い**というのも鑑別点だ．血糖値が高いのもCCB中毒を示唆するヒントだったね．逆にβ遮断薬だと低血糖となることがあるんだ．

今回は中毒患者一般の鑑別というよりも，CCB中毒患者に対するマネジメント戦略について学ぼう．備えあれば憂いなし．この機会に勉強しよう．

good supportive care

何といっても，中毒患者に大事なのはgood supportive care．中毒学の教科書の決まり文句だ．そもそもCCB中毒のように拮抗薬の存在する中毒のほうが少ないからね．救急の基本，ABCをしっかり押さえよう．

まずは**Airway**と**Breathing**．重症中毒患者は，ある意味で敗血症患者や重症消化管出血患者に似ている．つまりあっという間に状態が悪くなることがあるということ．救急外来で働く者は30分先を考えて行動しなければならない．拮抗薬がわかっていて投与できる場合以外は早めの挿管を考慮しよう．

そして**Circulation**．徐脈と低血圧にはアトロピンと大量輸液だ．ただし，あまり有効ではないという報告が多い[2]から，経皮的ペースメーカを貼って，以下で述べるような昇圧薬や拮抗薬を急いで投与しよう．

胃洗浄ってまだやるんでしたっけ？

アメリカ中毒学会・ヨーロッパ中毒学会の指針では，胃洗浄のルーチンの使用は推奨されておらず，**生命に危険を及ぼすような中毒症例，かつ発症1〜2時間以内の場合は考慮**，としている[3]．しかし，活性炭投与と胃洗浄そして活性炭投与のみを比較した場合，その効果に違いがなく，胃洗浄施行群には誤嚥や迷走神経反射による徐脈が多かったなんていうスタディも多い．適応となるのは，「状態が悪化しそうだが，今のところは血行動態のよい」という限られた症例になりそうだ．ただし洗浄するなら，太いNGチューブ（36〜40 Fr）を使おう．バケツに錠剤をばらまいて普通サイズのNGチューブで洗浄しても，錠剤を回収することはできそうもないよね．そして**胃洗浄の禁忌**はしっかり覚えておこう（表63）．

◎表63 胃洗浄の禁忌

- 気道を確保できないような患者(挿管していればOK)
- 酸・アルカリ摂取
- ガソリン・灯油などの炭化水素
- 既往としての消化管出血

活性炭は？

活性炭投与は胃洗浄より安全であるとされているが，有効性を示すはっきりとしたデータはない[4]．ただし，発症1時間以内に1 g/kgの投与が薬物の体内への吸収を減少させるので考慮，とアメリカ中毒学会・ヨーロッパ中毒学会では推奨されている[3]．一方，CCBには徐放剤も多いから，その中毒症状発症が12時間以上なんてこともある[5]．1時間というタイムウインドウを超過しても，投与していいかもしれないね．とくにこのような重症例では，試す価値があるかもしれない．

拮抗薬① カルシウム

ここまでは中毒一般の対処方法だ．ここからはCCB中毒に特有のマネジメントを復習しよう．

まずは**カルシウム**．いかにもCCB中毒の治療として論理的だ．理論的には，細胞外カルシウムを増加させることによって，カルシウム受容体を競合的に拮抗するということ．動物実験では陽性変力作用が認められ，最も大きい139症例のCCB中毒スタディでは，23例がカルシウムで治療され70％で血圧が上昇したとある[2]．でも必ずしも有効ではなく，とくに徐脈に対しては効かない場合が多いことは知っておくとよい．

カルシウムの用量と投与方法はどうしたらいいのだろう．これも症例の少ない中毒症例だけに明らかなガイドラインやエビデンスはない．推奨されているのはカルシウムで13～25 mEq[6]．8.5％**グルコン酸カルシウム**であるカルチコール®であれば40～60 mLほど必要ということ．**塩化カルシウム製剤**は，グルコン酸カルシウムと同じ量でも3倍のカルシウムを含み，かつ即効性があるけど，組織障害があるのが弱点．中心静脈ラインがある場合，または心肺停止の場合を除き，グルコン酸カルシウムを使ったほうがいいかもしれないね．

上級編としては，**カルシウムの副作用**を覚えておこう．急速静注をすると，低血圧，伝導障害，心肺停止が起こることもある．それから，ジギタリス中毒だとその毒性を増してしまうこともある．これだから臨床って難しい．

拮抗薬② グルカゴン

β遮断薬中毒で使われる**グルカゴン**．実際の症例でのデータは少ないながらも，CCB中毒でも有効である可能性が示唆されている[7]．β遮断薬中毒の場合には，カテコラミン受容体を介さずに細胞内cAMPを増やすことがその薬理だ．CCB中毒の場合も同様に，グルカゴンがcAMPを増加させて陽性変力・変時作用を

もたらすようだ．用量は3〜10 mgをまず静注，かなりの量だよね．半減期の短い薬だから，効果があれば10 mg/時で継続投与がよいようだ[8]．

グルカゴン投与で大事なポイントはairway．グルカゴン投与後，ほぼ必ずといっていいほど，患者は吐いてしまう．患者が自分のairwayを守れるか，投与前に必ず評価しておこうね．

拮抗薬③ カテコラミン

重症CCB中毒では，アトロピンを打って，輸液して，上記の拮抗薬を投与しても血圧が上がらないなんてことはよくある．経皮的ペースメーカはキャプチャーしてくれないとなると，泣きっ面に蜂だよね．ということでショックの状態では，やはり**昇圧薬**が必要となる．ただし，どのカテコラミンを使用するかの明らかなエビデンスはこれまたない．病態生理学的には，CCBによって拡張した血管をα作用で引き締め，β作用によって心臓をむち打つ必要がある．ということで，ノルエピネフリンはよい選択かもしれない．さらに胸にエコープローブを当ててみて心収縮が悪ければ，β作用を期待してドパミンを投与するのもよい．個々の症例ごとに病態生理的アプローチをするのがお勧めだ．

拮抗薬④ インスリン(high dose insulin and euglycemia therapy；HIET)

まだまだスタンダードではないが，中毒スペシャリストでは利用が進んでいる治療法だ．動物実験と症例シリーズの段階だが，希望をもたせる研究が多い[9]．症例の少ない中毒学では贅沢はいえないね．その作用機序もわかっていないことが多いが，心筋のインスリン受容体を介して陽性変力作用をもたらすとされている[10]．低血圧で昇圧薬が必要となるような重症CCB中毒には有効かもしれない．

このように期待のもてるHIETだが，問題は投与方法．推奨される用量は1単位/kgボーラスに続いて，0.5単位/kg/時の持続静注[6]．体内のインスリン受容体を飽和させるにはこれくらい必要なようだが，これって糖尿病ケトアシドーシス治療の10倍の量．看護師が投与する前に失神してしまう．このような患者が来る前から，看護師と勉強会をしてプロトコールの確認をしておくことも必要だね．

それから，30分おきには血糖値をチェック．10％グルコース持続投与によって，血糖値は100〜250 mg/dLに保つとよいとされている．それからインスリン投与によって低カリウム血症も起こるから注意しよう．

拮抗薬⑤ 脂肪乳剤，イントラリピッド®

「イントラリピッド®って，あの中心静脈栄養に使う大豆の脂肪乳剤ですよね？」というハテナマークが頭に浮かぶのは当然のこと．元来は麻酔科領域から出てきたアイディアなんだ．麻酔室では脂溶性の麻酔製剤を過量投与した場合に，脂肪乳剤の投与が有効であることが知られていた[11]．これをCCB中毒にも利用しようということ．作用機序としては，ベラパミルのような**脂溶性の薬剤を血管内で吸着**するとともに，心筋の燃料となる遊離脂肪酸を供給することがあげられている．投与方法は20％のイントラリピッド®100 mLを20分かけて静注だ[12]．安全な薬剤だけに，今後の研究に注目しよう．

◎表 64　重症 CCB 中毒治療のまとめ

supportive care	・A＋B：早めの挿管 ・C：大量輸液，アトロピン，ペーシング
胃洗浄	・生命に危険を及ぼすような中毒症例，かつ発症 1～2 時間以内の場合は考慮 ・太い NG チューブ（36～40 Fr）を使おう
活性炭	・発症 1 時間以内に 1 g/kg の投与を考慮 ・徐放剤なら 1 時間を超えていても投与を考慮
カルシウム	・投与量は報告によってさまざま ・カルシウムで 13～25 mEq．カルチコール®（8.5％グルコン酸カルシウム）であれば 40～60 mL をゆっくり静注
グルカゴン	・心収縮能に対して，3～10 mg をまず静注．効果があれば 10 mg/時で継続投与 ・嘔吐と airway に注意
カテコラミン	・ショックに適応．症例の病態生理に応じて，ノルエピネフリンまたはドパミン
インスリン＋グルコース	・低血圧で昇圧薬が必要となるような重症 CCB 中毒が適応．低血糖と低カリウム血症に注意 ・1 単位/kg ボーラスに続いて，0.5 単位/kg/時で持続静注．10％グルコース持続投与で，血糖値は 100～250 mg/dL に保つ
イントラリピッド®	・まだ研究は少ないが希望がもてる ・20％のイントラリピッド® 100 mL を 20 分かけて静注

*

表 64 に重症 CCB 中毒の治療の要点をまとめたので，覚えておこう．

テイクホームメッセージ

① 中毒患者の徐脈，低血圧の鑑別は，CCB，β遮断薬，ジギタリス，クロニジン，オピオイド，コリン作動薬．
② good supportive care は中毒の基本．ABC をしっかり押さえよう．
③ CCB 中毒の拮抗薬は，カルシウム，グルカゴン，カテコラミン，インスリン，そしてイントラリピッド®！

今回の認知エラー

無過失エラー（→ p154）

● 文献

1) Lai MW, et al：2005 Annual report of the American Association of Poison Control Centers' national poisoning and exposure database. Clin Toxicol 44：803-932, 2006.
2) Ramoska EA, et al：A one-year evaluation of calcium channel blocker overdoses：toxicity and treatment. Ann Emerg Med 22：196-200, 1993.
3) American Academy of Clinical Toxicology, European Association of Poison Centres and Clinical Toxicologists：Position paper：gastric lavage. J Toxicol Clin Toxicol 42：933-943, 2004.
4) American Academy of Clinical Toxicology, European Association of Poisons Centres and Clinical Toxicologists：Position statement：single-dose activated charcoal. Clin Toxicol 43：61-87, 2005.

5) Spiller HA, et al：Delayed onset of cardiac arrhythmias from sustained-release verapamil. Ann Emerg Med 20：201-203, 1991.
6) Kerns II W, et al：Management of beta-adrenergic blocker and calcium channel antagonist toxicity. Emerg Med Clin North Am 25：309-331, 2007.
7) Love JN, et al：A potential role for glucagon in the treatment of drug-induced symptomatic bradycardia. Chest 114：323-326, 1998.
8) Parmley WW：The role of glucagon in cardiac therapy. N Engl J Med 285：801-802, 1971.
9) Marques M, et al：Treatment of calcium channel blocker intoxication with insulin infusion：case report and literature review. Resuscitation 57：211-213, 2003.
10) Harris NS, et al：A 40-year-old woman with hypotension after an overdose of amlodipine. N Engl J Med 355：602-611, 2006.
11) Weinberg, GL：Lipid infusion therapy：translation to clinical practice. Anesth Analg 106：1340-1342, 2008.
12) Young AC, et al：Intravenous fat emulsion therapy for intentional sustained-release verapamil overdose. Resuscitation 80：591-593, 2009.

〈長谷川耕平〉

CASE COMMENT

　カルシウム拮抗薬を自殺企図目的で多量内服したという今回のような症例に，内科医が遭遇することはまれかもしれません．しかし，カルシウム拮抗薬は日本では最もポピュラーな降圧薬の1つであり，「内服薬の自己管理が十分できていなかった高齢者が，ヘルパーなどが内服管理をするようになって，しっかり内服するようになった途端に処方されていたカルシウム拮抗薬によって低血圧になってしまった」とか，「健康によいからとグレープフルーツを食べた後に処方されているカルシウム拮抗薬を内服して，作用が過剰になって低血圧をきたした（薬の説明書の注意事項は患者に認識されていないことも多いものです）」というような事件に遭遇する可能性は十分にあります．

　カルシウム拮抗薬は，ベラパミル，ジルチアゼムなど脈を遅くするタイプの薬剤（心房細動のレイトコントロールや異型狭心症の攣縮予防に用いられることが多い．今回の症例はこのタイプ）と，血管拡張作用が強いジヒドロピリジン系薬剤（降圧薬として用いられる．日本で処方されるのはこのタイプが多い）など大まかに2つに分類されますが，作用過剰による有害事象への対応は原則として変わりません．われわれは本症例を通して，カルシウム拮抗薬の作用過剰への対応を学ぶべきです．

　中毒診療における失敗の1つに「今元気なら心配ないでしょう」と初診時の状態だけで重症度を評価してしまうことがあげられます．日本で現在処方されているカルシウム拮抗薬の多くは徐放剤であり，ゆっくり効果が発現して長時間持続するというのが特徴で，中毒対応時には慎重に長期間の循環動態の監視が必要となります（降圧薬としては望ましいのですが，中毒としてはやっかいですね）．ほかにも，経口血糖降下薬による遷延性再発性低血糖（ブドウ糖投与で一度は低血糖が改善しても作用が遷延して再び低血糖をきたす）やアセトアミノフェン中毒で内服数日後に起こる肝障害（アセトアミノフェンを多量内服して，直後は嘔吐・頭痛などが起こり，それがいったんよくなって安心した後に肝障害がやってくる）など，医薬品にまつわる薬物中毒では，時間が経過してから状態が悪化してくる場合があることを認識しておく必要があります．

　もう1点，本症例では薬物中毒という診断に難渋することはありませんでしたが，「徐脈

◎表65　徐脈＋血圧低下の鑑別診断

- 高カリウム血症
- 急性心筋梗塞
- 高度房室ブロック
- 低体温
- 脊髄性ショック，神経原性ショック
- 薬物中毒（カルシウム拮抗薬，β遮断薬など）
- 内分泌機能低下（副腎不全，甲状腺機能低下症など）

＋血圧低下」という病態での鑑別診断に精通しておくことはとても重要です．徐脈の患者を診たら，「ペースメーカ挿入のために即座に循環器医をコール！」という脳幹反射に陥っていないでしょうか．表65に示すように，循環器疾患以外にも徐脈で血圧低下をきたす原因は多くあります．とくに高カリウム血症は緊急性が高いため，徐脈＝循環器と考える前に必ずカリウムの値は確認しておくべきです．

（岩田充永）

ちょっと小話 10　右か左か

　筆者の働くマサチューセッツ総合病院では，夜9時にレジデントを対象に，無料の夕食（残飯）が振る舞われます．これを苦もなく食べれるようになった筆者の味覚は，米国に染まり堕落したようです．
　ところで，このカフェテリアのディナータイムでは，中心の通路を挟んで，外科系レジデントは左側（麻酔科を含む），内科系レジデントは右側（神経内科を含む），でご飯を食べる風習があります．救急レジデントの筆者はいつもどちらに座るか悩んでしまいます．

（長谷川耕平）

CASE 21
年頃の女性の痙攣をみたら…

●研修医による症例提示

患者 35歳女性　　**主訴** 痙攣発作

　35歳の女性が痙攣発作で救急搬送となりました．バスの同乗者によると，座席に座っていた患者さんが突然四肢を激しく痙攣させ，意識を失ったとのこと．隣にいる人が体を支えたので転倒はなかったようです．

　既往歴，社会歴，薬剤使用などの情報はまったくわかりませんでした．鞄の中の免許証によると35歳の女性，マルチビタミン剤が鞄に入っていました．

　救急車要請から病院到着まで約20分，まだ痙攣は続いています．身体所見では直腸温37.3℃，脈拍114回/分，血圧162/92 mmHg，呼吸数26回/分，酸素飽和度99%（非再呼吸マスク）．瞳孔径は両側4 mmで対光反射ありですが，両眼球ともに右側に偏位，全肺野に上気道の分泌物音を認めます．尿失禁あり，依然として四肢の強直間代性痙攣を認めます．

　血糖値は158 mg/dL．まずはABCが大事ですから，酸素投与，モニターをつけて，静脈ライン確保ですね．それから，ジアゼパムでも静注して，いつもどおりに頭部CTといきましょう．まだ30分継続していないですから，少しゆっくり構えてもいいですかね．

＊

　その後すぐに指導医が診察．女性の腹部がどうみても妊婦のものであることを発見し，すばやくジアゼパム静注に続き，硫酸マグネシウムの投与と産婦人科コンサルトを行った．

●指導医の分析

　痙攣発作をみたら，まずはABC，そしてジアゼパム投与という流れはよかったね．痙攣発作はドラマチックで医療者も冷静さを保つのが難しいけれど，頭はクールに診察し，鑑別診断を考えよう．この患者は**妊婦ゆえに子癇発作だった可能性**があるね．その場合には治療法がやや変わってくる．それに救急外来に到着しても痙攣しているような患者はてんかん重積と考えて，心して対処する必要があるんだ．

　痙攣発作は救急外来でよく遭遇する症候だ．米国のデータでは，すべての救急

患者の1〜2％を占めるといわれている[1]．さらに，てんかん重積の発症は6.2症例/10万人年と決してまれではなく，その死亡率は10〜40％に及ぶとされている[2]．まさに内科救急疾患だよね．これを機に痙攣発作，とくにてんかん重積の診断と治療をしっかり復習しよう．

定義のおさらい

痙攣発作(seizure) とは，「中枢神経の異常活動によって惹起される急激な知覚の変化または不随意な筋肉の収縮（痙攣，convulsion）」を含めた症候だよね．その臨床的な範囲は広く，部分性または全身性の痙攣，意識障害，知覚変化，精神症状まである．一方で，**てんかん(epilepsy)** はさまざまな原因によって起こる，反復する痙攣発作を示す病名だったね．

てんかん重積って30分以上続く痙攣発作？

古典的な**てんかん重積(status epilepticus)** の定義は，30分以上継続する痙攣発作，または発作の間に完全な意識回復のないものと習ったよね．しかし近年，この定義に疑問が投げかけられている．そもそも30分という線引きは動物実験でなされたものなんだ．すなわち，実験室環境で酸素飽和度や酸塩基平衡などの脳のホメオスタシスを保った状態では，神経細胞の損傷に30分の痙攣発作が必要だったというものだ[3]．

しかし，目の前の痙攣発作の患者は酸素化も悪く，中枢神経の代償機能は働いていないと考えるべきだ．実際に，最短5〜10分もあれば神経の損傷が起こり，神経予後は悪くなる．遷延するてんかん重積は低酸素，代謝性アシドーシス，高体温，低血糖を惹起し，それによりさらなる不整脈，横紋筋融解，肺浮腫，DICを起こし予後が悪くなる[4]．さらに発作継続時間が長くなるほど，発作寛解も望みにくいというデータが集積されているんだ[5]．つまり**5分以上続く痙攣発作はてんかん重積**と考えて対処するのがいいだろう[6]．

痙攣発作に心電図？

痙攣発作患者を目の前にしたら，冷静になって，次の2段階の鑑別診断を頭に浮かべよう．
① 真の痙攣発作なのか（意識障害と痙攣様の運動症状を呈する別の疾患なのか）
② 真の痙攣発作なら，その原因疾患は何か

とくに初発の痙攣患者を診た場合には①の**痙攣発作 mimicker に注意**しよう．たとえば，失神発作，除脳硬直などの異常姿位，まれに片頭痛などがあがる．実に失神患者の40％がなんらかの運動症状，とくにミオクローヌス様症状を発症したという研究がある[7]．CASE 4で，QT延長症候群による失神がミオクローヌス様症候をきたした症例を扱ったね（→ p40）．この患者群では，発作後意識障害，舌咬傷，失禁，強直間代性痙攣は少ないのがポイントだ．それに必ず心電図を撮っておこうね．

◎表66　痙攣発作の原因疾患とその病歴

原因疾患	病歴
てんかん，抗痙攣薬のノンコンプライアンス	てんかんの既往，抗痙攣薬のコンプライアンス
アルコールや薬剤(ベンゾジアゼピン，フェノバルビタールなど)の離脱	アルコール中毒の既往
薬物中毒(コカイン，アンフェタミン，エクスタシー，三環系抗うつ薬など)	薬物中毒，精神科疾患の既往
脳卒中，中枢神経腫瘍	発作前の頭痛，巣症状，免疫不全，悪性腫瘍の既往
低血糖，電解質異常(低ナトリウム血症，低カルシウム血症，低マグネシウム血症)，尿毒症	下痢，嘔吐，腎不全や糖尿病の既往，利尿薬の使用
中枢神経感染症	発熱，脳外科手術の既往
子癇	妊娠可能年齢の女性

痙攣発作の原因をつきとめよ

真の痙攣発作と考えたなら，次は②の原因疾患．これは**表66**を参照するといい．病歴聴取，検査はこれをもとに行えばいいのだ．

てんかん重積を止めよう

鑑別も検査も大事だが，痙攣発作が5分以上継続するようなてんかん重積患者を診たら，まず痙攣を止めなければならない．再度強調するが，死亡率10〜40%にも及ぶ内科救急疾患であり，継続時間が長くなるほど治癒しにくく，死亡率が高くなるからだ[2]．

教科書的には元来より全身性のもの，部分性が二次的に全身性になるものに大別されるが，救急の現場では関係がない．いずれにせよ，てんかん重積の治療，検査のアプローチは同じだ．

つまり，まずは**ABC**．モニター装着，酸素投与，ルート確保(静脈がダメなら骨髄内で)は救急の基本だ．患者がairwayを守れない場合，または酸素投与でも酸素化が保たれない場合には，早い段階で気管挿管を考慮すべきだね．この場合には鎮静薬(ベンゾジアゼピンやチオペンタール)と短時間作用型筋弛緩薬(サクシニルコリン)の両者を使った迅速導入気管挿管(rapid sequence intubation；RSI)がいいだろう．日本ではRSIは一般的でないかもしれないが，てんかん重積などはいい適応だ．勉強し，かつ救急外来に導入を考えるのもいいと思う．1つ気をつけたいのは，ベクロニウムなどの長時間作用型筋弛緩薬は避けたほうがいいということ．筋弛緩をかけてしまうと，痙攣発作が止まったのか，それとも筋肉が弛緩しているだけで神経細胞の異常放電は継続しているのかが，脳波検査をしないかぎり区別がつかない．遷延する神経細胞の異常活動と神経予後の不良には関連があるのだったよね[8]．筋弛緩薬はできるだけ短時間作用型を使おう．

次に考えるのは**表66**の原因疾患．このなかには治療可能で**特殊な治療法**を有するものがある．つまり低血糖を除外するためにベッドサイドで血糖検査をし，感染症を疑うなら血液培養後にempiricに抗菌薬の投与，そしてCT，腰椎穿刺だ．

◎表67　抗痙攣薬のまとめ

抗痙攣薬	作用部位	種類	主な副作用
ベンゾジアゼピン系	GABA受容体	ジアゼパム静注，経直腸 ミダゾラム静注，筋注	低血圧，呼吸抑制
フェニトイン	Naチャネル		低血圧，不整脈
フェノバルビタール	GABA受容体		低血圧，呼吸抑制
プロポフォール	GABA＋NMDA受容体		低血圧，アシドーシス
バルビツレート	GABA受容体	ペントバルビタール チオペンタール	低血圧*

＊：マリリン・モンローはこの中毒で死亡したといわれている．

てんかん重積の抗痙攣薬(表67)

　ABCと同時に大事なのは抗痙攣薬．基本はベンゾジアゼピン系にフェニトイン（残念ながら日本には静注できるバルプロ酸がない）．それで止まらないならば高用量のミダゾラム，フェノバルビタール，プロポフォールという流れになる．痙攣重積をみたら，ABCからすべて同時に行わなければならない．常日頃のシミュレーションとイメージトレーニングが必要だね．

● ベンゾジアゼピン系

　抗痙攣薬のファーストラインといえば，静注のベンゾジアゼピン系薬剤．過去20年で蓄積されたデータによって，フェノバルビタールからベンゾジアゼピンに移行してきている．そのなかでも，ロラゼパム静注が最もデータが蓄積されているが[9]，これまた日本には経口薬しかない．**ジアゼパム**静注はロラゼパムと同程度に痙攣発作を止めるが，作用時間が20分程度と短いのが弱点だ．一方，**ミダゾラム**静注も小さいスタディながらもジアゼパムと同程度の効果があるというデータもある[10]．

　痙攣しているため静脈ラインもとれず，かつ骨髄内ラインキットもない場合には，ミダゾラム筋注または経直腸ジアゼパムの出番となる．あるスタディでは，ミダゾラムは静注でも筋注でも効果と副作用に差はなかったとしている[11]．

● フェニトイン

　フェニトインは1950年代からしばらくはてんかん重積の第1選択薬だったが，現在はその座をベンゾジアゼピンに奪われている．ベンゾジアゼピン系薬剤の即効性，有効性だけでなく，フェニトインではゆっくり静注（50 mg/分）しなければならないこと，それから低血圧（3.5％に起こるとされている）と**不整脈に代表される副作用**が問題になってくる[12]．フェニトインはナトリウムチャネルに作用するが，その対象は神経細胞だけでなく心筋細胞も含む．それゆえにQT延長症候群やその他の不整脈が起こることがあるのだったね．まれな副作用だけど，心電図モニターを装着しての投与がスタンダードだ．

　しかし，ジアゼパムの作用時間が短いこと，てんかん重積患者では痙攣発作の再発率が高いことから，フェニトインをベンゾジアゼピンに続いて投与するのがいいだろう．

◎表68　痙攣発作後の意識障害の鑑別診断

- 発作後意識障害(post ictal confusion)
- 非痙攣性てんかん重積
- 低血糖
- 中枢神経感染症
- 脳卒中
- 薬物中毒
- 精神疾患

● **フェノバルビタール**

　抗痙攣薬の最古参といえばフェノバルビタール．1912年からすでに約100年使用されているんだ．機序はベンゾジアゼピン系薬剤と同様にGABA受容体作用を修飾し，ベンゾジアゼピンと同程度の有効性がある．しかし，**長時間作用のうえに呼吸抑制，低血圧**という大きな弱点があるんだ[5]．その使いにくさから，抗痙攣薬の第2選択薬となっている．ベンゾジアゼピン後にフェノバルビタールを使用するなら，気管挿管して**気道確保することがまず必要**だと考えたほうがいい．

　ただし，ベンゾジアゼピンでもフェニトインでも止まらないてんかん重積のための，とっておきの薬剤であることは確かだね[13]．

● **プロポフォール**

　ご存知のようにプロポフォールはGABA受容体とNMDA受容体に作用する．てんかん重積に対するスタディは少ないのだが，静注後，速やかに痙攣発作を消失させるというデータもある[14]．フェノバルビタールの代替薬となるかもしれないから注目だ．

忘れちゃならない非痙攣性てんかん重積

　痙攣していなければてんかん重積ではないと一安心してはならない．とくに発作後意識障害が遷延する場合には，近年注目を浴びている**非痙攣性てんかん重積**を考えるべきだ．その定義は，痙攣するてんかん重積と同様に，脳波上てんかん発作が30分(または5分)以上継続する，もしくは発作間に完全な意識状態の回復を認めないものだ．筋肉が痙攣していなくても，中枢神経は過活動しているために低酸素性脳症を惹起し，その**予後は悪いんだ**[12]．ところが，痙攣していないためその診断は難しく，意識障害のある患者で疑い，脳波をとらないと診断できないからやっかいだ[15]．カギとなるのは，発作後の遷延する意識障害，無言，精神神経症状，異常な眼球運動だ．これらをみたら，しっかり鑑別で思い浮かべよう．その他，痙攣発作後の遷延する意識障害の鑑別を表68にあげた．

これも忘れてはならない，子癇発作

　妊娠可能年齢の女性で忘れてならないのが子癇発作だ．妊娠20週から産後23日まで起こりうるとされている[16]．産後にまで起こるのだから始末が悪いよね．年頃の女性が初発の痙攣を発症したら，必ず子癇を鑑別にあげよう．

　妊娠女性の痙攣発作に対するアプローチは基本的に，妊娠していない患者と同様だ．胎児における低酸素血症とアシドーシスの危険性は，抗痙攣薬の催奇形性

のリスクより大きいと考えられているからだ．しかし，覚えておきたいことが1つ．子癇には特有の治療薬，マグネシウム（硫酸マグネシウムで4g静注）があることだ．質の高いシステマチックレビューでも，ジアゼパムおよびフェニトインと比較してマグネシウムは痙攣の再発および母体死亡を有意に減少させている[17]．副作用として呼吸抑制が有名だけど，この頻度もフェニトインよりは少ないんだ．

テイクホームメッセージ

① てんかん重積は内科救急疾患．5分以上続く痙攣発作は全力をあげて止めよう．
② 痙攣発作後の遷延する意識障害があれば，非痙攣性てんかん重積を鑑別に入れよう．
③ 妊娠可能年齢の女性で忘れてならない子癇発作．特効薬はマグネシウム．

今回の認知エラー

無過失エラー（→ p154）

●文献

1) Shinnar S, et al：How long do new onset seizures in children last? Ann Neurol 49：659-664, 2001.
2) DeLorenzo RJ, et al：A prospective, population based epidemiologic study of status epilepticus in Richmond, Virginia. Neurology 46：1029-1035, 1996
3) Hauser W, et al：Seizure recurrence after a first unprovoked seizure：An extended followup. Neurology 40：1163-1170, 1990.
4) Jagoda A, et al：Refractory status epilepticus in adults. Ann Emerg Med 22：1337-1348, 1993.
5) Lowenstein DH, et al：Status epilepticus in an urban hospital in the 1980s. Neurology 43：483-488, 1993.
6) Lowenstein DH, et al：It's time to revise the definition of status epilepticus. Epilepsia 40：120-122, 1999.
7) Lin J：Convulsive syncope in blood donors. Ann Neurol 11：525-528, 1982.
8) Meldrum B, et al：Systemic factors and epileptic brain damage. Arch Neurol 29：82-87, 1973.
9) Prasad K, et al：Anticonvulsant therapy for status epilepticus. Cochrane Database Syst Rev (4)：CD003723, 2005.
10) Singhi S, et al：Continuous midazolam versus diazepam infusion for refractory convulsive status epilepticus. J Child Neurol 17：106-110, 2002.
11) Giraud M, et al：Use of injectable valproic acid in status epilepticus. Drug Investigation 5：154-159, 1993.
12) Treiman DM, et al：A comparison of four treatments for generalized convulsive status epilepticus. Veterans Affairs Status Epilepticus Cooperative Study Group. N Engl J Med 339：792-798, 1998.
13) Claassen J, et al：Treatment of refractory status epilepticus with pentobarbital, propofol, or midazolam：a systematic review. Epilepsia 43：146-153, 2002.
14) Brown LA, et al：Role of propofol in refractory status epilepticus. Ann Pharmacother 32：1053-1059, 1998.
15) Cascino G：Non-convulsive status epilepticus in adults and children. Epilepsia 34(suppl 1)：S21-S28, 1993.
16) Chames MC, et al：Late postpartum eclampsia：a preventable disease? Am J Obstet Gynecol 186：1174-1177, 2002.

17) Duley L, et al：Magnesium sulfphate versus phenytoin for eclampsia. Cochrane Database System Rev（10）：CD 000128, 2010.

（長谷川耕平）

CASE COMMENT

重症や急変に慣れている救急医でも目の前で患者が痙攣を起こすと非常にあせります．ここでは日常診療で忘れやすい2点のピットフォールについて述べたいと思います．

短時間の痙攣の背後に重篤な不整脈の影あり！

慌ててしまうと，「痙攣発作だからセルシン®持ってきて！」と条件反射のように口にしてしまいますが，重篤な不整脈（心室細動，心室頻拍，急性洞停止，高度房室ブロックなど）でも脳血流低下をきたし，失神する前に短時間（多くの場合は30秒以内）の痙攣をきたすことがあります．症例でも述べられていますが，救急外来で自分の目前で患者が痙攣して意識消失をきたした場合は，心室細動などの重篤な不整脈を考慮して迅速に（気道・呼吸の評価と同時に）心電図モニターを装着し，除細動器を準備する習慣をつけておくことが大切です．

えっ，まさか妊娠なんて…

救急外来では，「女性を診たら，そうでないと証明されるまで妊娠を疑え」という格言があります．普段，妊娠女性を診察することが少ないわれわれは，患者に「妊娠の可能性はありません」と言われると妊娠の可能性を除外してしまいがちですが，診察医に本当のことを話すことができない場合もありますし（診察医が男性の場合はとくに），実際に本人が妊娠の可能性を認識していない場合もあります．ベルリンの産婦人科で3万人の女性を調査したところ，何と475人に1人は妊娠の可能性を完全に否定していたのに実際は妊娠しており，

◎表69　救急外来で妊娠反応を確認すべき場合

① 腹痛→子宮外妊娠
② 性器出血→子宮外妊娠
③ 失神→子宮外妊娠
④ 痙攣→子癇発作

さらにその数％は妊娠後期に入っても妊娠を自覚していなかったという報告もあります．

救急外来で，妊娠可能女性の腹痛や性器出血をきたしている症例に遭遇したら必ず妊娠をチェックすると思いますが，そこに，「若い女性の失神をみたら，子宮外妊娠を疑う」「若い女性の初発の痙攣をみたら，子癇発作の可能性を疑う」という2つのルールを加えておくと妊娠関連の重篤な疾患を見逃す危険が下がります．

「子宮外妊娠ならば，痛みはあるでしょう？」とか，「子癇発作が起こるような妊娠中期～後期であれば，まさか妊娠に気がつかないことはないでしょう？」という質問が聞こえてきそうですが，子宮外妊娠破裂症例でも数％の症例はまったく痛みがなく発症しており，これらの症例は出血による起立性低血圧で，失神や立ちくらみという主訴で受診することも多いので要注意です．

肥満が強い場合や本人・家族に妊娠の自覚がまったくない場合は，医療者でも妊娠に気がつかないことはあるものです．

妊娠女性の診療に慣れていないわれわれが，救急外来で妊娠関連の重篤疾患を見落とさないためには，表69のような場合は妊娠反応を確認するという習慣をつけておくべきであると考えます．

（岩田充永）

「あとがき」にかえて
【対談】日本でM&Mを成功させる秘訣

日米のM&Mの現状は

岩田 M&Mカンファレンス（以下，M&M）は米国では盛んに行われていますが，日本ではまだあまり行われていません．M&Mは，あるエラーが起こったらそれを教訓にして，同じエラーを起こさないための方法を皆で見つけ出すためのカンファレンスというイメージですが，それでよろしいですか．

長谷川 はい．本書の第Ⅰ章でも書いたのですが（→ p5），M&Mの大きな目的は2つあって，1つは患者安全と医療の質をいかに上げていくかということ．もう1つは，標準的治療から外れているものをピックアップする（これはピアレビュー・プロセスといって，同僚同士の監視的システムを作ることで可能です）ためのチェック機構として作用させることです．

岩田 それは，ずっと昔から？

長谷川 第1の目的である質改善・患者安全のドライブがかかったのは，1999年のInstitute of Medicine（IOM）の「To err is human（人は誰でも間違える）」という報告で，「年に44,000～98,000人が医療事故によって死ぬ．医療の質改善をしなければいけない」と示されたことによります．その流れで，ジョイント・コミッション（Joint Commission）が「M&Mは大事なものだからやってください」と示し，組織としてのインセンティブになったんです．

岩田 日本でM&Mがあまり定着しない理由を，僕なりに考えました．日本では，医療の世界でエラーはありえないし許されない，という前提で医学部教育を受けてきましたよね．患者さんも，医療で間違いが起こるなんてありえないと思っている．医療を提供する側も利用する側もそう思っていたし，後輩を教育するときにもそうでした．まるで，原発の安全神話のように…．

長谷川 まさに神話ですよね．

岩田 何か起きたときにはどうしたらいいか，ということは教えられずにきたので，ちょっとうまくいかないときや間違えたときに，どう振る舞っていいかわからなくなってしまう．

長谷川 エラーがタブー視されてきました．まず，その文化を変えなければいけない．しかしこれは世界共通の問題で，医師は優秀だけどプライドが高い人も多くて，自分は絶対だという意識があります．医療安全のシステムを始めたコッド

「あとがき」にかえて

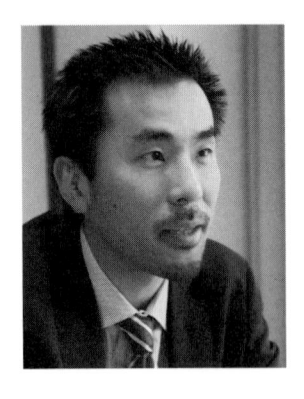

僕たちは間違える．
その前提に立って動かなければいけない．

長谷川耕平

マン（Ernest A. Codman）先生の時代もそうでした．彼は M&M のようなものを作ろうとして，はじき者にされています（→ p3）．

岩田 そういう歴史があったんだ！

長谷川 これは世界共通ですよね．やはりインパクトが大きかったのは，IOM の「人は誰でも間違える」だと思います．僕たちは間違える．その前提に立って動かなければいけない．日本には，まだその研究がほとんどありません．2010 年に京都大学の森本剛先生（現 近畿大学医学部救急総合診療センター）が初めて，日本の入院患者でも医療過誤や薬の副作用でこれだけの被害が出ているという研究を発表されました[1]が，そういうものが日本の医療文化で受け止められると，一歩進みますよね．文化を変える仕事なので，時間はかかりますけど….

岩田 時間はかかるけど，その提言の 1 つとして本書を一緒に作ったんだものね！皆で話し合う文化を，僕らの世代が作り出していかないといけない．

魔女狩り文化を変える方法

岩田 日本は，マスコミもそうですけど，問題発言などがあるとすぐに「責任を取って辞めろ！」と，非難する文化が根強いですよね．

長谷川 魔女狩りですね．

岩田 病院でも何かミスが起こったら，管理者の第一声は「誰がやったんだ！」となることが多いようです．これも M&M をやるときの大きな阻害因子になるわけですが，米国では M&M をやるときに「当事者を非難してはいけない」という約束事などがあるんですか．

長谷川 それは毎回，必ず確認されます．責任者を見つけたいという気持ちは人間の心に必ずあって，どうしてもそういう方向に進むので，僕らの病院ではカンファレンスの前に「僕らの M&M の目的は，医療の質を上げることだ．システムエラーと認知エラーを見つけて学ぶことが目的なのだから，絶対に同僚を批判しない」ということを毎回，強調します．

岩田 それはいいですね！日本でも，理解し合っている人たちでカンファレンスしている間はいいけれど，そこにたまたま出てきた部長のコメントが誰かのミスをあげつらうような辛辣なものだったりして，でもその先生はとても偉いので

時代や場所を問わず，同じようなエラーから学ぶことができれば，エラーを少しでも減らしていくことができますね．

岩田充永

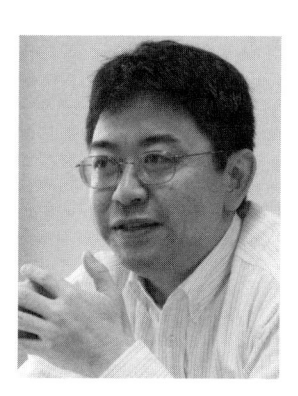

司会者も止められない，という事態の発生が予想されますから．最初に約束事を示しておくのはいいですね．
長谷川 もう1つ，誰が当事者だったのかわからないように匿名化にする方法もあります．これは当事者を守る利点がありますが，逆に誰がやったかわからないので，生の声が聞けない．そのときの状況や患者の見た目は，医療ではすごく大事ですが，匿名化してしまうと，そういうことが伝わらないですよね．
—— 日本でも，匿名でM&Mカンファレンスをした後で，「あれは僕の症例？」と複数の人が聞きに来るということがあるそうです．
長谷川 誰もが，同じ間違いをするということなんですよね．間違うところは，だいたい一緒なんです．
岩田 本書で長谷川先生が紹介した事例を見てまず思ったのは，「日本でも米国でも，間違うことは同じなんだな」ということでした．だからこそ，時代や場所を問わず，同じようなエラーから学ぶことができれば，エラーを少しでも減らしていくことができますね．
長谷川 そうですね．人間は同じなんです．自分たちは間違える者，完璧ではないというところからスタートする．個人的には性善説を追求するのがいいですけど，システムを作るときには性悪説，人間は間違えるものだというところから始めるのがいいですよね．

医療の不確実性への理解

岩田 米国では，「医療も間違えることはある」ということが文化的に受け入れられていますか．
長谷川 患者さんのインテリジェンスによります．米国はいろんな意味で日本より格差が大きくて，知識レベルもすごく違います．インテリジェンスの低い人たちはシステムエラーというのが理解できないですから，「医者のせいだ！」となってしまうことがあります．逆にインテリジェンスの高い人であれば，たとえばセロトニン症候群の小話で紹介した（→ p52）Libby Zionという大学生のお父さん（Sidney Zion）は，『Daily News』のコラムニストでした．そして，「これは医者のせいだけではない」と．誤診した研修医のせいではなくて，研修医を過酷な労

「あとがき」にかえて

働に追い詰めたシステムに問題があるのだとコメントしました．そこまでレベルの高い人がいてくれるといいですよね．

岩田　「失敗から学びます」と堂々と言えるためには，患者さん側が「医療も一生懸命やっているけれど，それでも間違いは起こってしまうんだ．だけど間違いが起こったら，それを材料に再発防止に取り組んでくれるのだ」というように少し温かい目で見てほしいと，日本の多くの医師は感じています．医療を利用する側への啓発も，大切なことですね．

長谷川　大切ですね．それは，僕らも働きかけなければいけない．患者さんもマスコミも，僕らが啓蒙教育しなきゃいけないですよね．

岩田　いま日本では，手術件数が○件とか救命率が○％といった「病院ランキング」が盛んです．エラーを起こしたときに再発防止としてどんなことをしているかも，ランキングの重要な要素にすればいいと思うんです．「ここではこういうエラーが起こっているけど，再発防止のためにこんな取り組みをしている．ここはいい病院だな」と，僕だったら，そう思うんですけど….

長谷川　玄人目にはそうですけど，素人はまだそこまでいかないですよね．医療には不確定な要素が多いということは，なかなかわかってもらえないです．

岩田　日本で研修先を選ぶときには，M&Mがどう行われているかもポイントになると思います．研修医を集めるときにはいいことしか言わない傾向がありますが，何か間違えたときに，組織として同じ間違いを繰り返さないように取り組んでくれるのか，「おまえが悪いんだ」と叱責されるだけなのかを調べておくことは，けっこう重要だと感じます．

長谷川　施設の姿勢が見えますよね．

岩田　エラーから学ぶ姿勢があるかどうかは，とても大事なポイントです．その点でも，このM&Mは広く紹介したいです．

長谷川　僕が岩田先生に本書のもととなる連載（『medicina』46巻9号～48巻6号）の話をもちかけたのは，米国で研修を始めて，いちばんショックを受けたのがこのM&Mだったからです．「なぜ，こんなにオープンに？」と．目的をしっかりもって，間違いからは学ぶけれど人を批判しない．そして医療の質を上げるというゴールを明確に打ち出していることに，本当に感動しました．M&Mは米国で最も人気があり，最も学べるカンファレンスなので，日本でもぜひ皆にやってほしいと思いました．

岩田　そのためには，医師は全知全能の神ではないという認識から始まり，時・場所を選ばず同じようなエラーが発生していること，だからこそ症例から学ぶのは効率がよいこと，そしてM&Mは魔女狩りではないということを，皆が認識して広めていくことですね．

長谷川　M&Mは，実に効率がいいですよ．ただ文化を変えなければいけないから，本当に難しい．一朝一夕にはいかないと思います．

岩田　連載は，読者の興味をかなり引いたみたいです．

長谷川　そうですね．読んだ人から，「うちでもやりたいけど，実際にどうやったらいいですか」と相談を受けることがあります．

日本の病院でM&Mを始める(進める)には

長谷川 研修医だけでやると，その研修医がローテーションして他科に移ったときにカンファレンスもなくなる可能性があるので，上司に理解してもらって，一緒にやることが大事ですね．

岩田 上司をうまく巻き込むにはどうしたらいいですかね．

長谷川 僕は，5年目ぐらいまでの研修医から「1回やってみたけど，上司がうまく反応してくれない」とか，「上司がこういうのは嫌がる」と相談を受けることが多いのですが….

岩田 上司はそういう文化で育っていないし，知らないことだから，上司ばかり責めるわけにもいかないですよね．

長谷川 そうですね．まずやってみて，思ったほど非難されないし，すごく勉強になるな，という成功体験から始められるといいですね．匿名化から始めるのも1つだし，あとは，いかにいい症例を選んでくるかですね．スタンダードケアから外れたものを扱うと，「なぜ，おまえはこんな変な治療をしたんだ？」とつるし上げになってしまう．

岩田 誰もあまり痛まないような症例を….

長谷川 システムエラーがいいでしょう．たとえば，トリアージの問題があります．腰痛の患者さんが来て，受付や不慣れな看護師によって整形外科にトリアージされてしまった．整形外科では「ただの腰痛だ」と言われて帰されたけど，解離性大動脈で救急外来に戻ってきてしまった．

これをM&Mで取り上げたときに，整形外科医をつるし上げるのではなく，まず「システムとしてどこにエラーがあったのか」を意識する．そこで「トリアージに問題があった」のですが，「誰がトリアージをしていたのか」と責めて満足しない．「どこにシステムの穴があって，どうやったらそれを埋めることができるのかを一緒に考えましょう」とすると，痛みは少ないかもしれないですね．

岩田 そうですね．グッド・ジョブ・カンファレンスじゃないけど，最初はうまくいった症例で振り返って，次にどうすればもっとうまくいくかを考える．

たとえば，歩いて心筋梗塞の患者が来て，結果的にカテーテル治療で助かったときに，「よくこのときに見逃さなかったね．次に同じような人が来たときに，早く見つけられるシステムにするにはどうしたらいいだろう」「じゃあ，糖尿病だとわかっている人で，臍から上に症状があるときには，先に看護師が十二誘導心電図検査を実施するようにしよう」というような症例だと，誰も痛まない．うまくいった症例で始めて，根づいてきたら，少し痛みのある症例を取り上げて….

長谷川 それはすごくいいです！それも1つの方法ですね．これは成人教育です．大人はプライドも高まりますから，プライドを傷つけないように，その人が受け入れられる気持ちにしてから，ポイントを押さえるのがいいですね．

岩田 年を取れば取るほど，エラーをつつかれるのはつらい作業ですよね．

長谷川 研修医が怒られるのと，わけが違います．あと，スタッフが司会をすると角が立つことがあるので，中立的な後期研修医などがやるといいと思います．

研修医が先輩や上司のエラーの司会をするのは，それはそれで大変ですけど，経験を積めるし，角も立ちにくいので，僕の病院ではそうしています．

岩田 日本の研修病院の多くは，救急外来で働くのは初期研修医，それを指導するのは普段は消化器内科や循環器内科で研修している3～5年目の後期研修医で，循環器部長や兼任の責任者などが救急外来を管理するという形です．彼らが救急外来でM&Mをするときは，指導している3～5年目がランダムに司会をする．

長谷川 それがいいですね．あまりわかっていないと，ややこしくなってしまうので，司会にはある程度の知識と経験のレベルが必要だと思います．

岩田 何か1つ改善点を打ち出し，「この症例からこういうことが学べたので，うちの救急外来ではこういうシステムを取り入れてほしい」というメッセージを出して，それが管理者に伝わることが大事ですね．それがないと，「話し合っても変わんないし」と，モチベーションが下がってしまう危険があります．

長谷川 やはりM&Mは，部の責任者にも来てもらい，最低でもそのシステムエラーに対して誰が責任をもってやっていくのかまでは，決めたほうがいいですね．そこまでやらないと，意味が薄まります．

多部署にまたがるエラーへの取り組み

―― M&Mは救急だけでなくいろいろな科で行われています．実際に始めるときは病院全体でやったほうがいいのでしょうか．それとも科に限定してやるのですか．

長谷川 僕のところは基本は救急部だけですが，チーム医療の大きな部分を占める看護師には来てもらいます．また，他科が関わった症例に関しては，その科からも来てもらって，一緒にやっています．

岩田 そういう合わせ技のような症例は，振り返ることが難しいですよね．たとえば，30歳の女性が38℃の発熱で救急外来へ来て，解熱薬と抗菌薬を3日分処方されて帰った．3日後に「また熱が出てきた」と内科外来へ来たので，「救急外来の処方でよくなったのなら」と，do処方で薬を出した．それを繰り返すうちに，ある日ショック状態で救急外来へ搬送されてきて，実は感染性心内膜炎だった．血液培養を取るべきだったとか，誰も胸の音を聴いていないとかで，救急医は「あとから内科外来にかかってるんだから，内科でちゃんとフォローしてよ」という気持ちになるし，内科医は「感冒とか上気道炎と診断をつけて外来に送られてきた．救急でしっかりみてよ」となる．多部署にまたがるようなエラーです．

長谷川 そういうときは，やはり一緒にやったほうがいいですね．米国でも他科がからんだときは，司会者が事前に折衝して「この症例をやるので，この時間に来て」と言っておくと，M&Mは大事なのでたいてい来てくれます．

岩田 すべての部署でM&Mが根づいているんですね．

長谷川 やり方に違いはあるにせよ，根づいてますね．

岩田 1つの部署で解決できる問題から取り上げていって，それができたら他部署ともやっていくのがいいのかな．

たとえば，ある施設に腹痛の患者が来て，たまたま救急担当だった腹部以外が専門の内科医が診察した．腹部単純X線と血液検査をして異常は指摘できなかっ

たが，とても痛がるので入院させて，翌朝，腹部外科に申し送った．腹部外科医は，午前中は外来で昼から手術があったけれど，「わかった，診ておく．CTを撮ってないなら造影CTを撮ろう」とオーダーだけして，患者を直接診ることなくdutyの仕事に行った．造影CTでは，放射線技師が「これはfree airがあるし危ない」と思い，造影剤のアレルギーの確認のために立ち会っていた研修医に確認した．でも研修医はアレルギーの有無を見る当番だからと，「そうですか．でも○○先生の患者だから，わかってるんじゃないの？」という感じでスルーした．腹部外科医が手術を終えてからCTを見て，びっくりして患者のところへ飛んで行ったときには，すでにショック状態で緊急手術になったという症例があったとしたら，これは完全にシステムエラーですよね．

長谷川 システムエラーのチーズモデル（→p5）で，幾層もの穴をくぐり抜けています．しかもいろんな科の穴ですよね．こういう症例だったら，M&Mは一緒にやるしかないですね．

岩田 こういう症例は，いくつもの部署に声をかけなければならず準備が大変ですが，複数の部署にまたがる事案は医療紛争に発展するリスクも高いので…．

長谷川 M&Mを始めるなら，初歩的には部内だけでやって，あとあとそういう応用編にいけるといいですね．この症例はシステムエラーの典型です．放っておくと，また同じことが起きる．その患者が死ななかったとしても，その穴を放っておくといつか本当に重大事故が起きてしまいます．

岩田 認知エラーは個人のレベルで変えることができるし，症例として扱いやすいけれど，システムエラーはその施設ごとのやり方で発生する．そのやり方にメリットがある一方で，エラーが起きやすい環境もあるから，管理者は「こういうことが起きやすい」と，認識しておかないといけないですね．

長谷川 はい．システムエラーを見つけるアプローチというのは，第Ⅰ章で書いたように比較的一般化できますが，そこで見つけ出されるシステムエラーや改善すべき問題は施設ごとに違うので，注意が必要です．

M&Mの開催形態

――M&Mは，月に2回など決めて定期的にやっているのですか．それとも，何かエラーが起きたときに行うのでしょうか．

長谷川 他科はどうかわかりませんが，うちの救急部では月1回，必ずやっています．救急部内に担当スタッフ（医療の質と患者安全のディレクター）が1人いるので，毎月研修医が1人ずつ，そのスタッフと一緒に危なそうな症例を全部拾い上げて，その中から学べそうな症例をピックアップしています．

岩田 カンファレンスの時間を設定するのも，難しいんですよね．日本の医療機関の多くはこういうことを勤務時間内にやる風潮がないので，全員集めようと思うと早朝か夜になります．夜8時からこんな話題をやりたくないし，かといって朝6時からもやりたくないし（笑）．「勤務時間内の15～17時，2時間で終わる」というように決められるといいですよね．

長谷川 M&Mカンファレンスを「dutyであり，仕事であるから，勤務に相当す

るものだ」と，部が言えるようになるといいですね．
岩田 日本では，カンファレンスは各科でやることがほとんどですけど，CPC（臨床病理検討会）は病理医を迎えて病院全体でやることが多いので，その前座でやってみるのもいいかもしれません．M&Mは学びの効率がとてもいいので，根づき出したら広まるのも速いと思います．
長谷川 ゴールは「来たいと思わせるM&M」ですね．その道は平坦ではないですけれど．

カイゼン・プロジェクト

岩田 本書は，若手の応援になる本にしたいですね．若手の先生に「うちでもM&Mをやりたい」と興味をもってもらいたい．まず成功症例から学び，だんだん難易度を上げていくこと．そして，カンファレンスの前には「同僚を批判するためのものではない」と目的を明示して始めていくということですね．
長谷川 こういう質改善は，もともと日本はとても進んでいたんです．米国のGMやフォードがダメになったときに，トヨタを見習って「カイゼン」を取り入れました．いま米国の医療界でも，「カイゼン・プロジェクト」をやっています．これは産業界と同じ質改善プロジェクトで，日本人が生み出した，ある意味，日本人が得意としているものです．トヨタでできて，日本の医療界でできないわけがないですよね．
岩田 そうですね．本書では，認知エラーについては，同じ間違いをしないように注意してほしいというメッセージをたくさん紹介していますが，それを超えて，M&Mは医療の質改善に役立つから，ぜひ始めてほしいというメッセージも受け取ってもらえるといいですね．M&Mカンファレンスの立ち上げで困っていることがあれば，直接声をかけていただいて．
長谷川 はい，ぜひ声をかけてください．
岩田 長谷川先生に．
長谷川 岩田先生に（笑）．

（2011年10月19日収録）

●文献

1) Morimoto T, et al：Incidence of adverse drug events and medication errors in Japan：the JADE study. J Gen Intern Med 26：148-153, 2011.

第II章 見逃し・誤診症例に迫る！ 診断名一覧

CASE 1
脚ブロックがあるので，心筋虚血は評価できないですよね！？ ▶ 急性心筋梗塞 ——— 23

CASE 2
肺炎はごみ箱診断と心得よ！ ▶ 肺血栓塞栓症 ——— 27

CASE 3
エピネフリン筋注が効かなかったら，どうしよう？ ▶ アナフィラキシーショック ——— 32

CASE 4
痙攣発作，まずは頭部CT？ ▶ QT延長症候群 ——— 40

CASE 5
がん患者の呼吸困難，肺血栓塞栓だけではありません ▶ 心タンポナーデ ——— 45

CASE 6
はぁはぁしてるから過換気でいいですね ▶ セロトニン症候群 ——— 54

CASE 7
たかが腰痛，されど腰痛 ▶ 腹部大動脈瘤破裂 ——— 59

CASE 8
どうせいつもの片頭痛？ ▶ くも膜下出血 ——— 66

CASE 9
家族そろってかぜ？ ちょっと待った！ ▶ 一酸化炭素中毒 ——— 73

CASE 10
脳卒中の予備軍に気をつけろ！ ▶ 一過性脳虚血発作 ——— 81

CASE 11
本当に尿路感染症でいいの？ 高齢者の意識障害 ▶ 細菌性髄膜炎 ——— 89

CASE 12
どうせいつもの認知症？ ▶ せん妄 ——— 96

CASE 13
失神患者にはどのルールを使うんだっけ？ ▶ 肥大型心筋症 ——— 104

CASE 14
本当に痔でいいんですか？ ▶ 消化管出血 ——— 110

CASE 15
胸痛＋他の臓器症状ときたら，アレ ▶ 大動脈解離 ——— 118

CASE 16
「ぐるぐる」「ふらふら」に鑑別は，もう古い！？ ▶ 小脳梗塞 ——— 124

CASE 17
胃腸薬が効けば心臓じゃない？ ▶ 急性冠症候群 ——— 132

CASE 18
心筋梗塞と同様，これも時間との闘いだ ▶ 敗血症 ——— 140

CASE 19
皮疹のないうちに見つけたい致死的疾患 ▶ 壊死性筋膜炎 ——— 151

CASE 20
知りませんではすまされない，アノ中毒の攻略法 ▶ カルシウム拮抗薬中毒 ——— 157

CASE 21
年頃の女性の痙攣をみたら… ▶ 子癇発作 ——— 164

索引

太字の数字は主要な記述部分を示す.

●A

ABCDルール　84
ABCD 2ルール　84
anchoring　28, 121
ascertainment bias　27

●B

β遮断薬　158
base-rate neglect　28
Beckの三徴候　47
Blatchfordスコア　113
BPPV　125, 127
Brudzinski徴候　90
Brugada症候群　105

●C

CHESSルール　106
CO-Hbテスト　75
confirmation bias　9, 63
Confusion Assessment Method；CAM　98
CORTICUSスタディ　145

●D

DeBakey　131
delayed neuropsychological sequelae；DNS　74
diagnostic momentum　8
Dix-Hallpikeテスト　127
Dダイマー　29, 120

●E

early goal-directed therapy；EGDT　140, 141
electrical alternans　48
epilepsy　165
Ernest A. Codman　3

●F

faulty knowledge　136
fundamental attribution error　9, 67

●H–I

head-thrustテスト　127
high dose insulin and euglycemia therapy；HIET　160
Hunterのクライテリア　56
International Registry of Acute Aortic Dissection；IRAD　119

●J–K

jolt accentuation　90
Kernig徴候　90

●L

la belle différence　152
Libby Zion　52
LRINECスコア　153

●M–N

M&Mカンファレンス
　——の準備　15
　——の目的　16
NGチューブ　111

●O

omission bias　147
outcome bias　114

●P

PERCルール　30
playing odds　108
posterior probability error　9, 70
PPI　113
premature closure　8, 28, **129**
psycho-out　57
psycho-out error　67
pulmomary thromboembolism　27
pulse pressure variation　142
pulsus paradoxus　47

索引

●Q-R

QT 延長症候群　40, 43, 105
representativeness heuristic　86
Rivers　140
Rockall スコア　113

●S

SAFE アプローチ　36
seizure　165
Sgarbossa の診断基準　23
status epilepticus　165
stereo type　101
ST 変化　20
surviving sepsis campaign guidelines（SSCG）2008
　　140
Sutton's law　50

●T

To err is human　2, 171
torsades de pointes　40, 100
transient ischemic attack；TIA　41, 81, 128
　── の鑑別診断　84
　── の診断　83
　── の定義　82
　── の病態生理　83
　── の臨床症状　83
traumatic tap　69

●U-W

unpacking principle　43
Wells スコア　29
WPW 症候群　105

●あ

アウトカム・バイアス　114
アナフィラキシー　32
　── の原因　34
　── の診断　34
　── の治療　34
アンカーリング　8, 28, 89, 118, **121**
アンパッキング　43
悪性腫瘍　62
　── による心嚢液貯留　46
握雪感　152
誤った知識　136

●い・う

インスリン　160
意識障害　96
一過性虚血発作　41
一酸化炭素中毒　73
　── の red flag　74
　── の症状　74
　── の診断　75
　── の治療　76
　── の病態生理　74
後ろ向き確率エラー　70

●え

エピネフリン　32, 35
エピペン®　37
エプリー法　127
エラー
　── の 3 分類　7
　── の定義　7
　── の分析　4
壊死性筋膜炎　151
　── の症候　152
　── の症状　152
　── の診断　152
壊死性軟部組織感染症　151
疫学　65

●お

オクトレオチド　113
オピオイド　158

●か

カテコラミン　160
カルシウム　159
カルシウム拮抗薬中毒　157
カンファレンスのフォーマット　17
ガイドラインの中立性　146
下大静脈の評価　142
回転性めまい　125
確証バイアス　9, 63
活性炭　159
冠動脈疾患の危険因子　134
患者要因　12
眼振　126

●き

ギャンブリング　108
危険な腰痛　60

奇脈　47
起立性低血圧　42
基準確率の無視　28
基本帰属エラー　67
基本的な帰属の誤り　9
脚ブロック　20
急性冠症候群　23, 132
急性細菌性髄膜炎　89
急性重度めまい　125, 126
救急医学レジデンシー　13
虚血性脳梗塞　81
胸痛　117
胸腰椎骨折　61
教育要因　12
強化インスリン療法　145

● く

クロニジン　158
グルカゴン　32, 36, 159
くも膜下出血　67
　── のピットフォール　68

● け

下血　110
痙攣発作　40, 164, 165
　── の原因疾患　166

● こ

抗菌薬　113
抗痙攣薬　167
高圧酸素療法　76
高齢者の初発腰痛　60
項部硬直　90
硬膜外膿瘍　63
　── の三徴　63

● さ

サイコ・アウト　57
サットンの法則　50
サンフランシスコ失神ルール　106
細菌性髄膜炎の三徴　90

● し

シアン化物ガス　76
システムエラー　10
システムエラー分析ツール　9
ジャーナルクラブ　39
ジョイントコミッション　3
子癇発作　164, 168
脂肪乳剤　160

事後確率エラー　9
失神　41, 104
　── と痙攣の鑑別　42
　── の鑑別　42
　── の診断　41
　── の定義　41
　── の病態生理　41
重症敗血症　140
縦隔拡大　120
徐脈　158
昇圧薬　143
消化管出血　110
消極的バイアス　147
上部消化管出血の薬物治療　112
心筋梗塞の見逃し　133
心原性の失神発作　40
心タンポナーデ　45
　── の症状　47
　── の身体所見　47
　── の治療　49
　── の病態生理　46
　── を起こす原因　45
診断バイアス　27

● す

スイスチーズモデル　4
スクリーニング対象症例　16
スタッフ要因　12
ステレオタイプ　101
ステロイド　36
頭痛　66
髄膜炎　67
　── にステロイド　92
　── の起炎菌と抗菌薬　92
　── の症候　90
　── の髄液所見　92

● せ

セロトニン症候群　54
　── の原因薬剤　54
　── の症候　55
　── の治療　56
せん妄　96
　── の主な特徴　97
　── の鑑別診断　99
　── の原因疾患　98
　── の定義　97
脊髄圧迫症候群　62
脊椎骨髄炎　63
前失神　59

索引

前庭神経炎　125

●そ

早期の閉鎖　8, 129
相対的副腎不全　145
側頭動脈炎　68

●た

タスク要因　12
大動脈解離　118
　── の症状　119
大動脈瘤破裂　60
　── の三徴　61
代表性エラー　86

●ち・つ

チーム要因　12
遅発性精神神経障害　74
中枢性頭位めまい　127
椎骨脳底動脈系疾患　124

●て

てんかん　165
てんかん重積　165
低血圧　158
低用量ドパミン　143
電気的交互脈　48

●と

トリアージバイアス　8
ドロペリドール　100
等張性晶質液　142
頭部CTの適応　67, 68

●に・の

ニトログリセリン　134
妊娠中毒症　68
認知エラー　8
認知症　97
ノルエピネフリン　143

●は

80時間ルール　52
ハイリスク産業　80
ハロペリドール　100
バソプレシン　143
馬尾症候群　62
肺血栓塞栓症　27
敗血症　140
　── に輸血　144
　── の定義　140
敗血症性ショック　140
早まった結論　28
反復性頭位めまい　125, 127
反復性めまい　125, 128

●ひ

ヒスタミン受容体拮抗薬　36
非痙攣性てんかん重責　168
非定型抗精神病薬　100
非典型的発症が典型的　23, 134
肥大型心筋症　104, 106
人は誰でも間違える　2
病院環境要因　13

●ふ

フィンガーテスト　154
フェニトイン　167
フェノバルビタール　168
プロポフォール　168
浮動性めまい　125
腹部大動脈瘤破裂　59

●へ

ヘルペス脳炎　93
ベンゾジアゼピン系薬剤　101, 167

●ほ

ボストン失神ルール　107
蜂窩織炎　151

●ま・み

マーロックス®　135
脈圧の変動　142
脈拍欠損　120

●む・め

無過失エラー　7, **154**, 161, 169
メニエール病　126, 128
めまい　124
めまい患者
　── の新3分類　125
　── へのアプローチ　128

●や・よ

薬物的拘束　99
腰椎穿刺　69
腰椎穿刺前の頭部CT　91
腰痛　59
　── のred flag　61

● ら・り・ろ

ラベリング　8
リコンビナント活性化プロテインC（rhAPC）　146

リスク管理　80
両上肢の血圧差　120
良性発作性頭位めまい症　125
ローカルな環境要因　12